L'HYSTÉRIE

SA NATURE, SA FRÉQUENCE, SES CAUSES, SES SYMPTOMES ET SES EFFETS

ÉTUDE

PAR

L'ABBÉ A. TOUROUDE

PRÊTRE DE LA CONGRÉGATION DES SS.-CŒURS *dite* DE PICPUS

NOUVELLE ÉDITION
Considérablement augmentée

LA CHAPELLE-MONTLIGEON
IMPRIMERIE DE N.-D. DE MONTLIGEON

1896

L'HYSTÉRIE

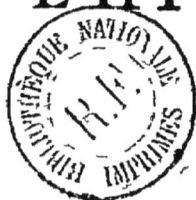

L'HYSTÉRIE

SA NATURE, SA FRÉQUENCE, SES CAUSES, SES SYMPTOMES ET SES EFFETS

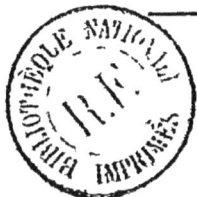

ÉTUDE

PAR

L'ABBÉ A. TOUROUDE

PRÈTRE DE LA CONGRÉGATION DES SS. CŒURS *dite* DE PICPUS

NOUVELLE ÉDITION
Considérablement augmentée

LA CHAPELLE-MONTLIGEON

IMPRIMERIE DE N.-D. DE MONTLIGLON

—

1896

IMPRIMATUR

ÉVÊCHÉ

DE

SÉEZ

Le 29 Septembre 1896.

Mon cher Père,

Vous avez sollicité l'imprimatur pour votre nouvelle édition de l'Étude sur l'hystérie, Monseigneur vous l'accorde bien volontiers, et il fait des vœux pour que vous obteniez le même succès que pour la première.

Agréez, mon cher Père, l'expression de mes sentiments très respectueux et sincèrement dévoués.

F.-J. GIRARD,
Chanoine, secrétaire général.

APPROBATION

Du R. P. Supérieur Général de la Congrégation des SS.-Cœurs, dite de Picpus.

———

Paris, le 23 Septembre 1896.

Au R. P. A. TOUROUDE

AUMONIER DES RELIGIEUSES DES SS.-CŒURS ET DE L'ADORATION,
A ALENÇON (Orne).

Mon Révérend et bien cher Père,

Je commence par vous remercier de la bonté que vous avez eue de m'envoyer le premier exemplaire de la deuxième édition de votre ouvrage sur l'hystérie.

Je vous félicite cordialement d'être arrivé rapidement à un tel succès. L'éloge de votre ouvrage n'est plus à faire. Les attestations nombreuses qui vous ont été données par les voix les plus autorisées en garantissent la valeur et l'utilité.

Vous avez su traiter en effet des questions bien délicates, avec une compétence parfaite, et donner, avec une louable réserve, des avis pratiques sur un grand nombre de cas qui se rencontrent fréquemment dans les temps présents.

Votre ouvrage, qui a déjà rendu d'utiles services, continuera, je l'espère, à en rendre de plus précieux encore par les additions que vous y avez faites.

Je souhaite à cette deuxième édition de nouveaux succès, et je vous prie, mon révérend et bien cher Père, de recevoir l'assurance de mes sentiments affectueusement dévoués.

F.-M. BOUSQUET,
Sup. gén.

AVANT-PROPOS

Il existe une maladie qui devient de plus en plus commune et qui cause dans les familles, aussi bien que dans les communautés religieuses, beaucoup d'ennuis, d'embarras, et parfois même de grands scandales. C'est l'hystérie.

Un certain nombre de personnes, aux oreilles desquelles le mot *hystérie* sonne encore mal, se sont étonnées et même quelque peu scandalisées de voir un prêtre traiter un pareil sujet qui paraît plutôt du ressort de la médecine que du domaine de la théologie. C'est ce que prévoyait Mgr Grand-claude, Vicaire Général et Supérieur du Grand Séminaire de Saint-Dié : « Ce mot *hystérie,* nous écrivait-il, qui est encore pris en mauvaise part, même de nos jours, pourra effaroucher une certaine classe de personnes : vos lecteurs seront donc spécialement les confesseurs, auxquels vous pourrez rendre les plus grands services. » Au reste, voici à quelle occasion nous avons été amené à nous occuper de cette question.

En 1882, il fut présenté au concours ouvert à Salamanque, à l'occasion du troisième centenaire de sainte Thérèse, un *mémoire* intitulé : *Les Phénomènes hystériques et les Révélations de sainte Thérèse,* par le R. P. Hahn, professeur de physiologie au collège des RR. PP. Jésuites à Louvain ; dans cet écrit, l'auteur ne craignait pas d'affirmer que cette illustre sainte était hystérique, et que les apparitions démoniaques dont elle parle elle-même dans l'histoire de sa vie, n'étaient que des hallucinations provenant de sa maladie. Chargé par notre Très Révérend Père Supérieur Général de réfuter ces assertions, qui avaient d'autant plus contristé et scandalisé les âmes pieuses qu'elles émanaient d'un religieux, et de démontrer que les infirmités dont sainte Thérèse eut à souffrir pendant la plus grande partie de sa vie, n'avaient rien de commun avec les symptômes propres de l'hystérie, nous dûmes faire une étude assez approfondie de cette triste maladie. Le Seigneur daigna bénir ce travail entrepris contre notre goût et par pure obéissance. A la suite de cette polémique, le *mémoire* du P. Hahn, déféré à Rome, fut très sévèrement condamné et proscrit par la S. Congrégation des Rites, le 1ᵉʳ décembre 1885, « comme scandaleux, offensant les « oreilles pieuses, injurieux au Saint-Siège et prê- « tant des armes aux hétérodoxes pour combattre

« les doctrines de l'Église » ; et le 11 janvier 1886, il était mis à l'index des livres prohibés. Nous nous empressons de dire que la S. Congrégation ajoute : « L'auteur s'est louablement soumis et a réprouvé son opuscule. »

En nous livrant à l'étude de l'hystérie, il nous avait été facile de nous convaincre, par notre propre expérience, que bien peu de personnes avaient une idée exacte de cette fâcheuse affection. « Vos *Lettres au P. Hahn,* nous écrivait du fond de l'Amérique, une vénérable supérieure, m'ont fait comprendre la conduite bizarre de certaines religieuses que je ne m'expliquais pas auparavant. » C'est parce qu'elles ignoraient complètement les effets de cette maladie que des supérieures ont quelquefois traité avec une grande sévérité de pauvres filles, beaucoup plus à plaindre qu'à réprimander, puisqu'à certains moments elles étaient privées de leur libre arbitre et qu'elles étaient incapables de résister aux impulsions qui les dominaient ; tandis que d'autres supérieures, les regardant comme des folles, les envoyaient dans des maisons d'aliénés, où, désespérées de se voir ainsi renfermées, elles finissaient par perdre tout à fait la raison.

C'est pour prévenir autant que possible ces mesures toujours regrettables que des personnages éminents, des supérieurs généraux de congrégations considérables, nous ont engagé à composer un petit traité dans lequel nous indiquerions sommairement la nature, le caractère, la fréquence, les causes et les fâcheux effets de l'hystérie; les symptômes auxquels on peut reconnaître une prédisposition à cette maladie, et la conduite à tenir avec ceux qui en sont atteints. En même temps, on nous exhortait à profiter de cette occasion pour montrer combien sont vaines et téméraires les théories de ces faux docteurs, si nombreux de nos jours, qui prétendent expliquer tous les miracles, même ceux de l'Évangile, par l'hystérie, la suggestion et l'hypnotisme. Et comme nous nous excusions sur notre grand âge et que nous exposions combien il était difficile à un homme qui avait dépassé quatre-vingts ans de traiter convenablement un sujet aussi délicat, un bon religieux nous répliqua avec vivacité : « Dans les temps où nous sommes, il n'est permis à personne de se reposer, quand il s'agit de faire le bien et de défendre la vérité; vous avez déjà abordé cette matière, il faut continuer jusqu'au bout; d'autres perfectionneront après vous ce que vous n'aurez fait qu'ébaucher. » Nous avons dû céder à ces instances réitérées et à ces invitations pressantes.

Au reste, les encouragements ne nous ont pas manqué. Au mois de janvier suivant, le supérieur général d'un grand ordre religieux à qui nous avions communiqué de longs extraits de notre travail nous écrivait : « J'ai parlé à plusieurs vénérables Mères de l'ouvrage commencé ; on l'attend avec impatience. C'est une véritable direction que vous avez entreprise et que votre excellent livre continuera indéfiniment dans les communautés et dans les pensionnats. Bon courage ! Dieu vous aidera jusqu'au bout ! Je demande à l'Enfant Jésus d'être votre petit secrétaire ; de vous bénir, comme il devait bénir saint Joseph ; de vous sourire, comme il souriait à sa mère. Ce sourire divin est le rayon qui donne de la force au corps, et à l'âme de la joie. »

On nous affirmait que cette *Étude* serait utile aux jeunes confesseurs, en leur faisant comprendre la cause d'égarements et de chutes qui paraissent inexplicables dans des personnes jusque-là très pieuses et très régulières ; utile aux supérieures, pour la direction des religieuses nerveuses et impressionnables ; utile enfin aux maîtresses chargées de l'éducation des enfants, puisque c'est ordinairement de douze à quinze ans que se manifestent les premiers symptômes de l'hystérie, et qu'alors, avec des précautions et des soins bien entendus, on peut en quelque sorte enrayer la névrose et l'empêcher de se développer. Un habile médecin que nous consultions sur un phénomène étrange de cette maladie, et à qui nous communiquions le plan de notre ouvrage, nous disait : « Je voudrais que votre livre fût entre les mains de toutes les mères de familles intelligentes : jamais vous n'auriez rien fait d'aussi utile. »

Néanmoins cette matière nous paraissait si délicate à traiter, que nous n'avons pas osé livrer notre *Étude* au commerce de la librairie, nous nous sommes contenté de l'adresser aux maisons-mères des congrégations et aux établissements ecclésiastiques qui nous l'ont demandée. Le succès a dépassé tout ce que nous pouvions espérer : en quelques mois, l'édition a été complètement épuisée, et, dès le mois suivant, on nous pressait de tous côtés d'en publier une nouvelle, mais on nous demandait en même temps d'y ajouter un ou ʼeux chapitres sur la conduite à tenir avec les enfants du premier âge, puisque, d'après le témoignage des médecins, c'est à cet âge qu'il est le plus facile d'enrayer la maladie.

C'était nous demander un travail bien difficile à notre âge. Cependant nous nous sommes décidé à l'entreprendre, après avoir reçu l'appréciation suivante que nous a fait transmettre par un de ses grands vicaires Son Éminence le cardinal Bourret. « Le livre du P. Touroude est tout de sagesse et d'expérience; la science médicale et une curiosité malsaine n'ont rien à voir là-dedans.

Cet ouvrage est fait pour les directeurs des âmes, pour les supérieurs et les supérieures de communauté, pour les chefs de famille à qui cette affection cause une multitude de chagrins. Ils trouveront là des cas similaires à ceux qui les préoccupent, et des conseils qui leur permettront d'atténuer et quelquefois de prévenir ou de guérir une maladie des plus fâcheuses dans ses conséquences, vu la fréquence du mal, du moins sous des formes bénignes. Ce livre me semble venir à propos et combler une lacune. »

On a déjà vu que Mgr Grandclaude était du même avis, et une multitude de lettres que nous avons reçues depuis expriment le même sentiment. Enfin, ce qui a achevé de nous prouver que notre ouvrage pouvait être de quelque utilité, c'est que les visiteurs des communautés religieuses, dans le diocèse de Malines, ont recommandé à toutes les supérieures de se le procurer.

Malheureusement, nos forces ne répondaient pas à notre bonne volonté ; notre grand âge et une santé délabrée ne nous permettaient pas un travail suivi et régulier, et nous avons fait longtemps attendre cette seconde édition que nous publions surtout en faveur des mères de famille.

D'après tous les auteurs qui se sont occupés de cette affection, l'hystérie est surtout une maladie héréditaire dont l'enfant apporte le germe en naissant. Il est donc de la plus grande importance d'étouffer ce germe avant qu'il se soit développé. Nous sommes persuadé qu'on peut y parvenir sans trop de peine, et que plus de la moitié des personnes aujourd'hui atteintes d'hystérie auraient échappé aux crises de cette maladie, si elles avaient reçu dans leur enfance des soins et une éducation convenables.

Comme dans notre première édition, exclusivement destinée aux maisons religieuses, nous n'avions en vue que des postulantes et des novices, c'est-à-dire des jeunes filles de dix-huit à vingt ans, dont le tempérament était déjà formé et les habitudes prises, nous n'avions pas beaucoup insisté sur ce point. Cependant l'expérience prouve que c'est chez les enfants qu'il est le plus facile de détruire ou au moins d'atténuer le mal dans sa racine. Nous sommes donc entré dans d'assez longs détails sur les soins à leur donner et sur les conditions d'une bonne éducation d'où dépend leur avenir, leur bonheur et celui de leurs parents. Peut-être plus d'une mère, en parcourant ces pages, reconnaîtra qu'elle a pris une voie tout opposée à celle que nous indiquons et que, sans s'en douter, elle a facilité le développement de ces crises nerveuses qui l'inquiètent et qui la désolent.

Mais on comprendra facilement que des détails

qui convenaient très bien pour des maisons religieuses, seraient sans utilité et sans application
pour les gens du monde. Nous avons donc sup-
primé, dans cette nouvelle édition, les chapitres
où nous exposions les inconvénients résultant de
l'admission des hystériques dans les communautés ; la conduite habituelle des hystériques dans
les couvents; les symptômes auxquels on peut
reconnaître chez une novice une prédisposition
à l'hystérie ; enfin la conduite à tenir, quand
la maladie se déclare après la profession religieuse.

Toutefois, comme il nous a été impossible de
remplir les demandes qui nous ont été adressées
tardivement par beaucoup de communautés, nous
avons fait tirer à part un certain nombre d'exemplaires dans lesquels sont ajoutés en appendice,
à la fin du volume, les chapitres qui concer-
nent spécialement les religieuses et que nous
avons supprimés dans l'édition destinée au public. Ces exemplaires seront adressés aux communautés et aux ecclésiastiques qui en feront la
demande.

On nous objectera peut-être encore, comme on
l'a déjà fait, que nous parlons ici de choses que
nous ne connaissons pas par nous-même. C'est
vrai ; et nous avouons ingénument que nous
n'avons jamais fréquenté l'École de médecine ni

la clinique du Dʳ Charcot. Mais ce que nous n'avons pas vu de nos yeux, nous l'avons appris dans de fréquents entretiens avec de savants docteurs et dans les écrits des hommes les plus compétents en cette matière : les Charcot, les Grasset, les Pitres, les Paul Richer, les Legrand du Saulle, les Gilles de la Tourette, etc., etc., et quand nous citons un fait, nous indiquons presque toujours l'auteur d'où nous l'avons tiré.

Pour mettre autant que possible notre ouvrage à la portée de toutes les intelligences, nous avons cru devoir remplacer par des termes usuels que tout le monde comprend, les grands mots tirés du grec dont certains médecins surtout aiment à faire parade et qui sont incompréhensibles pour la plupart des lecteurs. Notre travail gagnera en clarté ce qu'il perdra peut-être en précision scien tifique. C'est pour la même raison que, dans le cours de l'ouvrage, nous avons cité un grand nombre de faits qui, à notre avis, feront mieux comprendre les phénomènes hystériques que de longues dissertations.

Enfin nous répéterons, en terminant cet avant-propos, ce que nous disions dans la première édition : comme ce n'est pas par spéculation ni par vanité, mais dans le désir d'être utile, que nous avons composé ce petit traité, si nous avons atteint ce but, nous conjurons tous ceux qui le liront de se souvenir dans leurs prières de celui qui l'a écrit dans sa quatre-vingt-troisième année, c'est-à-dire à un âge où, suivant l'expression du Prophète, la vie n'est plus que peine et douleur.

A. TOUROUDE.

L'HYSTÉRIE

CHAPITRE PREMIER

Nature, fréquence et causes de l'Hystérie.

Le mot *hystérie*, dénomination impropre, dit le
Dr Dutil, mais à jamais consacrée par l'usage, sert à
désigner un ensemble de troubles du système nerveux,
très nombreux, très divers, et qui, en se groupant, en
s'associant de mille manières, réalisent, suivant les
cas, des symptômes d'une variété pour ainsi dire indé-
finie. Ces phénomènes sont cependant régis par des
lois rigoureuses et possèdent un certain nombre de
caractères qui leur sont propres, que l'analyse a su
distinguer, et qui permettent de les reconnaître sûrement sous les multiples aspects qu'ils sont susceptibles
de revêtir.

D'après le Dr Hospital, il y a peu de maladies sur
lesquelles on ait tant écrit que sur l'hystérie. Elle est
connue depuis la plus haute antiquité, et les auteurs
nous apprennent que beaucoup d'hystériques sont dangereuses, soit pour elles-mêmes, soit pour les autres.

I

NATURE ET FRÉQUENCE DE L'HYSTÉRIE

L'hystérie est une maladie nerveuse qui varie tellement, qui a des caractères si fantaisistes, si étranges
et si inattendus, une marche si capricieuse et si in-
stable, que, suivant l'expression de Sydenham, c'est un
véritable Protée qui se présente sous autant de couleurs que le caméléon, et qu'il est impossible d'en
donner une définition précise.

Dans l'hystérie on trouve des troubles nerveux extrêmement variés, tantôt irréguliers, tantôt revenant par
accès, à certaines époques, depuis la tristesse sans
motifs, l'agacement, l'irritabilité, les vertiges, la pesan-
teur de tête, les palpitations, les vapeurs et maux de
nerfs, comme les appellent les femmes, jusqu'aux attaques avec cris, mouvements convulsifs, perte plus ou
moins complète de connaissance et de sentiment.
L'exaltation de la sensibilité paraît jouer le rôle principal dans la production des accidents hystériques : et
l'on peut avancer, ajoute Bernutz, que l'exagération de
l'impressionnabilité est une condition pour ainsi dire
indispensable, de la manifestation de la névrose. Aussi
Briquet a-t-il pu dire que l'hystérie est la folie de la
sensibilité.

Au témoignage de Sydenham et de Charcot, l'hystérie est capable de simuler la plupart des maladies
qui arrivent au genre humain. Car dans quelque partie

du corps qu'elle se rencontre, elle produit aussitôt les symptômes d'une affection propre à cette partie, et si le médecin n'a pas beaucoup de sagacité et d'expérience, il attribuera à une autre maladie, des symptômes qui dépendent uniquement de l'hystérie. Voilà pourquoi, dit Lasègue, la définition de l'hystérie n'a jamais été donnée et ne le sera jamais.

On a longtemps attribué cette maladie à ce qu'on appelait l'*uterus*. A l'époque où vivaient Hippocrate et Galien, rapporte le Dr Grasset, on soutenait que l'uterus est un animal logé dans la femme et poussant violemment à la procréation des enfants. Quand on ne lui donne pas une suffisante satisfaction, il s'indigne, parcourt le corps en tous sens et donne lieu à toute espèce de malaises et de maladies. D'un passage de Platon on avait déduit le célèbre aphorisme qui servit longtemps de base à la théorie et au traitement de l'hystérie féminine : *Nubat illa et morbus effugiet :* Mariez la jeune fille, et la maladie disparaîtra. La science a fait justice de toutes ces erreurs et ne voit plus dans l'hystérie qu'une névrose qui a son point de départ à la partie inférieure de l'abdomen et qui affecte en même temps le système nerveux en général.

On s'étonnera peut-être que des hommes aussi intelligents et aussi savants que Platon, Hippocrate et Galien, aient pu avancer une pareille absurdité : on en sera moins surpris quand on connaîtra un fait constaté à plusieurs reprises, dans son service, par le Dr Pitres, doyen de la Faculté de médecine de Bordeaux, en 1890. « Albertine M..., âgée de 28 ans, eut des attaques convulsives presque quotidiennes pendant près de deux ans : c'étaient de grandes attaques épileptiformes... Depuis, les attaques convulsives sont devenues plus rares ; elles ont été remplacées par des attaques de sommeil spontané. Actuellement, Albertine s'endort spontanément plusieurs fois par semaine. Mais cette attaque de sommeil s'annonce d'une manière toute différente que les attaques convulsives. La malade sent, dans le flanc gauche, une boule, de la grosseur d'un œuf de poule, qui se détache de la région ovarienne et fait rapidement sept ou huit tours dans l'abdomen. Aussitôt après, surviennent des langueurs d'estomac très pénibles qui persistent pendant un temps variable de quelques minutes à deux ou trois heures. Puis, tout à coup, la malade éprouve une contraction aux tempes ; ses yeux deviennent brillants, humides ; sa tête se renverse en arrière ; elle fait deux ou trois grands mouvements avec les bras et tombe dans l'état de sommeil. » Huchard a rencontré des jeunes filles qui exprimaient ce qu'elles éprouvaient « par la sensation de corps étrangers à la gorge, de bêtes qu'elles ont dans le ventre, de vers qui montent et qui descendent ». Si Hippocrate et Galien avaient observé de pareils phénomènes produits sans lésion organique, on conçoit qu'ils aient pu les attribuer à un animal étrange qui parcourait ainsi le corps de la malade. Ce qui paraît le plus surprenant, c'est qu'ils n'aient point remarqué que le mariage ne faisait pas disparaître ces accidents.

Pendant longtemps on a regardé l'hystérie comme

une maladie honteuse. Aujourd'hui encore, telle femme qui ne se trouverait nullement offensée si on lui disait qu'elle est nerveuse serait très blessée et très humiliée si on lui disait qu'elle est hystérique. C'est que beaucoup de gens s'imaginent que l'hystérie entraîne nécessairement aux plus déplorables emportements de la luxure. « C'est que, ajoute le Dr Gilles de la Tourette, dire d'une femme qu'elle est hystérique, cela équivaut dans le monde à la considérer comme une dévergondée ; or, c'est là un préjugé aussi faux qu'il est fâcheux. Le dérèglement est chez elle *psychique,* mental, et non pas *physique.* C'est même souvent avec une extrême répugnance qu'elle se prête dans le mariage aux actes les plus légitimes. » — « Qu'on le sache bien, dit Legrand du Saulle, la femme hystérique a été calomniée : elle n'est point asservie à la sensualité, et si parfois, dans de grandes crises, elle manifeste des tendances aux actes les plus indécents, ces tendances ne tiennent pas essentiellement à la maladie. Ce n'est qu'un effet de l'excitation générale du système nerveux, de ce désir d'aventures où poussent les hystériques leur caractère romanesque, de leur insurmontable besoin d'émotions, de leur incessante recherche de l'imprévu, bien plus que de l'appétit de satisfactions sensuelles.

« On voit parfois les jeunes filles les mieux élevées, les plus réservées avant leur maladie, s'éprendre d'une passion passagère pour leur médecin ou leur confesseur, s'émouvoir au bruit de leurs pas, concevoir des idées de mariage, rêver des unions impossibles ; mais tout cela ordinairement sans suite ; l'idée délirante changeant, à chaque instant, de sujet et d'objet, apparaissant souvent subitement et disparaissant de même. En résumé, les femmes les plus chastes et les plus honnêtes peuvent être hystériques. L'hystérie est une maladie nerveuse qui n'a rien à voir avec certains appétits sensuels. » (LEGRAND DU SAULLE.)

Et cependant, en 1816, Louyer-Villermay écrivait encore, dans un traité qui a exercé la plus néfaste influence : « Les causes les plus fréquentes de l'hystérie sont la privation des plaisirs de la volupté et les chagrins relatifs à cette passion. » Après avoir cité ce passage, Briquet indigné s'écrie : « Ce traité devrait dater de 1500 plutôt que de 1816. Que penser, en effet, d'un auteur qui, en plein xixe siècle, consacre tout son ouvrage à faire de l'hystérie une maladie de lubricité, une affection honteuse, et à rendre les hystériques des objets de dégoût et de pitié ? »

Évidemment, d'après les anciennes théories, les femmes seules pouvaient être atteintes d'hystérie, et, jusqu'à ces derniers temps, les médecins eux-mêmes regardaient cette maladie comme leur étant spéciale ; cette opinion doit être abandonnée aujourd'hui. Des observations multipliées ont démontré l'existence de l'hystérie chez l'homme ; toutefois elle est incomparablement plus fréquente chez la femme. Briquet, qui a étudié cette maladie d'une manière toute spéciale, et dont les ouvrages font autorité en cette matière, admet que, sur cent hystériques, il y a quatre-vingt-quinze femmes et cinq hommes seulement. Et même les docteurs Grasset et Legrand du Saulle trouvent que Briquet ne fait certainement pas une part assez large à la femme. Cette affection est donc une exception chez l'homme, tandis qu'elle est très commune chez les personnes du sexe. C'est un point qui ne saurait soulever aucune contestation. Bernutz même n'admet qu'un homme sur mille hystériques.

Toutefois, suivant le Dr Gilles de la Tourette, « d'après les dernières observations de MM. Pitres à Bordeaux, Marie, Girode, Souques, dans divers hôpitaux de Paris, il semblerait que, de nos jours et avec nos mœurs, l'hystérie devient de plus en plus fréquente parmi les hommes. » Un médecin du Val-de-Grâce, à Paris, nous disait qu'il n'est pas rare de rencontrer à l'hôpital des soldats hystériques.

Comme nous le verrons plus loin, l'hystérie se développe et s'étend parmi un peuple, à mesure que le système nerveux prend le dessus sur le système musculaire. La plupart des hommes hystériques sont d'une complexion délicate, incapables de travaux fatigants et prolongés ; ils ont quelque chose d'efféminé dans leurs gestes, dans leurs goûts, dans toute leur personne.

Cependant Charcot fait justement remarquer qu'il ne faut pas s'attendre à ne rencontrer l'hystérie que chez des individus imberbes, chétifs et présentant les attributs extérieurs du féminisme. On l'observe souvent chez des manouvriers vigoureux, assujettis à des travaux grossiers, et dont la culture intellectuelle et la sensibilité ne sont rien moins que raffinées. Mais, comme il l'observe un peu plus loin, l'hystérie provient du *traumatisme*, c'est-à-dire de contusions, de plaies, de chutes, des accidents nerveux qui succèdent aux collisions de chemins de fer, d'ébranlements psychiques, de frayeurs, de chagrins, etc. Aussi n'est-elle pas rare dans les prisons. (Dutil.)

Un autre fait bien curieux attesté par les Dʳˢ Charcot, Gilles de la Tourette et d'autres médecins, c'est que la race juive paraît surtout prédisposée à cette maladie. « L'hystérie, dit le Dʳ Raymond, est assez fréquente à Varsovie, parmi les personnes des deux sexes; mais les hommes hystériques sont presque tous des israélites. »

Mais d'où vient cette prédominance de la névrose chez la femme? Les opinions sont très partagées sur ce point. Il y en a qui font jouer à certains organes un rôle prépondérant que rien ne justifie. Briquet paraît en avoir donné la raison la plus plausible. « La femme, dit-il, est douée d'un mode de sensibilité très différent de celui de l'homme, et cette différence est attestée par la série de troubles que produisent chez elle les moindres émotions. C'est là surtout qu'il faut voir la cause de la plus grande fréquence de l'hystérie chez la femme. »

Briquet soutient que plus de la moitié des femmes sont hystériques ou du moins très impressionnables. « Il est une vérité dont il est indispensable d'être bien pénétré, dit Babinski, c'est que le domaine de l'hystérie est infiniment plus vaste qu'on ne le croyait autrefois. C'est une des maladies nerveuses des plus fréquentes qui peut atteindre l'enfant, l'adulte et le

vieillard, les deux sexes, que les causes les plus
diverses, influences morales, accidents, intoxications,
infections, sont susceptibles de provoquer. »

« L'affection hystérique, dit à son tour Sydenham,
autrement appelée *les vapeurs hystériques,* est, si je
ne me trompe, la plus fréquente de toutes les maladies
chroniques. En effet, il est peu de femmes qui en
soient entièrement exemptes, à l'exception de celles
qui sont accoutumées à une vie dure et laborieuse. »
Le Dr Legrand du Saulle ne va pas aussi loin : il estime
qu'à Paris seulement il y a environ cinquante mille
hystériques, dont dix mille ont des attaques ou des
crises avec convulsions.

Cette différence d'appréciations sur le nombre des
hystériques, provient de ce que certains docteurs comprennent sous ce nom toutes les personnes susceptibles, irritables, fantasques, excentriques, extrêmes
en tout, exagérant tout, qu'on appelle communément
des personnes *nerveuses ;* tandis que d'autres ne le
donnent qu'aux personnes atteintes de certaines crises
d'une nature particulière.

II

CAUSES DE L'HYSTÉRIE

Hippocrate et Galien croyaient que l'hystérie naît
de la continence. Cette idée, ancienne comme la médecine, a fait son chemin de génération en génération et

jouit encore du crédit que rencontrent trop souvent
dans le monde, les préjugés anciens, surtout lorsqu'ils
touchent aux choses médicales. Comment une pareille
erreur a-t-elle pu naître? On a de la peine à se l'expliquer ; mais on conçoit qu'elle ait été facilement
admise, quand on l'a vue professée et défendue par
les maîtres de la science aux différentes époques (Le-
GRAND DU SAULLE.)

" Dans le siècle dernier, Parent du Châtelet regardait comme parfaitement démontré que les femmes de
mauvaise vie, qui devraient y être particulièrement
disposées, en sont très rarement atteintes. Legrand
du Saulle enseigne absolument le contraire, et voici la
raison qu'il en donne : « Les excès de toute nature,
dit-il, auxquels se livrent ces malheureuses, l'abus des
boissons alcooliques, les veilles, les mauvais traitements qu'elles ont à subir, constituent autant de conditions fâcheuses, susceptibles de préparer et de faire
naître chez elles la névrose. » Il va même jusqu'à dire
que « dans les couvents la névrose est très rare, no-
tamment parmi les religieuses des hôpitaux et des
écoles, soustraites par leurs conditions d'existence aux
influences prédisposantes qu'engendrent dans le cloître l'absence de relations avec le dehors, les macé-
rations et les méditations prolongées. Dans les maisons hospitalières, on rencontre, toutes proportions
gardées, beaucoup plus d'hystériques parmi les femmes mariées ou vivant en concubinage que parmi les
religieuses. »

D'après Briquet, chez les divers ordres de religieuses où la continence est de règle, « on ne voit éclater l'hystérie que dans le petit nombre de maisons où les religieuses sont livrées à la prière incessante, aux austérités et à la vie contemplative ». Sur ces paroles, Gilles de la Tourette, avec la passion qui le domine toutes les fois qu'il s'agit des institutions de l'Église, s'empresse de dire : « Briquet aurait pu ajouter que le fait seul de s'astreindre à ces pratiques de dévotion excessive, de s'enterrer, pour ainsi dire, en pleine vie, derrière les grilles d'un cloître, était attentatoire aux lois naturelles et dénotait chez les sujets une hérédité névropathique certaine. Point n'est besoin alors d'invoquer la privation de relations sexuelles, trop souvent indiquées à tort pour expliquer la genèse des épidémies d'hystérie dans les couvents. »

Le Dr Grasset et les médecins ordinaires des communautés ne sont pas aussi affirmatifs que Briquet, et ils reconnaissent qu'aujourd'hui l'hystérie est assez fréquente dans les couvents, mais ils s'accordent avec lui pour reconnaître que c'est ailleurs que dans la continence, qu'il faut aller chercher les causes de l'hystérie. C'est dans le genre d'éducation, dans les émotions dépressives, dans les chagrins de différentes natures, c'est surtout et avant tout, dans la grande loi si funeste de l'hérédité nerveuse qu'on la découvrira.

Parmi ces causes, les unes agissent lentement et à distance ; elles préparent l'hystérie plutôt qu'elles ne l'engendrent ; elles constituent ce que les auteurs appellent *les causes prédisposantes ;* les autres sont plus étroitement liées au début même de la névrose, on les appelle *causes déterminantes*. La cause déterminante n'est souvent que l'occasion qui fait éclore la maladie, mais qui serait insuffisante pour l'engendrer sans le concours des conditions dites prédisposantes, dont l'influence est autrement puissante et dont le rôle est capital.

§ Ier

Causes prédisposantes.

Les auteurs regardent principalement comme causes prédisposantes le sexe, l'âge, l'hérédité, les influences morales.

LE SEXE. — On a déjà vu que l'hystérie est surtout une maladie des femmes et n'atteint que très exceptionnellement les hommes. « Seulement, d'après Pitres, elle est plus précoce chez les femmes. Elle se développe chez elles entre onze et vingt-cinq ans, et chez les hommes entre vingt-six et quarante ans. Mais elle suit la même marche et produit les mêmes accidents chez les uns comme chez les autres. On a même remarqué que les hommes qui en sont atteints ont quelque chose de féminin dans leur constitution, dans leurs goûts, dans toute leur personne. En 1878, le Dr Charcot fut appelé en consultation auprès d'un jeune garçon atteint d'hystérie; il fut tout d'abord frappé du caractère particulièrement féminin du ma-

lade ; il portait des bagues aux doigts et aimait à se
parer et à jouer à des jeux de petites filles ; au reste
très intelligent, remportant tous les prix de sa classe,
mais d'un caractère inégal et emporté, impressionnable
à l'excès et pleurant facilement.

Bernutz rapporte à peu près la même chose d'un
jeune homme de vingt-trois à vingt-quatre ans qu'il
avait observé personnellement. « Chez ce jeune
homme, dit-il, d'une conduite irréprochable, mais
d'une constitution chétive, d'une santé très délicate,
de goûts et de caractère très singuliers, vivant presque
continuellement avec sa mère profondément hystérique, les attaques survenaient presque toujours à la fin
de l'après-midi, à la suite de recherches microscopi-
ques prolongées. Les attaques, précédées d'un sentiment de suffocation, caractérisées par des mouvements
convulsifs désordonnés, absolument semblables à ceux
qu'on observe chez les femmes hystériques, se termi-
naient par une crise de larmes et étaient presque toujours suivies par un accès de désespoir pendant lequel
ce jeune homme semi-délirant, loin d'avoir des pensées lascives, passait en revue, en paroles rapides,
l'hystérie de sa mère, la goutte de son père et toutes
les causes de sa mauvaise santé qui l'entravait dans sa
carrière... Quoique très intelligent, ce jeune homme
n'est arrivé à rien. » (BERNUTZ.)

L'AGE. — Quoique l'hystérie se montre quelquefois
dès le jeune âge et qu'on l'ait observée dans des
enfants de dix à douze ans, c'est surtout à l'époque

de la puberté qu'elle se manifeste. Plus de la moitié des cas observés par Briquet avaient pris naissance de dix à vingt ans ; elle est encore fréquente de vingt à trente ans ; au delà elle va en diminuant progressivement à mesure qu'on s'éloigne de la puberté ; après le retour d'âge, c'est une exception. (GRASSET.)

L'hystérie dans l'enfance n'est pas rare : nous en avons de nombreux exemples. Elle existe à des degrés variables, mais, le plus souvent, il n'est pas difficile de reconnaître, dès le jeune âge, certaines dispositions intellectuelles qui sont comme l'ébauche du caractère hystérique et qui se peignent sur les traits d'une physionomie éveillée, mobile, expressive, contrastant singulièrement avec la figure indifférente, inerte et sans expression des jeunes épileptiques. (LEGRAND DU SAULLE.)

Douées d'une vive imagination et d'une intelligence remarquable, les jeunes hystériques se distinguent dans toutes les études, surtout dans la musique, le dessin, possèdent un talent naturel d'imitation et jouent d'instinct la comédie. D'autres fois turbulentes, querelleuses et susceptibles, se fâchant avec leurs petites compagnes et vraiment indisciplinables, elles sont obligées de quitter leurs classes sans avoir reçu l'instruction la plus élémentaire. Mais cette turbulence cesse brusquement, à certains jours : elles sont prises alors, sans cause appréciable, d'une tristesse profonde et restent, pendant des journées entières, dans un mutisme obstiné. (J. SIMON.)

Elles ont une remarquable tendance aux idées

tristes et moroses, et manifestent, au sujet de leur santé, des préoccupations peu habituelles au jeune âge. Le plus souvent, cette tendance aux idées noires dans l'enfance est le symptôme précurseur de l'hystérie qui va naître dans un âge plus avancé. Les petites hystériques ont des insomnies et des cauchemars, des terreurs nocturnes, avec des hallucinations véritables. Elles accusent souvent de la migraine, des douleurs d'entrailles, des névralgies diverses ; elles ont des spasmes viscéraux passagers et multiples, qu'elles expriment par la sensation de corps étrangers à la gorge, de bêtes qu'elles ont dans le ventre, de vers qui montent ou qui descendent... Dans certains cas encore, on observe des palpitations, des tendances aux défaillances et aux syncopes, des pertes de connaissance incomplètes, que l'on confond trop souvent avec des accidents épileptiques, surtout s'il s'y ajoute, comme il arrive parfois, de véritables attaques convulsives. (HUCHARD.)

Comme ces enfants joignent au besoin de se plaindre, un désir évident de se rendre intéressantes, en exagérant leurs souffrances, vraies ou imaginaires, il est parfois difficile de démêler le vrai du faux dans les symptômes qu'elles énumèrent. (LEGRAND DU SAULLE.) Une petite fille de six ans, jalouse de son petit frère, se dit atteinte de douleurs de tête ; elle accuse du vertige, des douleurs névralgiques vagues ; elle refuse tout aliment, craint le moindre bruit, redoute l'impression de la lumière ; le pouls est accéléré au moment des visites... Au quatrième jour, on s'aperçoit de la

supercherie ; on contraint la petite comédienne de se
lever, de marcher et de manger, et tous ces symptômes qui avaient un moment éveillé quelques inquiétudes, disparaissent comme par enchantement. Or
cette enfant est devenue jeune fille ; elle a maintenant
seize ans et elle est assez souvent atteinte de spasmes, de mouvements convulsifs sur la nature hystérique desquels il n'est pas permis d'hésiter. (J. Simon.)

« A de très rares exceptions près, dit Briquet, il
existe, dès la plus tendre enfance, une prédominance
de l'élément affectif et un état spécial de susceptibilité
chez les sujets destinés à devenir plus tard hystériques. Toutes les jeunes filles que j'ai observées
étaient extrêmement impressionnables, très craintives:
elles avaient une peur extrême d'être grondées, et
quand il leur arrivait de l'être, elles étouffaient, san-
glotaient, fuyaient au loin ou se trouvaient mal. Un
peu plus grandes, elles éprouvaient des sensations
très vives pour la moindre chose ; elles pleuraient en
entendant parler d'un sujet attendrissant; extrêmement timides, elles s'effrayaient de tout et étaient peu-
reuses à l'excès. »

Le D⁽ʳ⁾ Pitres partage le même sentiment. « Je
désire maintenant, disait-il à ses élèves, attirer votre
attention sur la série des accidents nerveux que présentent souvent, pendant leur enfance, les sujets destinés à devenir plus tard hystériques. Ces accidents,
dont le discernement est quelquefois difficile, ont été
explicitement signalés par Georget, en 1824. « La plu-
« part des hystériques, dit cet auteur, ont montré dès

« le bas âge des dispositions aux affections convul-
« sives, un caractère mélancolique, colère, emporté,
« impatient, susceptible ; quelques-uns ont eu alors des
« attaques de catalepsie, des migraines, des serrements
« de gosier, des étouffements. » L'observation clinique confirme complètement les opinions émises par
Georget. La plupart des malades prédisposés à l'hystérie et destinés à devenir franchement hystériques
ont pendant leur enfance des accidents nerveux variés.
Le nombre des accidents est même plus considérable
que ne l'a indiqué Georget. A côté des attaques de
catalepsie, des serrements de gorge, des étouffements
explicitement signalés par cet observateur, il faut placer, si je ne me trompe, certaines variétés de toux
sèche, quinteuse, arrivant par accès et persistant
pendant des jours, des semaines ou des mois, malgré
les traitements qu'on lui oppose. Les crises de vomissements survenant sans causes appréciables ou à l'occasion d'émotions morales ; les crises de hoquet, les
crises de palpitations de cœur, les terreurs nocturnes
des enfants, les maux de tête des adolescents, ont
vraisemblablement la même signification. — Certaines
formes de congestion pulmonaire avec ou sans crache-
ments de sang, certaines hémorrhagies, nasales ou
gastriques, paraissent également devoir être rangées
parmi les accidents nerveux de l'enfance, au même
titre que les accès de somnambulisme spontané, les
contractures ou les paralysies temporaires des membres, l'insensibilité d'une partie du corps, les névralgies
et les douleurs articulaires d'apparence rhumatismale.

2

Presque tous nos hystériques ont présenté quelques-uns de ces accidents, signes précurseurs de la névrose. »

Le Dr Pitres énumère ensuite les divers accidents arrivés, pendant leur enfance, aux malades qu'il avait dans sa clinique, au moment où il parlait, et qui peuvent se résumer, sous le rapport organique, en des convulsions, des saignements de nez, des hoquets, des vomissements incoercibles, des maux de tête persistants, une toux sèche, quinteuse, convulsive, ressemblant beaucoup à celle de la coqueluche, mais en différant par l'absence d'expectoration, des étouffements avec la sensation d'une boule qui, partant du flanc gauche, remontait vers le cou et les étranglait. Sous le rapport moral, la plupart avaient un caractère violent, emporté, acariâtre, taquin, intraitable; plusieurs entraient pour des riens dans des colères inconcevables, trépignaient, se roulaient par terre.

« Mais, ajoute Gilles de la Tourette, si l'impression est vive, elle est aussi très fugace. Une hygiène intellectuelle bien comprise, le simple développement des facultés cérébrales, triompheront d'accidents qui, chez l'adulte, resteraient à l'état de faits acquis. »

D'après Briquet, l'hystérie qui débute dans le bas âge, dure toute la vie, à moins qu'au moment de la puberté ou du mariage, il ne se produise un changement favorable. Quand la maladie fait son apparition de vingt-cinq à trente ans, elle a généralement une durée beaucoup moins longue. (LEGRAND DU SAULLE.)

L'HÉRÉDITÉ. — Dès le premier âge, l'enfant ne subit

pas seulement l'action de ses parents et de ses proches, il a derrière lui une série très longue d'ascendants qui lui ont transmis avec la vie un ensemble
d'instincts, de sentiments, d'aptitudes, d'idées, inhé-
rent, pour ainsi dire, à son sang et à tout son être. La
plupart des éléments qui composent notre caractère,
sont plus anciens que nous; ils existaient avant nous
chez nos parents qui nous les ont transmis et qui les
avaient eux-mêmes reçus de leurs ascendants. C'est un
héritage qui passe de génération en génération par
la loi de l'hérédité, dont une multitude de faits dé-
montrent l'existence. Étudiez attentivement le caractère des enfants d'une famille qui vous est connue,
ainsi que celui de leurs parents, et recueillez le plus de
renseignements possibles sur leurs ancêtres : vous cons-
taterez que les traits du caractère se sont transmis des
uns aux autres comme les traits du visage, suivant des
combinaisons variées. On dit parfois d'un enfant : c'est
tout le portrait de son père, ou de sa mère, ou de son
grand-père, etc. La ressemblance des traits du visage
frappe tous les yeux : celle du moral n'échappe même
pas au vulgaire ; cette ressemblance tient évidemment
à l'hérédité.

L'histoire nous offre un grand nombre de cas où
apparaît nettement son influence sur le caractère. « Le
physique, ce père du moral, dit Voltaire, transmet
le même caractère du père au fils, pendant des siècles. Les Appius furent toujours fiers et inflexibles, les
Catons toujours sévères. Toute la lignée des Guises fut
audacieuse, téméraire, factieuse, pétrie du plus inso-

lent orgueil et de la politesse la plus séduisante. Depuis François de Guise jusqu'à celui qui, seul, sans
être attendu, alla se mettre à la tête du peuple de
Naples, tous furent d'une figure, d'un courage et d'un
esprit au-dessus du commun des hommes. J'ai vu les
portraits en pied de François de Guise, du Balafré et
de son fils : leur taille est de 6 pieds, mêmes traits,
même courage, même audace sur le front, dans les
yeux et dans l'attitude... L'étude des quatre césars
Tibère, Caligula, Claude, Néron, faite par Wiedemei-
ster, au point de vue de l'hérédité morbide, était facile;
leurs vices prodigieux éclatent dans Tacite et dans
Suétone, qui en ont déjà signalé la transmission héréditaire... Les plus belles vertus sont elles-mêmes héréditaires, témoin cette famille des Lamoignon, dont l'un
des derniers représentants a un rôle si noble dans
notre histoire et que Fléchier appelle avec raison :
« une de ces familles où l'on ne semble naître que
« pour exercer la justice et la charité, où la vertu se
« communique avec le sang, s'entretient par les con-
« seils, s'exalte par les grands exemples. » Remar-
quons les dernières expressions de l'orateur chrétien,
dans lesquelles les diverses influences de l'hérédité, de
l'éducation, de l'imitation, sont distinguées avec beaucoup de justesse. » (MARTIN.)

L'hérédité, dont on ne saurait nier la puissance,
joue dans l'hystérie, comme dans toutes les maladies
mentales, un rôle absolument prépondérant. De toutes
les causes prédisposantes à cette affection, il n'y en
a pas de plus ordinaire et de plus fréquente. Les

névroses ont de la tendance à se perpétuer de génération en génération, tantôt directement, tantôt indirectement. L'influence héréditaire est tout aussi manifeste
dans l'hystérie masculine que dans l'hystérie féminine. Le Dr Batault a constaté que sur trente et un
hystériques hommes, vingt-six appartenaient incontes-
tablement, de par leurs antécédents héréditaires, à la
famille névropathique. On peut dire de l'hystérie ce
qu'Hippocrate disait de l'épilepsie : « Elle a son principe dans l'hérédité, comme toutes les autres maladies : car si des parents phlegmatiques mettent au
monde des enfants phlegmatiques ; les bilieux des
enfants bilieux ; les phtisiques des enfants phtisiques,
rien n'empêche que les parents qui sont atteints de
l'hystérie aient des enfants qui en soient également
atteints. » Et cette notion de l'hérédité s'est perpétuée
d'âge en âge à travers les siècles. (GILLES DE LA TOU-
RETTE.)

« Les passions, dit Descuret, les maladies et la mort
sont un triple héritage que les parents transmettent
à leurs enfants avec la vie. Aucun des fils d'Adam
n'a encore manqué à le recueillir. Les enfants sont-ils
donc prédisposés au même genre de passions que les
auteurs de leurs jours? C'est une question que je ne
balance pas à résoudre affirmativement. L'observation
d'un grand nombre de faits n'a depuis longtemps laissé à
cet égard aucun doute dans mon esprit. La colère, la
peur, l'envie, la jalousie, le libertinage, la gourmandise
et l'ivrognerie sont les passions dont j'ai vu le plus fréquemment la transmission héréditaire, surtout quand

le père et la mère en étaient atteints tous deux. »
(Descuret.)

« De l'avis de tous les observateurs, ajoute Bernutz,
l'hérédité constitue une des causes prédisposantes les
plus puissantes, et on peut lui attribuer le plus grand
nombre des cas dans lesquels cette névrose se déclare
dans la première enfance. »

« Les esprits forts, dit à cette occasion M. Ch. Ganivet, se sont-ils assez moqués de ce péché originel qui
depuis le premier homme s'est transmis, à travers les
âges, de génération en génération! Et voilà que la matière est strictement soumise aux mêmes lois et qu'une
lésion cérébrale dont l'origine se perd à travers le
nombre des aïeux, se propage de même et qu'un inno-
cent transmet fatalement à un autre la tare morbide en
germe chez lui dès le jour de la conception. »

C'est à Georget que revient le mérite d'avoir démontré que les femmes hystériques ont presque toujours parmi leurs proches parents des hystériques, des
épileptiques, des aliénés, des hypocondriaques, des
sourds-muets ou des aveugles de naissance, des ori-
ginaux, des violents, des superstitieux, des débauchés
ou encore des malades affectés de certaines lésions
organiques. La moitié des mères atteintes d'hystérie
la transmettent à leurs filles, parfois avec une régularité déplorable et une constance fâcheuse. M. Bernutz a vu une mère hystérique engendrer six filles hystériques. « La fille d'une mère hystérique avec attaques,
dit Brichet, est un être généralement voué à la souffrance. Durant l'enfance, c'est le plus souvent un su-

jet grêle, chétif, toujours malingre, sans appétit, sujet
aux douleurs de tête et ayant souvent la migraine ; à
seize ans, c'est une hystérique tourmentée par toutes
les douleurs possibles ; à vingt ans, elle a des attaques ; à vingt-cinq ans, elle a des membres ou une
partie du corps insensibles ; enfin, à quarante ans,
elle devient souvent infirme ou idiote. » La jeune
personne qui n'a dans sa famille qu'une sœur hystérique, peut être beaucoup moins atteinte, mais il est
rare qu'elle passe sa jeunesse sans payer quelque tri-
but à la maladie.

Les hystériques, dit Briquet, ont vingt-cinq pour
cent de parents atteints de maladies nerveuses ou d'affections cérébrales, tandis que les sujets non hystériques en comptent à peine deux ou trois pour cent.
D'après Amann, la proportion serait encore plus considérable, et sur cent hystériques qu'il a observés,
soixante-seize avaient des prédispositions héréditaires.

Le Dr Pitres partage le sentiment d'Amann. « Parmi
les vingt-six ascendants directs et immédiats de nos
treize malades, disait-il aux élèves qui suivaient sa
clinique, vingt sur vingt-six étaient atteints d'accidents
nerveux. »

La prédisposition par hérédité est la plus grave, et,
suivant Legrand du Saulle, on l'observe dans près de
la moitié des cas. A cette occasion, il raconte le fait
suivant : « Monsieur X... est un musicien de valeur et
un compositeur de talent, mais d'un caractère bizarre
et emporté ; il a toujours eu une conduite excentrique
et souvent déréglée. Marié à une femme belle, intelli-

gente et instruite, il a eu quatre enfants, deux garçons
et deux filles. L'aîné entre comme caissier chez un
négociant, vole son patron et est condamné aux galères,
où il se trouve en ce moment. Le second, d'un caractère irritable et violent, a marché sur les traces de son
frère et est tombé dans l'état le plus méprisable. Ses
deux filles étaient l'une et l'autre hystériques, l'aînée
est morte ; la plus jeune, bien élevée, très instruite,
musicienne de talent, a eu une vie assez accidentée.
Douée d'une impressionnabilité excessive, elle est remarquable par la mobilité de son caractère et de son
humeur. L'intelligence est vive, le raisonnement assez
droit, mais elle est incapable de donner suite à un
projet de longue portée. Placée dans la nécessité de
subvenir elle-même à son existence, elle combine à
merveille des plans de conduite assez compliqués, ourdit une intrigue avec habileté, mais change à chaque
instant de ligne de vie. Plusieurs fois par semaine,
même plusieurs fois par jour, la malade a des attaques
convulsives dans lesquelles elle perd complètement
connaissance. En résumé, dans cette malheureuse famille, quatre enfants ont été la victime des excès de
leur père. Chez cet homme l'intelligence est vive, mais
il existe une sorte de tare qui en fait un individu moralement vicié. Cette tare s'est transmise directement
aux descendants. Chez les fils, elle s'est traduite par
l'absence de sens moral, la propension au vol et au
libertinage, et chez les filles elle a engendré l'hystérie. »

Georget, Briquet, Charcot, Grasset, s'accordent à

reconnaître que cette névrose est une maladie héréditaire au premier chef. Toutefois cette prédisposition
n'est pas toujours, on le conçoit aisément, suivie d'effet. Pratiquement, elle est quelquefois fort difficile à
établir, à raison des difficultés bien connues qui en-
travent habituellement l'enquête sur les antécédents
de famille. D'ailleurs la prédisposition héréditaire reste
parfois latente jusqu'au jour où quelque cause provocatrice fait apparaître l'hystérie ; mais elle se révèle
souvent dès l'enfance par certains signes particuliers.
Il n'est pas rare en effet d'observer chez les jeunes
sujets destinés à devenir plus tard hystériques, certains troubles nerveux, assurément sans gravité immédiate, mais dont la portée et la signification ne sau-
raient être contestées : ce sont des serrements de gorge,
des étouffements, des crises de vomissements survenant sans causes appréciables ; ou bien à l'occasion
d'émotions morales, de terreurs nocturnes, des crises
de hoquet, certaines hémorrhagies nasales. Or, Charcot, Georget, Pitres, ont insisté avec raison sur la
valeur pronostique de ces accidents qu'on retrouve
dans le passé d'un grand nombre d'hystériques et
qu'ils considèrent comme des symptômes avant-cou-
reurs, au moins lointains, des grandes manifestations
de la névrose. (DUHL.)

« Si nous envisageons l'hystérie chez les enfants,
dit Gilles de la Tourette, nous voyons que c'est là surtout que l'hérédité prédomine. Sur quatre-vingts cas
observés par Briquet chez des enfants de un à douze
ans, il s'est trouvé cinquante-huit cas d'hystérie chez

les parents, deux cas d'aliénation mentale, trois cas
d'épilepsie. Et Peugniez, qui signale ces faits en y
ajoutant de nouvelles observations prises à la Salpêtrière, termine en disant : « L'hystérie infantile relève
« de l'hérédité dans une proportion plus considérable
« encore que l'hystérie des adultes..... Cette grande
« loi de l'hérédité, si fatale pour les adultes, paraît
« l'être encore davantage pour les enfants. »

L'ALCOOLISME. — Enfin, il est une cause héréditaire
dont les anciens auteurs ne parlent presque pas et qui
malheureusement est aujourd'hui une des plus fréquentes : c'est l'abus des liqueurs alcooliques. Tous
les médecins constatent, en gémissant, la dégénérescence de la race française, jadis si forte et si vigou-
reuse, et tous l'attribuent pour une grande part à
l'usage immodéré des boissons distillées. Et non seulement les hommes, mais, ce qui est triste à dire, un
grand nombre de femmes, même dans les rangs élevés
de la société, se livrent à cette funeste passion. « Qui
sait, dit Jules Le Maître, si notre société actuelle ne
trouvera pas sa fin dans la folie furieuse? Aujourd'hui,
nous n'en sommes qu'au détraquement général ; mais
c'est déjà très marqué. Une foule de causes concou-
rent à cet effet, et la chimie, avec ses inventions mor-
telles, est une grande coupable. Depuis qu'elle a trouvé le moyen de fabriquer l'acool, elle a nécessairement
favorisé l'empoisonnement général, et la statistique
terrible des asiles d'aliénés nous apprend, hélas! le
chiffre toujours croissant de ses méfaits. »

A ce propos nous devons avouer que nous avons été longtemps dans une grande erreur. Nous nous imaginions que tous ceux qu'on appelle des alcooliques, étaient des ivrognes invétérés ; un savant médecin du midi de la France nous a détrompés sur ce point. « Il y a des gens, nous disait-il, qui ne s'enivrent jamais et qui sont alcooliques au suprême degré ; tandis que d'autres qui s'enivrent assez souvent, ne sont point alcooliques. Ainsi dans l'Anjou et dans certaines contrées où l'on récolte de petits vins blancs très agréables, on voit souvent des gens ivres ; mais les alcooliques y sont relativement rares ; tandis que dans le Nord et dans les provinces où l'on ne récolte pas de vin, mais où l'on boit beaucoup d'eau-de-vie, les alcooliques sont très nombreux. »

Aujourd'hui l'usage du café est répandu partout, et dans les villes, il y a peu de familles, surtout dans la classe ouvrière, où l'on ne prenne, au moins une fois par jour, du café additionné d'eau-de-vie. Sans cette addition, dit-on, le café serait trop fade même pour la femme et les enfants, et la dose va toujours en augmentant. Par une économie mal entendue ou forcée, les ouvriers achètent au jour le jour, dans des débits de bas étages, des eaux-de-vie frelatées, fabriquées avec des grains avariés, des marcs de raisin, de la betterave, du riz, de la fécule de pommes de terre, et souvent avec des substances encore plus malsaines dont on est parvenu à corriger le mauvais goût par des mélanges et des compositions chimiques. Les ouvriers les plus sages se rassurent, parce qu'ils ne s'enivrent pas ; mais l'acool n'en produit pas moins son effet, d'autant plus rapidement qu'il est de plus mauvaise qualité. C'est un empoisonnement continu à petites doses, qui ne tarde pas à altérer les fonctions de la vie organique. L'abus habituel des boissons alcooliques trouble la digestion, éteint l'appétit, produit des aigreurs, des rapports âcres et douloureux, une chaleur brûlante à l'épigastre. L'alcool agit chimiquement sur les parois de l'estomac ; il crispe ses tuniques ; de là des épaississements, des indurations qui, avec le concours d'une prédisposition spéciale, se convertissent en cancers. (A. Bossu.)

« L'empoisonnement alcoolique, dit le Dr Cruveilhier, exerce sur la santé des populations des ravages qui tendent à s'accroître de jour en jour et sur lesquels on ne saurait trop appeler l'attention. Ce qu'il y a de triste et de douloureux dans les effets de l'intoxication alcoolique, c'est qu'elle ne se borne pas à frapper les individus, mais atteint la race. » — « A la première génération, atteste le Dr Morel, apparaissent l'immoralité, la dépravation, les excès alcooliques et l'abrutissement moral ; à la deuxième génération, l'ivrognerie héréditaire, les accès maniaques et la paralysie générale ; à la troisième génération, la monomanie, la mélancolie, le caractère bizarre, atrabilaire, la tendance au suicide ou à l'homicide ; à la quatrième enfin, quand il y en a une, ce qui est assez rare, la dégénérescence est complète, l'enfant naît imbécile ou idiot, ou le devient à l'adolescence. »

Ainsi s'éteignent, sans guérison possible, les familles

alcooliques ; c'est ce qu'attestent des faits nombreux incontestables et incontestés. « Encore, ajoute le Dᵣ Dupouy, ne fait-on pas entrer en ligne de compte les fausses couches et les enfants mort-nés. Or le dernier bulletin de statistique municipale enregistre la naissance de cent morts-nés à Paris dans la semaine du 21 au 28 avril 1895. Voilà la plus grande cause de la dépopulation de la France, qu'il serait facile de détruire par de bonnes lois et par de sévères réglements de police. »

Lors de la discussion sur les bouilleurs de crû et le régime des boissons, le 6 juin 1895, voici ce que le Dᵣ Lannelongue disait à la Chambre des députés dans un discours qui fit une vive impression sur toute l'Assemblée : « La statistique donnée par le Dᵣ Lonnet est doublement intéressante, parce qu'elle montre d'abord que des femmes aisées sont sujettes à l'alcoolisme : la voici : sur cent-sept jeunes femmes, mortes avant vingt-neuf ans, des suites de l'alcoolisme, huit ont été stériles. Des quatre-vingt-dix-neuf autres, il ne reste comme postérité que six enfants maladifs et estropiés. Et la contre-partie est vraiment remarquable, car ces mêmes femmes avaient eu vingt-huit enfants avant de s'abandonner aux excès alcooliques. Ces enfants sont vigoureux et montrent ce qu'eussent été les autres, si les parents étaient restés sobres.

« Mais ce qui est encore plus grave, c'est la transmission héréditaire. Le buveur devenu alcoolique engendrera des enfants qui seront comme lui ; il produira des buveurs, soit garçons, soit filles. Et chose curieuse, les uns deviennent buveurs à l'âge même où leur père l'est devenu, d'autres le sont plus tôt. Et l'on ne peut pas dire : c'est l'exemple de la famille, du milieu : non, ce n'est pas cela, car l'expérience a été faite. On a soustrait des enfants de buveurs à leurs parents, au milieu d'ivrognes où ils auraient pu vivre ; on les a placés dans des familles austères, et, à un âge déterminé, ils ont manifesté, comme les oiseaux manifestent l'intention d'émigrer à une certaine époque de l'année, l'intention, le désir, le besoin de boire.

« Par conséquent, l'ivrogne engendre l'ivrogne, le buveur engendre le buveur. Et que ceci ne vous étonne pas, c'est l'hérédité avec ses caractères, ses lois fatales, inexorables, auxquelles personne ne peut échapper. L'ivrogne fait souche d'ivrognes. Le premier est un arbre généalogique qui s'étend à deux, trois ou quatre générations ; puis il s'éteint. C'est Darwin qui a, je crois, établi qu'à la troisième génération la descendance de l'ivrogne disparaissait.

« Et non seulement l'ivrogne abrège ses jours, mais il engendre des produits qui ont à leur tour une vie plus courte. Ce n'est pas encore assez ; personne n'ignore combien les produits de l'ivrogne s'éloignent du type normal : ce sont des nerveux, des hystériques, des débiles, des convulsifs ; il fabrique des idiots, des incomplets au physique et au moral. Les deux tiers des épileptiques sont, affirme-t-on, des fils d'alcooliques, et souvent l'alcoolique engendre des lignées qui meurent en bas âge. Messieurs, avec l'hérédité telle que je viens de vous la signaler, vous ne serez

pas étonnés de voir que la question de race soit engagée : la famille est frappée au cœur, et tout y passera...

« Mais que dire des liqueurs et des alcools appelés
supérieurs, des amers et des apéritifs de toute espèce,
des absinthes, des bitters, des essences et des extraits
aromatiques des plantes qui tous sont bien autrement nuisibles ! L'alcool des pommes de terre est dix
fois plus nuisible que l'alcool pur. Voici parmi les
bouquets fréquemment employés pour les vins une
huile remarquablement toxique : c'est le bouquet dit
huile allemande, quatorze fois plus toxique que l'huile
française. On la recherche, parce qu'il en faut une
quantité moindre dans la fabrication du vin. Eh bien !
on fabrique avec cette huile allemande beaucoup de
vins blancs de la consommation parisienne...

« Les liqueurs renferment plusieurs poisons, et chacun de ces poisons agit séparément sur l'animal et sur
l'homme. Ce ne sont pas des contre poisons placés à
côté les uns des autres ; malheureusement, il n'y a
pas non plus de ces liqueurs dans lesquelles l'alcool
n'agira pas lorsque l'essence agit ; suivant la liqueur,
il y a des effets qui ne se neutralisent pas, mais qui
s'ajoutent. Ces substances se répandent principalement
dans le système nerveux et elles se fixent sur les cellules nerveuses ; elles imprègnent ces cellules qui réa-
gissent chacune dans le sens de leur aptitude physio-
logique...

« Le vin blanc, le fameux vin blanc, très souvent
fabriqué avec des alcools d'industrie auxquels on
ajoute des bouquets, des produits dangereux et des

matières colorantes, est d'autant plus nuisible qu'on le boit à jeun. Entre un individu qui boit pendant l'alimentation et celui qui boit à jeun le matin, à la première heure, avant son repas, de l'absinthe ou du vin blanc, il y a une différence énorme. L'intoxication est infiniment plus grande dans ce dernier cas. Il est bon que ces choses soient dites et soient sues, parce qu'elles pourront, dans une certaine mesure, enrayer l'alcoolisme...

« Dans les accidents occasionnés par l'absinthe, il y a d'abord l'empoisonnement par l'alcool, puis il y a celui que détermine l'essence d'absinthe : c'est une double intoxication que subit l'homme soumis au régime de cette boisson. A côté de ces absinthes apparaît le vulnéraire qui contient dix-huit substances, toutes possédant des principes nuisibles : les uns excitants, les autres stupéfiants, les autres épileptisants, agissant à la fois tumultueusement ou successivement. » (Dr LANNELONGUE, député, séance du 6 juin 1895.)

On comprend facilement que des enfants issus de parents dont le sang est brûlé par l'alcool, sont fatalement voués à l'hystérie, à l'épilepsie et à la folie. Les auteurs en citent un grand nombre d'exemples. François D..., raconte Legrand du Saulle, peut passer, aux yeux de ceux qui ne connaissent pas ses antécédents, pour un véritable imbécile de naissance : sa tête est irrégulière, il la porte penchée sur la poitrine ; sa démarche est lente ; ses gestes automatiques ; sa figure exprime l'hébétude la plus complète, et l'on y chercherait en vain la manifestation d'une idée ou d'un

sentiment. François D... appartient à une excellente
famille d'ouvriers dont le chef s'est adonné de bonne
heure aux excès de boisson, et qui finit par mourir,
après avoir passé par tous les degrés de l'alcoolisme
chronique.

Cet individu eut sept enfants, dont voici la triste
histoire. Le deux premiers moururent en bas âge, par
suite de convulsions. Le troisième devint aliéné à
l'âge de vingt-deux ans; il avait montré assez d'intelligence dans l'exercice d'une profession indus-
trielle, et il finit cependant par succomber dans l'état
d'idiotisme. Le quatrième est celui dont nous écrivons
l'histoire, et qui, après avoir acquis dans son industrie
une certaine adresse qu'il ne put jamais dépasser,
tomba dans une mélancolie profonde avec tendance
au suicide, et passa presque sans transition à l'état où
il est aujourd'hui. Un autre frère est bizarre, d'un
caractère irritable et misanthropique; il a rompu ses
relations avec toute sa famille. Sa jeune sœur souffrit
toute sa vie d'un état névropathique avec prédominance des phénomènes hystériques, et sa raison s'est
déjà plusieurs fois troublée d'une manière permanente. Enfin le dernier des enfants de cette malheureuse famille est un ouvrier d'une intelligence remarquable, mais d'un tempérament très mauvais; dans les
accès de tristesse, qui sont très fréquents chez lui, il
émet spontanément sur son avenir intellectuel les
pronostics les plus désespérants.

Le D' Gall parle d'une famille russe où le père et le
grand-père avaient péri tous deux prématurément, vic-

times de leur penchant pour les liqueurs fortes ; le
petit-fils, dès l'âge de cinq ans, manifestait le même
goût au plus haut degré. Un autre jeune homme, né
dans les mêmes conditions, montre dès son enfance
les instincts les plus cruels. C'est que, remarque
M. Martin, le penchant à l'alcoolisme est transmis, non
pas seulement sous forme d'ivrognerie, mais avec les
plus tristes modifications : cruauté précoce, paresse,
besoin de vagabondage, qui sont, d'après un célèbre
aliéniste, le partage des enfants d'alcooliques. Une
statistique américaine, citée par Despine, a montré
qu'ils sont dix fois plus exposés que les autres à commettre des crimes et des délits.

Qui pourrait croire, après cela, qu'il y a des parents
assez imprudents pour inspirer le goût des liqueurs
fortes à de tout jeunes enfants ? Dernièrement, un vénérable ecclésiastique dînait chez un riche propriétaire
à la campagne ; quelle ne fut pas sa surprise, au moment où l'on servait le café, de voir une petite fille de
trois ans s'approcher de son père et tendre sa tasse
pour avoir de l'eau-de-vie ! Et comme le prêtre se
récriait : « Oh ! répondit le père en riant, elle aime
beaucoup ce mélange, et jamais il ne lui a fait mal ! »
Comment une pauvre enfant soumise à un pareil
régime ne serait-elle pas hystérique à l'âge de vingt
ans ?

À ce propos, disons un mot de la femme alcoolique.
Si l'ivrognerie est un vice honteux chez l'homme, il
l'est incomparablement plus chez la femme. Y a-t-il
au monde, se demande saint Jean Chrysostome, une

infamie pareille à celle d'une femme ivre? Quelle
peine et quelle honte pour un homme bien élevé
d'avoir une femme adonnée à la boisson ! Le premier
magistrat d'une grande ville du Nord, raconte M. Charpentier, s'aperçut un jour que sa femme prenait la
funeste habitude de boire des liqueurs fortes. Quelques observations faites avec beaucoup de délicatesse
ne la corrigèrent pas, seulement elles la rendirent plus
attentive à cacher son penchant. Mais la contrainte
qu'elle s'imposait fit bientôt de ce penchant une passion très vive. Ne pouvant toujours se procurer par
elle-même les moyens de se satisfaire, elle finit par
avoir recours à une de ses femmes, qui lui achetait
secrètement de l'eau-de-vie,

Averti de ce désordre et rougissant de honte pour
celle qui portait son nom et qu'il aimait d'ailleurs
tendrement, le mari employa, sans aucun éclat, un
moyen singulier pour la guérir. Il fait venir chez lui
une pipe d'eau-de-vie, et la place dans un caveau où
l'on pouvait aller sans être vu des domestiques de la
maison ; puis, montant chez sa femme, il lui dit avec
gravité, en lui remettant la clef du caveau : « Madame,
j'ai fait une ample provision de la liqueur que vous
aimez, afin que désormais vous ne soyez plus obligée
d'en faire acheter clandestinement par votre femme de
chambre. Lorsque cette provision sera épuisée, aver-
tissez-moi. Que je sois, du moins, le seul confident
d'une passion qui vous déshonore et qui peut être du
plus funeste exemple à ceux qui vous servent. » Ces
mots, prononcés avec l'accent d'une profonde douleur,

produisirent l'effet que le mari attendait : la dame, confuse, anéantie, n'ose d'abord lever les yeux, puis, fondant en larmes, elle s'engage à renoncer pour toujours au penchant qui faisait sa honte. Elle tint parole et devint un modèle de sobriété.

Mais combien de femmes, même dans les classes élevées, n'ont pas le courage de résister à ce funeste penchant ! Une dame de la plus haute noblesse, restée veuve à Paris, à l'âge de quarante-cinq ans, n'était plus visible pour personne, à partir d'une heure après midi ; elle s'enivrait presque tous les jours à la fin de son déjeuner. Que de fois, dans le cours de notre longue vie, nous avons vu des hommes distingués, des avocats, des médecins, pleurer à chaudes larmes parce que leurs femmes, encore jeunes, avaient contracté cette honteuse habitude ! « Je ne peux pas sortir pour voir un malade, nous disait un médecin désolé, sans trouver, en rentrant, ma femme complètement ivre. » Au reste, faut-il beaucoup s'en étonner? Aujourd'hui, la plupart des mariages se font par calcul, par intérêt ou par passion ; ces unions sont rarement heureuses; les époux n'ont ni les mêmes goûts ni les mêmes idées ; la division se met dans le ménage, et alors la femme cherche l'oubli de ses ennuis et de ses chagrins dans les fumées de l'ivresse, causée par l'alcool ou par la morphine.

Bientôt les facultés intellectuelles se confondent, la mémoire s'abolit, enfin l'hébétude et l'abrutissement viennent terminer ces tristes prodromes, tandis qu'apparaissent des accès passagers d'épilepsie qui dégéné-

rent bientôt en tremblement général, en paralysie, en
hystérie, en manie et en démence. Nous avons déjà
vu ce que deviennent les enfants d'une telle mère.
(Descurat,) Que pourrions-nous dire de plus fort pour
décider les mères de famille à renoncer à l'usage des
liqueurs fortes et des boissons alcoolisées ?

LES INFLUENCES MORALES. — « Et cette vie fiévreuse,
dit Charles Ganivet, que l'on mène partout, est-ce
qu'elle est à compter pour rien ? Et cette maladie de
la vanité poussée jusqu'au paroxysme ; et ce besoin de
paraître tellement accentué qu'il en devient morbide ;
et cette course sans merci après la fortune immédiate,
qui opère du haut en bas de l'échelle sociale avec une
intensité sans pareille et qui fait que nul n'est satisfait
de sa position, et que tant d'individus s'effondrent
pour avoir rêvé des choses impossibles, couru après
des chimères, pour aboutir finalement au suicide ou à
la maison des fous, faut-il aussi les compter pour
rien ? »

« Les influences morales, dit à son tour Legrand
du Saulle, jouent certainement un rôle prépondérant
dans la genèse de l'hystérie. Les émotions, les chagrins, les déceptions, toutes les causes susceptibles
d'exciter fortement et surtout d'une façon continue, le
système nerveux, pourraient à elles seules déterminer,
à un moment donné, cette rupture de l'équilibre de
l'organisme qui constitue la maladie que nous étudions.
A plus forte raison, ces causes agiront-elles sur un
organisme prédisposé déjà à l'éclosion de la maladie

par son âge ou les particularités des ses antécédents héréditaires. »

L'ÉDUCATION. — Quoi qu'on en ait dit, l'éducation, la position sociale, les professions, n'ont d'action pour la production de l'hystérie, qu'autant qu'elles surexcitent plus vivement les facultés de l'âme et les organes des sens, qu'elles substituent à une vie calme et régulière une existence agitée ; qu'elles exposent la femme à ces influences morales fâcheuses qui s'appellent le chagrin, la crainte, l'envie, la jalousie.

On peut, ce nous semble, appliquer à l'hystérie ce que dit Brière de Boismont de l'influence de la civilisation sur le développement de la folie, à laquelle elle confine souvent par tant de points. L'hystérie est d'autant plus fréquente et ses formes plus diverses, que les peuples sont plus civilisés, tandis qu'elle devient d'autant plus rare qu'ils sont moins éclairés. — Chez les premiers, l'hystérie est surtout due à l'action des causes morales ; chez les seconds, au contraire, les causes physiques y ont une plus grande part. — Chaque événement remarquable, chaque grande calamité publique augmente le nombre des névrosés. — Le rapport des personnes nerveuses à la population est d'autant plus considérable que les nations ont atteint un plus haut degré de civilisation, et cette augmentation suit le développement des facultés intellectuelles, des passions, de l'industrie, de la richesse ou de la misère. — La névrose étant étroitement liée à la civilisation et déterminée, en grande partie, par des causes morales, c'est aux moyens moraux qu'il faut principalement recourir pour le traitement.

Les peurs que l'on fait aux enfants pour les empêcher de mal faire, peuvent être également la cause du développement d'accidents hystériques. « Ce détestable mode d'éducation, dit avec raison Mosso, n'a pas encore disparu ; on fait toujours peur aux enfants avec Croque-Mitaine, avec des histoires de monstres imaginaires, de loups-garous, de magiciens et de sorciers. A tout moment, on dit aux enfants : « Celui-ci va te « manger, celui-là va te mordre; appelez le chien, voici « le ramoneur, » et cent autres peurs qui leur font verser de grosses larmes et dénaturent leur gentil caractère en les troublant par d'incessantes menaces, par une torture qui les laisse timides et faibles ; ajoutez : et qui n'est pas, chez bon nombre d'entre eux, sans influence sur le développement d'accidents nerveux de nature hystérique. » (G. DE LA T.)

« On peut faire la même remarque au sujet de cette fâcheuse habitude que l'on a, dans certains milieux, de bourrer à satiété l'esprit des enfants de contes fantastiques, dans lesquels les revenants et les sorciers jouent les principaux rôles. Le Dr Charcot, relatant l'histoire d'une petite épidémie d'hystérie ayant sévi sur les trois enfants d'une même famille qu'on avait sottement associés à des pratiques réitérées de spiritisme, en conclut « qu'elle indique clairement tout le danger, surtout chez les sujets prédisposés, des pratiques superstitieuses, lesquelles ont malheureusement pour eux un si grand attrait, de cette tension d'es-

prit si constante dans laquelle sont plongés ceux qui
s'adonnent aux pratiques du spiritisme, à la mise en
œuvre du merveilleux, pour lequel l'esprit des enfants
est toujours si largement ouvert ». (G. DE LA T.)

Qui pourrait croire que Gilles de la Tourette, d'après
cela, ne craint pas d'assimiler les pratiques les plus
touchantes de la religion aux pratiques superstitieuses
du spiritisme? « L'époque de la première communion,
dit-il, les pratiques religieuses répétées et quelquefois fatigantes auxquelles donne lieu cette cérémonie,
jouent à ce point de vue un rôle funeste chez bien des
enfants. »

Voilà plus de cinquante ans que nous disposons à
leur première communion des enfants de toute condition, et nous sommes encore à voir un enfant qui ait
eu à regretter ce jour, le plus heureux de la vie, au
jugement de Napoléon. Ne faut-il pas avoir un parti pris
bien arrêté d'attaquer en tout et partout la religion,
pour faire de ce jour un jour funeste? Nous en appe-
lons au témoignage de ceux qui ont eu le bonheur de
faire leur première communion dans de bonnes dispositions. Quant aux autres, pour qui ce n'était qu'une
vaine cérémonie, elle n'a pu évidemment leur causer
de funestes impressions.

Le mode d'éducation a une influence incontestable,
soit en rendant le système nerveux trop impressionnable, soit en multipliant les occasions d'impressions.
Aussi la naissance et l'éducation dans les grandes
villes disposent beaucoup plus à l'hystérie que la vie
à la campagne. (GRASSET.)

Bernutz partage le même sentiment : « L'hystérie, dit-il, est bien plus commune dans les villes qu'à la compagne, abstraction faite de certaines contrées montagneuses, comme la Suisse, et elle acquiert son maximum de fréquence dans les grandes villes, surtout dans les moments où il y a un grand luxe et le relâchement des mœurs, comme sous Louis XV et dans l'époque actuelle. » Une éducation mal conduite, tant au point de vue physique qu'au point de vue moral, prédispose puissamment à l'hystérie. Si nous supposons une enfant élevée à huis clos, insuffisamment adonnée aux exercices du corps que comporte son âge ; une enfant gâtée, à laquelle on passe tous ses caprices et toutes ses fantaisies ; se livrant de bonne heure aux frivoles distractions qui sont de nature à surexciter ses sens, à la lecture des romans, à la culture excessive de la musique, nous aurons la clef de bien des faits. » — « Si votre fille lit des romans, disait Tissot, elle aura des attaques de nerfs à vingt ans. »

« Cependant une éducation trop dure, dit Briquet, conduit plus à l'hystérie qu'une éducation trop douce. — Le régime de vie dans laquelle l'alimentation est insuffisante conduit plus à l'hystérie qu'un régime trop succulent. — Les passions et les affections morales tristes sont les seules qui prédisposent à l'hystérie. »

La latitude et les climats paraissent sans influence. Les différences constatées entre les divers pays viennent plutôt des différences de mœurs et de genre de vie.

Quant à la position sociale, les auteurs n'y attachent

pas grande importance. « Toutes les femmes, disait Du-
vernay, peuvent devenir hystériques, mais elles le
deviennent en proportion des peines qu'elles endurent,
et bien évidemment les pauvres en endurent plus que
les riches. » D'après Briquet, c'est dans les classes les
plus pauvres et les plus riches que l'hystérie est le
plus fréquente. « On se l'explique facilement, dit Legrand du Saulle. Aux degrés inférieurs de l'échelle
sociale, les privations, la misère, les chagrins et les
ennuis de diverses natures surexcitent le système nerveux ; dans les hautes couches sociales, l'abus des
plaisirs mondains, la vie lascive, les mille incitations
qui résultent de la fréquentation des soirées, des bals,
des représentations théâtrales, aboutissent au même
résultat ; tandis que le fonctionnement du système nerveux est rarement troublé chez le bourgeois paisible
et aisé. »

On a beaucoup parlé d'une constitution hystérique,
et, jusqu'à une époque qui n'est pas très éloignée de
nous, tous les auteurs qui se sont occupés de l'hystérie
se sont attachés à la décrire. « Les femmes hystériques, dit Louyer-Villermay, ont un teint brun, très
coloré, des yeux vifs et noirs, la bouche grande, les
dents blanches, les lèvres d'un rouge incarnat, les cheveux abondants, le système pileux bien fourni et couleur de jais. » Pour Sydenham et Lorry au contraire,
l'hystérique est habituellement pâle, maigre, débilitée.
C'est aussi l'avis de Copland. A qui se fier entre ces
opinions contradictoires ? Le plus sage est encore de
ne croire personne... Il suffit, en effet, d'avoir, sans

parti pris, examiné un certain nombre de malades pour se convaincre qu'elles diffèrent profondément les unes des autres par la taille, le poids, l'embonpoint, la colo-ration des cheveux et de la peau. (LEGRAND DU SAULLE.)

Les prédispositions à l'hystérie jouent un rôle capi-tal sur la durée et l'intensité de l'affection. En effet, tandis que chez les non-prédisposées l'époque de l'ap-parition de la maladie est en moyenne vingt-deux ans, chez les prédisposées, elle apparaît de quatorze à dix-huit ans. La durée des crises est plus courte chez les premières, et l'intensité moindre. Il y a encore d'autres causes prédisposantes provenant de diverses maladies, nous n'avons pas à nous en occuper ici.

Nous verrons plus loin comment on peut enrayer et même annihiler les causes prédisposantes.

§ II.

Les causes déterminantes.

Les causes *déterminantes* ne présentent qu'un inté-rêt secondaire, parce qu'elles sont de minime impor-tance. Elles font souvent défaut et il arrive couramment qu'il soit impossible, en face de l'hystérie confirmée, de trouver, en dehors de la prédisposition, aucune expli-cation légitime. La prédisposition est tout. Comme nous l'avons déjà vu, la maladie ne naît pas inopiné-ment du jour au lendemain, sans avoir été le plus sou-vent préparée de longue main par l'éducation, par le milieu où l'on vit, par l'hérédité vicieuse. Aussi les causes qu'on appelle *déterminantes* sont plutôt l'occasion que la cause vraie de l'apparition des premiers symptômes de la névrose. C'est la goutte d'eau qui fait déborder le vase déjà plein, l'étincelle qui met le feu aux poudres.

Parmi les causes déterminantes, les unes sont physiques, les autres morales. Les premières surviennent à la suite de diverses maladies, de blessures, de plaies, etc. Les secondes proviennent presque toujours d'émotions vives, inattendues, d'une contrariété, de l'indignation produite par une accusation injuste.

Charcot cite, en particulier, l'exemple d'un homme qui devint hystérique à la vue du cadavre tout pantelant de son fils qui venait de tomber d'un échafaudage. M. Rendu cite le cas d'un étudiant en médecine qui présenta tous les signes de l'hystérie aussitôt après avoir appris que sa fiancée l'avait trompé. Leyden décrit les effets dus aux émotions violentes, depuis la simple pâleur du visage accompagnée d'un peu de tremblement des mains, jusqu'aux troubles graves qui peuvent quelquefois déterminer subitement la mort.

« Comme nous l'avons déjà vu, parmi les émotions morales les plus vives, celles qui sont produites par la peur tiennent certainement la première place. Aussi n'est-il pas rare d'entendre dire aux hystériques que leur maladie leur est venue de la suite d'une peur. Peur de n'importe quelle nature : peur du soldat dans la bataille; peur de l'enfant qui prend pendant la nuit les objets qui l'entourent pour des spectres ou des

revenants, ou qui redoute l'issue d'un examen ; peur de
l'individu qui rencontre sur son chemin un épileptique
en proie à un accès. Et si la peur, comme toutes les
émotions, est susceptible de déterminer l'apparition
des phénomènes hystériques, elle est aussi capable de
les faire subitement disparaître. » (G. DE LA T.)

Le spectacle d'une attaque de nerfs, d'une crise
d'épilepsie ou d'hystérie, est, à ce point de vue, l'une
des causes qui agit le plus puissamment. Bailly raconte
qu'un jour de première communion à l'église Saint-
Roch, une jeune fille fut prise tout à coup de convulsions hystériques pendant la messe ; dans l'espace
d'une demi-heure, cinquante ou soixante femmes eurent
des convulsions semblables. (GRASSET.) On ne sera pas
surpris de ce phénomène quand on connaîtra les effets
de l'hystérie.

Signalons enfin, parmi les causes déterminantes de
la névrose, les *tentatives d'hypnotisation* et les pratiques du spiritisme. Il est certain que le fait seul de
se livrer à des manœuvres hypnotiques ou spirites sur
un individu, provoque chez celui-ci, dans la majorité
des cas, une émotion morale souvent très vive faite
d'appréhension ou d'espoir. Mais il existe quelque
chose de plus : c'est que l'hystérie et l'hypnotisme sont
deux affections, deux états morbides qui se rappro-
chent singulièrement l'un de l'autre, et que l'hypnotisme en particulier ne se développe que chez les individus prédisposés à la névrose. On comprend dès lors
quelle influence exercent les tentatives d'hypnotisation
sur la production des accidents hystériques et qu'elles

constituent un des meilleurs agents provocateurs de l'hystérie et des convulsions qui se présentent souvent à la suite d'hypnotisations intempestives. Il suffit de se rappeler que la *salle des Crises* était l'accessoire obligé du traitement de Mesmer par le magnétisme.

« Que conclure de tout ce que nous venons de dire au point de vue pratique? C'est que, chez les enfants quelque peu nerveux et impressionnables, l'éducation doit être surveillée avec beaucoup plus d'attention que chez les autres; on doit leur éviter les mauvais traitements, les frayeurs, se bien garder d'exalter leur imagination par la mise en œuvre du merveilleux et du surnaturel. Chez eux en effet tout cela peut provoquer un beau jour l'hystérie, car on ne peut nier, que dans les cas cités par Charcot, il n'y ait, entre les pratiques spirites et l'éclosion de la névrose, un rapport intime de cause à effet. » (GILLES DE LA TOURETTE.)

CHAPITRE II

Effets de l'Hystérie.

L'hystérie est un affolement du système nerveux qui produit des effets *physiques* et des effets *psychiques*, ou, en d'autres termes, qui affecte les organes du corps et les facultés de l'âme.

Il y a dans le corps humain deux espèces de nerfs : les uns proviennent du cerveau et de la moelle épinière, et c'est par eux que l'âme exerce son action sur la vie animale, la vie extérieure ou de relation, et sur tous les sens ; les autres, constitués par de petits corps nerveux appelés ganglions, placés sur les côtés de la colonne vertébrale, forment une espèce de chaîne qui s'étend sans interruption de la base du crâne au sommet du *sacrum* : c'est le système ganglionnaire, qu'on appelle aussi le *grand sympathique,* parce qu'il fait sympathiser entre eux tous les viscères, au moyen de nombreux filets de communication qu'il leur transmet. Ce nerf se distribue principalement aux organes dont l'action n'est pas soumise à l'empire de la volonté, tels que le cœur, l'estomac, les intestins, le foie, etc. Il communique avec presque tous les nerfs du cerveau et avec tous ceux de la moelle épinière : sans lui, pas de nutrition ; sans le cerveau, pas de perceptions.

Bichat et d'autres célèbres physiologistes pensent
que toutes les affections désordonnées, telles qu'il s'en
produit dans l'hystérie, sont uniquement du domaine
de la vie intérieure, régie par le système nerveux ganglionnaire; Descartes, Gall, Broussais, soutiennent au
contraire qu'elles ont exclusivement leur siège dans
le cerveau. Nous ne prendrons pas sur nous de tran-
cher une question aussi délicate, mais nous serions
assez porté à croire, avec le Dr Descuret, que ces
affections résident dans tout l'organisme et sont trans-
mises, du corps à l'âme et de l'âme au corps, par l'intermédiaire des deux systèmes nerveux qu'elles ébran-
lent simultanément, avec cette différence que leur
contre-coup, si je puis m'exprimer ainsi, va retentir de
préférence, tantôt sur le centre cérébro-spinal, tantôt
sur le système nerveux ganglionnaire.

« De toutes les affections du système nerveux, dit
Legrand du Saulle, l'hystérie est certainement celle
qui revêt les aspects les plus variés et se traduit par
les symptômes les plus complexes. Elle n'est pas toujours identique à elle-même. Elle peut prendre le masque des maladies les plus diverses ; d'après Sydenham,
elle imite presque toutes les maladies qui arrivent au
genre humain. » — « Aussi, ajoute Grasset, la description des symptômes de l'hystérie présente des difficultés énormes. Chaque cas, en effet, a son allure spéciale. Comme beaucoup d'autres affections, d'ailleurs,
elle a ses formes bénignes ou graves ; elles revêt des
types différents suivant les cas. Néanmoins, qu'il
s'agisse des vapeurs ou des spasmes, de l'hystérie la

plus légère ou de la grande hystérie, la maladie a des
lois dont elle ne s'écarte guère. » L'état psychique
spécial et les désordres intellectuels qui tiennent une
place si large et si importante dans la névrose, ne sont
jamais seuls ; ils s'accompagnent toujours de troubles
dans l'organisme plus ou moins accusés. Habituellement, la gravité de ces troubles correspond à la gravité des désordres de l'intelligence. Il est rare de voir
l'hystérie bénigne, celle qui ne se traduit que par
quelques spasmes, des douleurs vagues par exemple,
s'accompagner de désordres intellectuels sérieux. Toutefois il ne faut pas croire qu'il y ait toujours une proportion constante entre les troubles organiques et les
troubles psychiques. Il peut se faire que les phénomènes organiques soient peu prononcés, alors qu'apparaissent des désordres psychiques intenses. Pour
bien comprendre les effets de l'hystérie, il est donc
indispensable de la considérer au point de vue physique et au point de vue psychique ; mais, pour ne pas
entrer dans des détails qui nous entraîneraient trop
loin, nous considérerons l'hystérique dans trois états ou
à trois degrés différents : 1° dans l'état normal et habituel ; 2° dans l'état de crise légère ; 3° dans l'état de
crise grave, avec convulsions. Mais il ne faut pas
oublier que la maladie peut passer d'un état à l'autre
avec la plus grande facilité ; que la transition entre ces
divers degrés est vraiment insensible, et qu'il est impossible d'établir entre eux une ligne de démarcation
bien tranchée. C'est plutôt par la durée que par l'intensité des accidents qu'on peut les distinguer. (Gras-

ser.) C'est, en effet, un des caractères les plus saillants de l'hystérie de se modifier sous mille influences, de s'aggraver ou de s'atténuer suivant les circonstances. (LEGRAND DU SAULLE.)

I.

L'HYSTÉRIQUE DANS SON ÉTAT NORMAL OU ÉTAT DE CALME

Au premier degré, les troubles physiques ou organiques sont peu prononcés et n'apparaissent guère au dehors. Toutefois l'hystérique, dans ses moments de calme et dans son état normal, est sujette à divers accidents. Quand l'hystérie se développe chez un sujet jeune, l'enfant devient impressionnable, irritable ; à la moindre émotion, il étouffe, suffoque, sanglote ; il a des palpitations, de l'agitation, des tremblements. Plus tard, surviennent les migraines, les maux de tête ; l'appétit devient capricieux et la digestion pénible ; les douleurs s'accentuent à la partie supérieure de l'abdomen ou entre les épaules. (GRASSET.) Il y a assez souvent des crampes, des fourmillements aux extrémités, des sensations de froid.

Mais ici, ce sont les troubles psychiques qui tiennent la place la plus importante. Pour s'en former une juste idée, il est bon de se rappeler quelques notions générales sur la nature de l'homme.

« Considéré sous le triple point de vue de l'hygiène, de la morale et de la religion, dit un auteur, l'homme

a des besoins à satisfaire et des devoirs à remplir ;
aussi a-t-il reçu en partage la sensibilité, l'intelligence
et la liberté, facultés précieuses qui l'avertissent de
ses besoins, lui en montrent l'importance et le font
recourir aux moyens qui doivent les contenir ou les
satisfaire. Le savant auteur de *la Législation primitive*, me paraît beaucoup trop flatter l'homme en le
définissant : « Une intelligence servie par des organes ».
Peintre sublime, mais infidèle, M. de Bonald s'est
complu à représenter l'homme tel qu'il devrait être et
non tel qu'il est. L'histoire de tous les temps ne nous
montre, en effet, l'intelligence que comme une reine
détrônée et devenue l'esclave des sens qu'elle était
appelée à gouverner en souveraine... Pour tous les
moralistes, l'homme est une intelligence urie à des
organes, un animal doué de raison. Pour le philosophe
chrétien, c'est une intelligence déchue luttant contre
des organes... ou, si l'on aime mieux, c'est une lutte
continuelle entre la chair et l'esprit. Cette lutte est
toute la vie de l'homme, que l'Écriture appelle avec
tant de raison un combat : *Militia est vita hominis
super terram ;* magnifique pensée, rendue par un vers
d'autant plus heureux qu'il nous montre en même
temps la lutte glorieuse de l'homme contre ses passions et le prix réservé à ses généreux efforts :

La vie est un combat dont la palme est aux cieux.
G. DELAVIGNE.

« Les combats intérieurs de l'homme, cette lutte
incessante entre ses penchants et sa raison, ont con-

duit Pythagore et Platon à reconnaître dans notre âme deux parties : l'une forte et tranquille, assise dans la citadelle du cerveau comme dans un Olympe placé au-dessus des orages ; l'autre faible et farouche, agitée par les tempêtes des passions, et comme la brute, se vautrant dans la fange des voluptés. » (Descuret.)

Cette division de la nature de l'homme en raisonnable et en irraisonnable, a été suivie par saint Paul, par saint Augustin et plusieurs autres Pères de l'Église.

Au point de vue psychologique, on distingue trois facultés principales de l'âme : la sensibilité, l'intelligence et la volonté.

La Sensibilité est la faculté de sentir, c'est-à-dire la faculté d'éprouver du plaisir et de la douleur. C'est la faculté qui, dans chaque individu, entre la première en exercice et qui survit à toutes les autres. L'enfant qui n'a encore ni intelligence ni volonté, est déjà sensible à la douleur, comme il le fait voir par ses cris et par ses pleurs. Et quand, arrivé au terme de la vie, épuisé par l'âge et par la maladie, il n'aura plus qu'une ombre d'intelligence et de volonté, il sera encore sensible au bien-être et surtout à la souffrance.

On divise généralement la sensibilité, d'après la nature des faits qui agissent sur elle, en trois espèces : la *sensibilité physique*, la *sensibilité intellectuelle*, et la *sensibilité morale*.

1° La sensibilité physique comprend, avec les impressions sensibles de nos sens extérieurs, l'ouïe, la

vue, le tact, l'odorat et le goût, les plaisirs et les douleurs physiques qui en découlent, et qui sont causés
par la satisfaction ou la contrariété des appétits ou
des besoins de notre nature physique, tels que la faim,
la soif, le sommeil, etc.

L'animal et l'enfant obéissent immédiatement à la
stimulation du besoin ; l'homme, j'entends ici l'homme
complet, n'agit et ne satisfait ce besoin qu'après avoir
jugé s'il peut ou s'il doit le satisfaire. L'homme est
donc conduit par deux guides, le besoin et la raison :
l'un qui le sollicite et le presse, l'autre qui l'éclaire et
le retient. (DESCURET.)

2° La sensibilité intellectuelle comprend les joies
intellectuelles ; les joies et les tristesses qui ont leur
source dans la connaissance ou l'ignorance de la vérité, dans la vue du beau et du laid.

3° La sensibilité morale, qui comprend les sentiments qui ont leur source dans la connaissance du
bien et du mal, dans nos actions bonnes ou mauvaises,
dans le charme que produit le sentiment du devoir
accompli ou dans les remords que produit le souvenir
d'une faute commise.

A la sensibilité se rapportent nos appétits, nos inclinations, nos passions.

Bossuet et la plupart des moralistes chrétiens défi-
nissent les passions « des mouvements de l'âme, qui,
touchée du plaisir ou de la douleur ressentie ou imaginée dans un objet, le poursuit ou s'en éloigne avec
vivacité ». Aussi pense-t-il avec saint Augustin et le
P. Senault que toutes les passions peuvent se réduire

à une seule, qui est l'amour. Ainsi la haine qu'on a pour quelque objet ne vient que de l'amour qu'on a pour un autre ; le désir n'est qu'un amour qui s'étend au bien qu'il n'a pas, comme la joie est un amour qui s'attache au bien qu'il a ; l'audace est un amour qui entreprend ce qu'il y a de plus difficile pour posséder l'objet aimé ; l'espérance est un amour qui se flatte de le posséder ; et le désespoir est un amour désolé de s'en voir privé à jamais. La colère est un amour irrité de ce qu'on veut lui ôter son bien et qui s'efforce de le défendre, etc... Enfin ôtez l'amour, il n'y a plus de passions, et posez l'amour, vous les faites naître toutes. (BOSSUET.) D'après Descuret, quatre passions semblent se partager la vie de l'homme : la gourmandise dans l'enfance, l'amour dans la jeunesse, l'ambition dans l'âge mûr, et l'avarice dans la vieillesse. Ce qui a fait dire à Boileau :

Le temps, qui change tout, change aussi nos humeurs ;
Chaque âge a ses plaisirs, son esprit et ses mœurs.

Les passions ne se développent pas toujours avec violence et rapidité. Aussi les Grecs exprimaient par le mot *avant-passion* l'état moral dans lequel le désir sollicite doucement l'âme dont il cherche à se rendre maître. C'est le moment où la raison peut et doit examiner attentivement si ce désir est louable ou non, et s'il n'y a pas plus d'avantage à le chasser qu'à le satisfaire.

Quelque mouvement de vaine gloire, d'égoïsme ou de volupté, est-il parvenu à agiter notre âme, si elle s'y arrête avec complaisance tout en le reconnaissant vicieux; si elle s'y abandonne avec réflexion et volonté, la passion déjà formée augmente subitement d'énergie et ne tarde pas à nous pousser à des actes nuisibles et criminels.

Mais la passion devient plus insatiable, plus tyrannique à mesure qu'elle s'exerce : l'habitude la convertit bientôt en un besoin impérieux, et l'homme, véritable esclave, n'a plus pour guide qu'une raison faussée et corrompue qui lui cache et parvient même à lui faire aimer sa dégoûtante servitude. Dans ces trois périodes de développement qui souvent se confondent, on peut remarquer que les passions nous sollicitent d'une manière différente : dans la première, elles *demandent;* dans la seconde, elles *exigent;* dans la troisième, elles *contraignent.*

C'est encore à la sensibilité que se rattache ce besoin d'émotions violentes qui envahit les peuples saturés de jouissances et blasés sur tous les plaisirs. Pour émouvoir les voluptueux Romains, il ne fallait rien moins que les sanglants combats de plusieurs centaines de gladiateurs entre eux ou contre des lions, des ours, des tigres et des panthères. Et de nos jours, ne voyons-nous pas des villes du midi de la France réclamer à grands cris et presque s'insurger pour conserver des courses de taureaux, tristes restes des jeux du paganisme, et repaître leurs yeux du dégoûtant spectacle de chevaux éventrés et des pauvres animaux lardés de coups d'épées? On le sait, l'enthousiasme n'a plus de bornes, quand le taureau a transpercé de ses

cornes le toréador et l'a étendu sanglant sur l'arène.
C'est ce besoin d'émotions violentes qui engage certains touristes à gravir les pics les plus élevés et à
franchir les précipices les plus dangereux, où souvent
ils trouvent la mort. C'est le besoin d'émotions violentes qui porte le petit bourgeois à entrer dans une
ménagerie dans l'espoir inavoué de voir un jour ou
l'autre quelque fauve dévorer son dompteur. Aussi un
moraliste judicieux, M. de Levis, a-t-il remarqué que
de tous les besoins factices le plus dangereux est celui
des émotions.

Le cœur est le siège de la sensibilité et de nos affections. La joie le dilate, la douleur le resserre; l'espoir
le fait palpiter, le chagrin le consume. Le cœur est la
source de toutes les plus nobles aspirations et de tous
les grands dévouements qui honorent l'humanité. Le
cœur apparaît à l'origine de notre existence; il est
l'aurore de la vie; à peine formé, il commence à battre,
et chacun de ses battements mesure, comme l'aiguille
de l'horloge, les moments fugitifs de notre frêle existence. Lorsque l'homme a parcouru le cycle de la vie,
alors que le froid et l'insensibilité gagnent les autres
membres, c'est le cœur qui livre le dernier combat
contre la mort; et lorsqu'il est vaincu et enchaîné,
l'homme n'est plus qu'un cadavre. (Morère.)

L'Intelligence, le plus noble apanage de l'homme,
est la faculté de connaître ce qui existe au dehors ou
au dedans de lui. Par les sens, nous connaissons le
monde extérieur; par la conscience, nous connaissons

les phénomènes psychologiques ; l'âme se connaît elle-même dans ses pensées, ses modifications, ses actes, et alors on appelle quelquefois la conscience *sens intime ;* enfin c'est par la raison que nous atteignons les notions universelles, les vérités générales, l'absolu.

A l'intelligence se rattachent : la *mémoire,* qui conserve les connaissances acquises ; l'*imagination,* qui représente sous une forme sensible les objets qui n'affectent pas actuellement les sens ; l'*attention,* qui est une application de l'esprit à un objet pour le mieux connaître ; le *raisonnement,* le *jugement,* etc.

La Volonté est la puissance de l'âme par laquelle elle se détermine d'elle-même à rechercher ce qui lui convient et à agir d'une certaine manière, à faire une action ou à ne pas la faire ; ou, en d'autres termes, c'est la faculté de se diriger avec réflexion vers un but. (Berthaud.)

Quoique complètement distinctes, la sensibilité, l'intelligence et la volonté ne sont pas séparées ou isolées ; elles ne constituent pas dans l'âme trois parties différentes, car l'âme n'est pas composée de parties. « Toutes les facultés ne sont au fond que la même âme qui reçoit divers noms à cause de ses diverses opérations. » (Bossuet). L'âme humaine est toujours simple, toujours *une.* C'est la même âme qui est sensible, intelligente et libre. C'est toujours le même *moi* qui sent, qui pense, qui veut. Ces facultés se combinent, se pénètrent et s'entremêlent sans se confondre, et cela dans le même instant et dans le même fait.

(Bénard). « Elles se tiennent toutes, dit Malebranche, et souvent sont tellement subordonnées qu'il est impossible d'en bien expliquer quelqu'une sans dire quelque chose des autres. » (Berthaud.)

Pour maintenir l'ordre et l'harmonie entre ces facultés, la volonté devrait se laisser diriger par l'intelligence et maintenir les appétits sensitifs dans de justes bornes. Malheureusement il n'en est pas toujours ainsi. Autant, en certaines circonstances, l'intelligence est vive, claire et ferme, autant la volonté est faible, incertaine et chancelante. Cette opposition entre les lumières de l'intelligence et les décisions de la volonté n'avait pas échappé aux païens, et Ovide mettait dans la bouche de Médée, la magicienne, ce vers si souvent cité :

. . . . . *Video meliora proboque,*
Deteriora sequor.

« Je vois le bien, je l'approuve, et je fais le mal. » — « Je ne fais pas le bien que je veux, s'écriait saint Paul, et je fais le mal que je ne veux pas et que je condamne. Je me plais dans la loi de Dieu, selon l'homme intérieur, mais je sens dans les membres de mon corps, une autre loi qui combat contre la loi de mon esprit... Malheureux homme que je suis ! qui me délivrera de ce corps de mort ? »

C'est que, selon l'expression de Bossuet : « L'homme n'est plus qu'un reste de lui-même ; une ombre de ce qu'il était dans son origine ; un édifice ruiné qui dans ses masures renversées conserve encore quelque

chose de la beauté, de la grandeur de sa première
forme. Il est tombé en ruines par sa volonté dépravée,
mais qu'on remue ces ruines, on trouvera dans les
restes de ce bâtiment renversé, et les traces des fonda-
tions, et l'idée du premier dessin, et les marques de
l'architecte. »

Mais s'il y a tant de misères dans l'homme qui apparaît sain de corps et d'esprit, que sera-ce de celui dont
toute l'économie est bouleversée par la maladie? Or,
l'hystérie porte le trouble dans les facultés de l'âme,
en dominant et en exagérant la sensibilité, c'est-à-
dire le goût des satisfactions sensibles. La sensibilité
sollicite la volonté de se prêter à ses désirs, et la volonté, séduite par l'appât des plaisirs, influe à son tour
sur l'intelligence. Lorsque l'intelligence seule dispute
au sentiment une détermination de la volonté, elle est
vaincue d'avance. Elle est même tellement subordon-
née au sentiment, que celui-ci peut presque toujours
compter sur sa complicité, sur son empressement à
lui fournir des excuses, des raisons, des théories de
complaisance. Grâce à elle, l'égoïsme, la dureté, la
faiblesse, la paresse, les défauts et les vices de toute
sorte se justifient ingénieusement... Mais si le sentiment exige volontiers en sa faveur la collaboration de
l'intelligence, il est sourd à sa voix lorsqu'elle lui est
contraire. Les meilleures raisons n'arrêteront pas un
homme que la passion emporte. Celui qui souffre dans
un état social où il ne trouve point le bien-être qu'il
désire, que ce soit sa faute ou non, pourra se laisser
séduire par de fausses doctrines qui flatteront son

mécontentement et ses rancunes. Les plus claires, les plus irréfutables démonstrations de la science économique ne l'effleureront pas. Mais qu'il devienne subitement intéressé au maintien d'un ordre social qui le révoltait tout à l'heure, sa complaisante intelligence saura bientôt lui en démontrer la justice. (MARTIN.) N'est-ce pas ce que nous voyons tous les jours?

Toutefois si l'intelligence prête son concours aux actes commandés par la volonté, elle n'est cependant pas aveuglée, et, la plupart du temps, elle continue à voir les choses telles qu'elles sont. « Les facultés intellectuelles sont ordinairement intactes chez l'hystérique, surtout au premier degré... Le niveau en est plus ou moins élevé, mais, au demeurant, la compréhension, le discernement, sont là ce qu'ils sont chez les femmes bien portantes. Il n'est pas rare de voir, pendant certaines crises, la mémoire devenir plus vive, la parole plus facile, l'élocution plus brillante, l'intelligence plus pénétrante. Elle est capable de s'élever aux sommets de l'art et de la poésie. Mais ces facultés sont mal équilibrées, elles manquent de frein, le jugement fait défaut.

Ce sont les modifications des facultés affectives qui occupent ici la principale place et dont le trouble se fait le plus vite apercevoir. Le caractère surtout est plus ou moins altéré. Qui ne sait combien les hystériques sont changeantes dans leurs sentiments : tantôt en proie à une mélancolie qui leur fait verser des larmes amères et les fait éclater en reproches et en lamentations, tantôt prises d'accès de folle gaieté, le tout sans aucun motif qui puisse légitimer ces saillies aux yeux de la raison.

Voici le portrait d'une hystérique, d'après Legrand du Saulle : « C'est, dit-il, avant tout et par-dessus tout une excentrique. Or, la femme excentrique vit à l'étroit dans le monde des réalités correctes. Extrême en tout, exagérant tout sans motif, elle recherche volontiers les paradoxes, les doctrines malsaines et les théories risquées. Elle perçoit rapidement, a une certaine imagination, s'exprime avec facilité et ne manque pas, au besoin, de dispositions littéraires, poétiques ou artistiques. Presque toujours elle se plaint d'être méconnue dans son milieu social, de passer pour une originale, de n'être pas exactement appréciée. Mais ses dehors, plus ou moins brillants, sont sans valeur aucune ; son activité est mal coordonnée ; son attention peut difficilement être fixée sur un objet sérieux ; son travail n'est ni régulier ni soutenu ; ses connaissances sont purement superficielles, et ses entreprises, modifiées aussitôt que commencées, ne peuvent jamais aboutir ; ses lettres sont verbeuses et diffuses ; elles renferment, la plupart du temps, des phrases sonores et des épithètes retentissantes ; les digressions y abondent, ainsi que les mots soulignés ou écrits en gros caractères. »

Chaque excentrique a une dominante : celle-ci est orgueilleuse, celle-là jalouse ; cette autre hypochondriaque, mystique, fourbe ou essentiellement malhonnête, et capable de bien des choses.

L'hystérique est en général égoïste, fort préoccupée d'elle-même, désireuse d'attirer sur elle et sur ses faits et gestes l'attention de ceux qui l'entourent. Elle est d'une remarquable versatilité dans ses idées et ses sentiments, passant, d'un jour à l'autre, d'une heure ou d'une minute à l'autre, avec une incroyable rapidité, de la plus sombre tristesse à la joie la plus exubérante : « Elle se comporte, dit le D' Richet, comme ces enfants que l'on fait rire aux éclats, alors qu'ils ont encore sur les joues les larmes qu'ils viennent de répandre. » Aussi Sydenham a pu dire avec justesse que ce qu'il y a de plus constant chez les hystériques, c'est leur inconstance. Incapables d'une attention longtemps soutenue, elles manquent de suite dans les idées. Leur volonté est indécise, capricieuse et fantasque. » — « Hier, dit Huchard, elles étaient enjouées, aimables, gracieuses ; aujourd'hui, elles sont de mauvaise humeur, irascibles et susceptibles, se fâchant de tout et de rien, indociles par système, taquines de parti pris, maussades par caprices ; mécontentes de leur sort, rien ne les intéresse, elles s'ennuient de tout. Elles éprouvent une antipathie très grande contre une personne qu'hier elles aimaient et estimaient, ou au contraire témoignent une sympathie incompréhensible à telle autre. Aussi poursuivent-elles de leur haine certaines personnes avec autant d'acharnement qu'elles avaient autrefois de persistance à les entourer d'affection.

« Le caractère des hystériques, dit Briquet, présente quelque chose de spécial. Les six septièmes des femmes hystériques que j'ai observées étaient d'un caractère vif, elles étaient vives dans leurs mouvements ; un septième seulement se composait de personnes d'un aspect calme, ayant de la tenue dans les allures.

« On peut distinguer en trois classes la manière de sentir des femmes hystériques. La plus grande partie d'entre elles sont douées d'une extrême susceptibilité, s'offensant de tout, se piquant pour des riens, tout leur portant ombrage ; le reste se compose, à peu près en parties égales, de femmes emportées, violentes, intraitables, et de sujets doux, sensibles, de véritables souffre-douleur. Tels sont les traits moraux que présentent les hystériques ; ils ne sont pas nombreux, mais ils sont constants : ils portent sur les qualités affectives, et nullement sur les intellectuelles. »

Sans pouvoir en expliquer la cause, elles sont par moments d'une irritabilité extrême : tout les agace, tout les ennuie, tout leur déplaît, tout les impressionne ; elles éprouvent un continuel besoin de quereller, de chicaner, qui rend souvent la vie difficile à ceux qui vivent dans leur société habituelle ; elles sont à charge à elles-mêmes et aux autres, ce qui parfois fait dire à leurs femmes de chambre : « Madame n'est pas commode aujourd'hui, elle a ses nerfs. »

Au demeurant, ces troubles tirent rarement à conséquence. Il s'agit de ce qu'on est convenu d'appeler une femme nerveuse, un esprit mal équilibré. Désagréables surtout à ceux qui les entourent, ces malades, car ce sont bien déjà des malades, connaissent parfaitement la portée de leurs actes ; elles doivent donc porter la responsabilité pleine et entière de leurs faits

et gestes, des actes délictueux qu'elles sont exposées à
commettre, parce que chez elles il n'existe qu'un état
de nervosisme modérément prononcé qui n'entrave en
rien l'exercice de la liberté morale. Leur intelligence,
complètement intacte, peut apprécier avec justesse la
portée, la gravité, les conséquences de l'acte commis.
D'autre part, les facultés affectives ne sont pas ici tellement troublées qu'il existe de ces impulsions irrésistibles qui, en provoquant des actes automatiques,
comme aux degrés les plus prononcés de la névrose,
atténuent ou même suppriment la culpabilité. La distinction n'est pas toujours facile, et les simulations
sont fréquentes.

Émilie V... est âgée de vingt-quatre ans et habite
chez ses parents. Atteinte d'hystérie, facilement impressionnable et irritable, elle s'excite et s'exalte à la
moindre contrariété, est prise d'étouffements, de constrictions à la gorge, de pleurs immodérés et d'attaques convulsives. En toute chose, elle manque de
sang-froid et de pondération, elle s'enthousiasme ou
se désole. Elle a un sommeil souvent troublé, est
sujette à des frayeurs, rêve, parle haut ou crie. Tout
cet ensemble de phénomènes nerveux est compatible
avec la raison, la liberté morale et la responsabilité.
Émilie V... est atteinte d'une affection hystérique de
faible intensité ; elle est intelligente, elle n'est point
aliénée : elle est donc responsable de ses actes.
(LEGRAND DU SAULLE.)

Cet état habituel de surexcitation et ce caractère
difficile et fantasque des hystériques au premier degré

et dans leur état normal proviennent le plus souvent d'une mauvaise éducation. Ou on les a traitées avec trop de sévérité et on a aigri leur caractère, en les maltraitant et en les frappant ; ou, ce qui est beaucoup plus fréquent, on s'est montré trop indulgent pour leurs défauts, on a cédé à tous leurs caprices, elles se sont accoutumées à suivre sans réflexion la première impulsion venue, et, plus tard, elles ne peuvent plus supporter, sans s'irriter, la moindre contradiction. Nous verrons comment on peut réparer, jusqu'à un certain point, cette éducation déplorable. Disons dès maintenant avec le Dᵣ Tardieu : « On ne saurait trop le répéter, c'est dans la mauvaise direction des goût et des sentiments de leur enfance et de leur jeunesse que les femmes puisent cette funeste exaltation nerveuse qui dégénère si facilement en une véritable perversion morbide de la sensibilité et en une affection hystérique. »

II

L'HYSTÉRIQUE EN ÉTAT DE CRISES LÉGÈRES OU SANS CONVULSIONS.

Au deuxième degré, tous les symptômes que nous venons de décrire s'accentuent d'une manière sensible ; les troubles physiques ou psychiques sont de plus en plus marqués, et on peut dire qu'ils varient jusqu'à l'infini : depuis la simple agitation jusqu'à la perte du

sentiment et à l'évanouissement. A la suite d'une indis-
position quelconque, d'une contrariété, d'une inquiétude, d'un changement de température, parfois par un
temps d'orage, le plus souvent sans cause appréciable,
l'hystérique éprouve un besoin de s'étendre, de s'éti-
rer, de marcher, de changer de position ; elle ressent
tantôt une chaleur brûlante ou un froid glacial aux
mains, tantôt des frissons vagues, des battements de
cœur et des spasmes. Elle a parfois des absences mo-
mentanées pendant lesquelles elle laisse tomber l'ouvrage ou l'objet qu'elle a à la main, et perd de vue,
pour un court instant, ce qui se passe autour d'elle.
Enfin, mais assez rarement et toujours sous le coup
d'une émotion morale, elle éprouve subitement de la
constriction à la gorge, quelques vertiges et un peu de
rougeur à la face : après quoi elle tombe sans connaissance, pâle, inanimée et sans mouvement ; les
membres restent flasques et le pouls très faible. Après
quelques minutes, la connaissance revient, sans troubles particuliers et sans convulsions.

§ Ier

Troubles organiques.

« Un des phénomènes les plus saisissants de l'hystérie, dit Grasset, est certainement la perversion de la
sensibilité, ou l'*analgésie*, comme disent les médecins. L'immense majorité des hystériques ont tous un
côté du corps insensible. Généralement, c'est le côté

gauche qui est sujet à cette insensibilité, rarement le droit. On peut, sans provoquer la plus légère souffrance, enfoncer des aiguilles dans les chairs, au front, aux bras, aux mains. Ces derniers organes peuvent même être transpercés de part en part sans que l'hystérique s'en ressente le moins du monde. Une des femmes de la Salpêtrière s'est coupé le bout du sein par pure fantaisie, et sans éprouver la moindre douleur. Ce phénomène est d'autant plus remarquable qu'il appartient à l'état normal de l'hystérique, où la malade est complètement maîtresse d'elle-même. Ainsi donc une femme qui marche, agit, parle, se nourrit comme toute autre, peut cependant être contusionnée, blessée, sans rien éprouver qu'une sensation de résistance et de pression ; car elle a ce privilège que le tact subsiste sans la sensibilité à la douleur. La même main qui a le toucher assez délicat pour manier des aiguilles, peut être brûlée sans qu'aucune sensation désagréable se reflète sur le visage de l'hystérique. » (P. Hahn.)

« Dans tous les cas d'hystérie, dit Gendren, depuis le début de la maladie jusqu'à la terminaison, il existe un état d'insensibilité générale ou partielle. Au plus léger degré, l'insensibilité n'occupe que certaines régions de la peau ; au plus haut degré, elle occupe toute la surface tégumentaire et celles des membranes muqueuses accessibles à nos moyens d'investigation. »

C'est ce qu'affirme aussi le D' Grasset. « A un degré plus avancé, dit-il, non seulement la peau, mais les muqueuses et même les muscles sont frappés. Les

membres sont insensibles dans toute leur épaisseur. »
Bien mieux, la circulation du sang se fait si mal dans
ces points absolument insensibles, que, lorsqu'on les
blesse, il n'en sort pas une goutte de sang. Et ce qu'il
y a de plus singulier, c'est que, très souvent, la malade
ne se doute pas elle-même de cet état d'insensibilité.

Briquet raconte l'histoire d'une hystérique qui avait
perdu l'ouïe et la vue du côté gauche ; elle n'avait plus
ni odorat ni goût ; elle ne distinguait pas la saveur des
aliments qu'elle prenait. Son insensibilité était si profonde, qu'en lui bandant les yeux on pouvait l'enlever
de son lit, la déposer presque nue sur le carreau, puis
la replacer sur son lit, sans qu'elle eût la moindre idée
de ce qui s'était passé. Elle comparait la sensation
qu'elle éprouvait ordinairement à ce que devait éprouver une personne suspendue en l'air par un ballon.
(LEGRAND DU SAULLE.)

Quelquefois le corps entier est insensible. Le
Dr Regnard a vu une jeune fille de dix-neuf ans, qui,
dans un moment de chagrin, avait réussi à se jeter
d'un quatrième étage : elle se cassa les deux cuisses.
Pendant qu'on la transportait à l'infirmerie, elle riait
sur le brancard et s'amusait elle-même à déplacer les
fragments osseux brisés. (MOREAU.)

Il y en a qui ne sont insensibles qu'au froid et à la
chaleur. Ces malades perçoivent les contacts ; ils souffrent quand on les pince ou quand on les pique, mais
on peut les brûler profondément sans qu'ils en aient
conscience ; ils ne sentent pas les excitations thermi-
ques. Voici un jeune homme hystérique : on peut plon-

ger son pied gauche dans de l'eau glacée ou dans de l'eau très chaude sans qu'il en soit impressionné.

« Quoique l'insensibilité soit un symptôme très fréquent de l'hystérie, dit le Dr Pitres, ce n'est pas un symptôme constant. Elle existe dans la plupart des cas (95 sur 100), mais non dans tous. Elle peut faire complètement défaut chez quelques malades atteints d'accidents hystériques non douteux. »

Toute perturbation vive de l'économie peut être la cause occasionnelle de l'apparition de l'insensibilité. Une jeune fille devint tout à coup insensible d'une partie du corps en apprenant la mort de sa mère. En revanche, nous savons que l'insensibilité n'est pas un symptôme fixe et immuable. L'insensibilité suit quelquefois d'une manière très régulière les diverses phases de la maladie ; elle s'étend quand les autres accidents s'aggravent ; elle s'atténue et disparaît quand ils s'apaisent.

« Alix S... est entrée pour la première fois à l'hôpital en 1881, à la suite d'une tentative de suicide. Elle n'avait alors qu'une plaque d'insensibilité sur la joue gauche, plaque qui avait complètement disparu quand elle sortit du service. Pendant les années 1883 et 1884, son existence fut traversée par des épreuves cruelles. Elle eut des chagrins et des soucis de toutes sortes. Les attaques convulsives devinrent très fréquentes, et la plaque d'insensibilité de la joue s'étendit à tout le côté gauche du corps. En 1885, son sort s'améliora, les accidents hystériques s'atténuèrent, l'insensibilité disparut même tout à fait. Il y a quel-

ques mois, à la suite de nouveaux chagrins, Alix S...
a eu quelques attaques convulsives violentes, et, en
explorant la sensibilité cutanée, nous avons constaté
un large état d'insensibilité occupant tout le membre
supérieur gauche. Enfin, ces jours-ci (1891), elle est
venue un matin nous consulter pour un léger mal de
gorge ; nous avons examiné la sensibilité, et nous
n'avons plus trouvé trace d'insensibilité. » (PITRES.)

« Cette insensibilité, dit Briquet, peut ne durer que
quelques mois et se dissiper, soit d'elle-même, soit
sous l'influence d'un traitement général. D'autres fois,
elle peut durer des années sans aucune modification,
et ce qu'il y a de plus curieux, c'est que, même dans
ce cas, on peut souvent la faire cesser presque instantanément sous l'influence de stimulants spéciaux appli-
qués à la peau. Enfin, de quelque manière que les
choses se passent, il est extrêmement rare que cette
insensibilité ne finisse pas par se dissiper, car on
en trouve rarement des traces chez les femmes âgées,
autrefois prises d'hystérie. »

Le phénomène de l'insensibilité générale ou partielle, quoique très fréquent chez les hystériques, a
donné lieu dans les temps anciens aux plus déplorables erreurs. Jusqu'à la fin du siècle dernier, on a
confondu la grande hystérie, ou l'hystérie épileptiforme, avec l'épilepsie. Or on avait jadis sur l'épilepsie
les idées les plus singulières et les plus erronées. Les
anciens la regardaient comme un mal extraordinaire
et qui n'avait rien de naturel, comme une marque de
la colère du ciel. Aussi l'appelait-on : haut mal, mal

caduc, mal sacré, mal divin, mal de Saint-Jean. « L'esprit humain est ainsi fait, dit Pitres, que l'inconnu le
trouble et l'irrite. Il veut connaître le pourquoi et le
comment des phénomènes qu'il constate. L'incertitude
prolongée l'impatiente, et s'il ne parvient pas assez tôt
à découvrir des lois qui le fixent, il abandonne les
voies scientifiques et tombe dans les interprétations
mystiques ou dans le scepticisme systématique. C'est
ce qui est arrivé autrefois. .

« Comme on ne comprenait pas ces symptômes
étranges, apparaissant brusquement, jetant les perturbations les plus profondes dans les fonctions motrices,
sensitives ou psychiques, et guérissant tout à coup sans
laisser de traces, on s'imagina alors que l'intervention
directe du diable pourrait bien en être la cause, et
pendant tout le moyen âge, l'hystérie fut considérée
comme une maladie d'origine surnaturelle, et l'insensibilité comme la marque infaillible de la possession
diabolique. A cette époque, et sous l'influence de ces
doctrines, l'hystérie conduisait tout droit au bûcher.

« Autrefois, lorsqu'une personne était accusée du
crime de sorcellerie, les magistrats chargés de l'instruction commençaient par accumuler les preuves morales de la possession démoniaque ; ils interrogeaient
le prévenu sur sa famille, sur son passé. Ils s'effor-
çaient par tous les moyens possibles de lui faire avouer
les rapports avec Satan. Enfin, avant de prononcer
leur sentence, ils procédaient à la recherche de la
marque des sorciers. On désignait alors sous le nom
de la *marque des sorciers;* ou de *stigmata diaboli,*

des parties du corps au niveau desquelles la sensibilité
était abolie ou tellement émoussée qu'on y pouvait
enfoncer des épingles sans que le sujet en ressentît
aucune douleur.

« Dans l'intervalle des attaques, Albertine M.., jouit
en apparence d'une bonne santé. Elle présente cependant quelques troubles permanents qui suffiraient à
démontrer, en dehors de toute autre manifestation,
que c'est une hystérique ; elle est à demi sensible et à
demi paralysée du côté gauche. L'insensibilité porte à
la fois sur la sensibilité générale et sur les sens spéciaux ; la paralysie est surtout marquée au membre
supérieur gauche, dont la force est moitié moins grande
que celle du membre supérieur droit.

« On trouve sur Albertine toutes les formes des
zones hystérogènes. Sous les seins, elle présente deux
zones spasmogènes dont la pression détermine l'attaque convulsive. Au niveau des creux du jarret et des
plis du coude, aussi bien à droite qu'à gauche, existent des zones hypnogènes dont la pression provoque
le sommeil hypnotique. Enfin l'ovaire gauche joue le
rôle de *zone frénatrice :* sa pression arrête l'attaque
convulsive au milieu même de son évolution et elle
dissipe le sommeil hypnotique provoqué, à quelque
phase qu'il se trouve. Tels sont les phénomènes permanents qui s'observent chez Albertine. Leur ensemble est plus que suffisant pour constater le *sigillum
hysteriæ,* qu'on aurait probablement interprété autrefois comme le *sigillum diaboli,* et dont la simple constatation aurait pu faire passer Albertine en jugement et

la faire condamner au bûcher pour le crime de sorcellerie et de commerce illicite avec le diable. » (PITRES.)

« Les démonologistes et magistrats attachaient une grande importance à constatation de ces régions insensibles. « Je crois, dit Pierre de Lancre, conseil-
« ler au Parlement de Bordeaux, que la marque que
« Satan imprime à ses suppôts est de grande considé-
« ration pour le jugement du crime de sorcellerie. »
Les médecins partageaient sur ce point les erreurs et les superstitions de l'époque ; ils s'employaient même de leur mieux à la propager. Dans une brochure publiée au commencement du xviie siècle, Jacques Fontaine, conseiller et médecin ordinaire du Roi et premier professeur en son Université de Bourbon, en la ville d'Aix, cherche à démontrer que « le maling esprit marque
« tous les sorciers et que nul n'est marqué des mar-
« ques qu'on trouve ordinairement, sans consente-
« ment. Les marques, dit-il, sont les preuves les plus
« assurées de sorcellerie, comme immuables et qui ne
« sont subjectes au soupçon de fausseté. » En homme habitué aux difficultés du diagnostic, il ajoute : « La
« paralysie et la ladrerie rendent les parties du corps
« insensibles, mais si l'on vient à piquer ces parties,
« il s'en écoule du sang, tandis que, quand on pique
« les marques, elles ne rendent aucune humeur. »

« Depuis que la critique historique et les progrès de la science sont parvenus à démontrer que la plupart des prétendues sorcières du moyen âge n'étaient que de vulgaires hystériques, on comprend très bien comment l'insensibilité cutanée était si fréquente chez

les personnes accusées du crime de sorcellerie. Mais
ce qui doit rester pour nous un sujet d'étonnement et
d'humiliation, c'est que, pendant plusieurs siècles, les
médecins aient ignoré l'existence ou méconnu la valeur, au point de vue médical, d'un symptôme banal,
vulgaire, facile à observer, et que, par le fait de leur
ignorance, ils soient devenus les propagateurs de superstitions absurdes et les complices de cruautés abominables. »

Nous aurions bien quelques observations à faire sur
ce passage du Dr Pitres ; nous nous contenterons
d'une simple remarque : c'est que, de son propre aveu,
ce n'est pas l'Église qu'il faut accuser de ces cruautés,
comme on ne le fait que trop souvent, mais les magistrats civils, qui cependant ne condamnaient les accusés qu'après de longues et minutieuses informations,
et sur les témoignages et les affirmations réitérées des
médecins les plus célèbres et réputés les plus savants
de leur temps.

Côte à côte avec l'insensibilité, se voit parfois une
sensibilité plus ou moins intense, depuis une simple
impression douloureuse à certains moments, notam-
ment en temps d'orage, jusqu'à l'intolérance de toute
pression du doigt. Si dans le premier cas aucune excitation, si violente qu'elle soit, ne peut faire souffrir
l'hystérique, dans le second, toute excitation, si légère
soit-elle, donne lieu à des souffrances plus ou moins
vives. « Il est peu d'hystériques qui ne signalent, parmi
les symptômes les plus pénibles de leur maladie, des
douleurs sourdes ou lancinantes, superficielles ou

profondes, siégeant sur les différentes parties du corps,
sur la tête, la colonne vertébrale, les membres, l'abdomen, les entrailles. Les souffrances déterminées
par cette extrême sensibilité sont très variables. Tantôt ce sont des sensations pénibles et sourdes de constriction profonde, de courbature, de brisement, tantôt
des douleurs lancinantes ou térébrantes d'une violence
excessive. » (PITRES.) — « D'autres fois, la patiente
éprouve par tout le corps la sensation de brûlure, ou
de piqûre, et sa situation peut être des plus pénibles.
On voit de ces malheureuses qui ne peuvent se servir
de leurs mains, ni marcher, ni s'asseoir, ni se coucher, sans éprouver d'horribles souffrances. Parfois
les sens se mettent de la partie : l'œil ne peut supporter la lumière ; le moindre son excite péniblement
l'ouïe ; les odeurs impressionnent désagréablement
l'odorat. » (LEGRAND DU SAULLE.) Il y a des malades
qui ne peuvent toucher certains métaux sans éprouver
une commotion violente et une très vive souffrance.
Quelquefois cette sensibilité excessive est circonscrite
à certains points ; tandis que l'insensibilité se trouve
sur d'autres points, ou bien les deux phénomènes
alternent dans la même région.

« En général, ces douleurs sont modérées quand les
organes sont en repos, et même elles s'apaisent complètement pendant la nuit. Elles sont souvent très
instables. D'un instant à l'autre elles peuvent se déplacer ou se dissiper, sans cause connue ou sous l'influence des causes les plus banales. Mais dans d'autres
cas, elles ont une désespérante fixité et restent im-

muables pendant des semaines, des mois ou des
années, quels que soient les traitements dirigés contre
elles. » (Pitres.)

Dans ces circonstances, les sens peuvent acquérir
une finesse extraordinaire. Certains malades peuvent
lire ayant les paupières abaissées ; d'autres distinguent,
à une grande distance, des sons et des bruits qu'à
l'état normal on serait incapable de percevoir. Braid
a constaté que, dans une personne hypnotisée, la puissance auditive était à peu près douze fois ce qu'elle est
à l'état normal : au lieu de n'entendre le tic-tac d'une
montre qu'à une distance de 3 pieds, elle l'entendait
même à une distance de 35 pieds. L'odorat s'exalte
aussi tellement que, dans un cas, Braid s'est assuré
que l'odeur d'une rose était sentie à une distance de
46 pieds.

Les impressions du toucher sont parfois exagérées
d'une manière extraordinaire, et pourtant, de cette
extrême irritabilité des sens, le patient peut tomber
tout d'un coup dans un état de rigidité musculaire,
avec une torpeur si grande qu'il n'entend plus le bruit
le plus intense, qu'il ne sent plus les odeurs les plus
vives, ni le froid, ni la chaleur.

Cette extrême sensibilité des organes peut rendre
très douloureux l'exercice des sens. « Il n'est pas de
praticien, dit Abadie, qui n'ait eu à soigner des femmes se plaignant de ne pouvoir fixer un objet pendant quelques instants sans éprouver de violents
maux de tête qui s'exaspèrent à la moindre lecture.
D'autres fois, on constate une diminution de la vue

qui fait disparaître certaines couleurs, ou ne laisse plus voir les objets que sous une forme noirâtre. L'hystérique peut même être frappée de cette espèce de cécité qu'on appelle *Amaurose,* qui ne provient point d'une lésion organique, mais du défaut de fonctionnement de l'appareil nerveux, survenant subitement et disparaissant de même.

La plupart des auteurs signalent aussi les douleurs dans les jointures qui, d'après eux, seraient très fréquentes, surtout au genou. « Je n'hésite pas à déclarer, dit Brodie, que, dans les classes élevées de la société, quatre cinquièmes des femmes qui se plaignent d'affections articulaires sont des hystériques. » Cette opinion est également soutenue par Paget.

Les différents mouvements du corps et des membres peuvent être altérés des façons les plus diverses. Quelquefois l'organisme est agité par une trépidation continue; dans d'autres occasions, une paralysie opiniâtre soustrait les membres à l'action libre de la volonté. Un jour, une femme se réveille paralysée de tout un côté du corps, quelquefois d'un membre seulement, quelquefois des deux jambes. Tout mouvement lui est impossible. Les muscles sont flasques, la malade ne souffre pas. Un autre jour, subitement encore, elle s'aperçoit que tout est fini; la guérison est complète. La maladie aura duré de quelques heures à des années. (Moreau.)

§ II

Troubles psychiques.

Si des troubles *organiques* on passe aux troubles *psychiques,* on reconnaît de suite que ces derniers ne sont ni moins nombreux ni moins variés. Ils peuvent être plus ou moins intenses, plus ou moins durables, et arriver jusqu'à une vraie folie, passant par tous les degrés, depuis les simples manies, les vains caprices et les fantaisies bizarres jusqu'aux plus extrêmes désordres et au déchaînement des passions les plus violentes.

« Il faut, dit Charcot, prendre l'hystérie pour ce qu'elle est, c'est-à-dire pour une maladie *psychique* par excellence. » Dans ces conditions, on comprend qu'il doive forcément exister un état mental hystérique, faisant partie, à l'instar des symptômes permanents, du fond commun de la névrose. (GILLES DE LA TOURETTE.)

Or, un des premiers besoins de l'hystérique, même dans son état normal, dans l'état de calme, c'est de se faire remarquer, d'attirer l'attention, de poser, d'inspirer de l'étonnement ou de la pitié. De là une tendance extrême à la simulation et aux exagérations les plus extraordinaires et, dans les moments de crises, ces fâcheuses dispositions se montrent encore bien davantage. (GRASSET.)

« Parmi les traits du caractère hystérique, dit à son tour Legrand du Saulle, celui qui donne nais-

sance à des actes insolites de la part de ces malades
est leur invincible besoin d'attirer l'attention et de
faire parler d'elles. Elles y réussissent le plus souvent
par des mensonges et des supercheries variées ; elles
simulent des maladies, des blessures reçues, des tentatives de violence exercées sur elles par des incon-
nus ; elles iront jusqu'à se faire des mutilations réelles.
Parfois, elles s'efforceront, à l'aide de simulations, de
tirer vengeance de personnes qu'elles auront prises en
haine, et elles accuseront formellement quelqu'un. Le
plus souvent, leurs fausses déclarations n'ont rien de
précis ni de personnel, elles n'obéissent dans ces cas
qu'à leur perversion maladive. Leur esprit malicieux
s'exercera par des mystifications, des supercheries de
tout genre. Ces grandes comédiennes sans le savoir
veulent à tout prix dramatiser la banalité de leur existence, accidenter le terre à terre de leur train journa-
lier, et, suivant le milieu social qu'elles occupent, suivant le degré d'imagination et d'instruction qu'elles
possèdent, elles déploient une habileté plus ou moins
grande à machiner leurs tromperies, à ourdir une
trame malicieuse. Telle ouvrière ou telle bourgeoise
se contentera modestement de mystifier son entourage,
mari, parents, médecin ; telle autre n'aspirera qu'à
exciter la commisération de ses voisins, de sa maison,
de son quartier ; telle religieuse voudra être le point
de mire des préoccupations de la communauté ; telle
malade d'hôpital cherchera à concentrer sur elle l'attention du chef de service et des élèves. Il est enfin
telle hystérique, à hautes visées, dont l'ambition déré-

glée ne sera pas satisfaite à moins d'avoir ému l'opinion publique : il lui faudra la réclame passionnée de la presse et le grand jour de la cour d'assises. »

« L'état mental des hystériques femmes, en dehors des travaux de l'école de la Salpêtrière, dit le Dr Gilles de la Tourette, a été aussi étudié particulièrement, depuis longtemps déjà, par Morel, Tardieu, Moreau de Tours, Lasègue et Legrand du Saulle. En 1882, Huchard a apporté dans cette question l'appoint de ses observations personnelles. D'après ces auteurs, la femme hystérique présente un type extraordinairement complexe, d'une nature particulière, versatile à l'excès, remarquable par son esprit de duplicité, de mensonge, de simulation. Nature essentiellement perverse, l'hystérique ne cherche qu'à tromper ceux qui l'entourent, de même qu'elle a des impulsions qui la poussent à voler, à accuser sans cause, à incendier sans raison. » — « Un trait commun les caractérise, disait Tardieu, c'est la simulation instinctive, le besoin invétéré et incessant de mentir, sans intérêt, sans objet, uniquement pour mentir, et cela non seulement en paroles, mais même en actions, par une sorte de mise en scène où l'imagination joue le principal rôle, enfante les péripéties les plus inconcevables et les porte parfois aux extrémités les plus funestes. » — « Les jeunes hystériques, dit à son tour M. Jules Simon, pratiquent volontiers le mensonge et jouent d'instinct la comédie. »

Le Dr Gilles de la Tourette, qui semble prendre plaisir à contredire les opinions de ses confrères, par-

fois en les exagérant, prétend que « sur ce point, ces
docteurs se sont trompés, que toutes les hystériques
ne sont pas d'un caractère bizarre et capricieux, d'ef-
frontées menteuses, et que des femmes d'une vertu
irréprochable sous tous les rapports et d'une grande
intelligence ne sont pas à l'abri de ces affections ».
— C'est là un fait que personne ne conteste. Toutefois on ne peut nier que très souvent la plupart des
hystériques soutiennent avec opiniâtreté les choses
les plus fausses. Gilles de la Tourette est bien obligé
de le reconnaître. Voici l'explication qu'il en donne
pour justifier son opinion : « Certainement, dit-il, il y
a des simulateurs, et ces simulateurs peuvent être hystériques, mais leurs simulations ne sont pas, croyons-
nous, les effets inévitables de l'hystérie. Le simulateur
vrai, le véritable menteur, est un être raisonnant et
actif, qui parle contre sa pensée, avec l'intention de
tromper. L'hystérique qui simule n'est pas consciente
de la simulation. Quand les possédées et les sorcières
du moyen âge affirmaient devant les tribunaux qu'elles
avaient été transportées au Sabbat sur un manche à
balai, qu'elles y avaient eu commerce avec le diable,
qu'elles y avaient rencontré telle ou telle personne,
il est impossible d'admettre qu'elles imaginaient de
toutes pièces, pour le plaisir de se rendre intéressantes
ou de compromettre des innocents, une déposition qui
devait avoir pour résultat de les faire condamner elles-
mêmes au bûcher. Elles disaient en toute sincérité ce
qu'elles croyaient avoir vu ou ressenti dans un moment
d'hallucination sensorielle. L'hystérique est un être

6

passif, une plaque photographique qui enregistre ses
impressions et les reproduit telles qu'elle les a reçues,
parfois amplifiées cependant, mais toujours avec la
bonne foi de l'inconscience. Son cerveau ne se prête
pas à des combinaisons de longue durée, il est l'esclave
de l'impression du moment. »

Il résulte de ce passage, ce nous semble, que le
Dr Gilles de la Tourette n'est pas en si grand désaccord
avec ses confrères qu'il le donne à entendre. Il prend
le mot *mensonge* dans un sens rigoureux, les autres le
prennent dans un sens large et l'appliquent à toute
assertion fausse, sans examiner si celui qui l'émet est
ou n'est pas dans la bonne foi. Voilà toute la différence.

Quoi qu'il en soit, il n'en est pas moins vrai, comme
le soutiennent les auteurs cités plus haut, que, s'il y a
des exceptions assez nombreuses, la plupart des hystériques sont d'un caractère romanesque, fantasque,
versatile, dissimulé, difficile, et d'un commerce désagréable ; qu'elles se laissent entraîner sans réflexion
aux impressions du moment, et qu'elles prennent un
malin plaisir à tromper et à mystifier leur entourage.

« Les faits de simulation se rencontrent à chaque
pas dans l'histoire de l'hystérie, dit le Dr Charcot, et
l'on se surprend quelquefois à admirer la sagacité ou
la ténacité inouïe que les femmes qui sont sous le coup
de la grande névrose mettent en œuvre pour tromper... surtout lorsque la victime de l'imposture doit
être un médecin. » Chomel, qui ne voulait plus s'occuper des hystériques parce qu'il était trop souvent
trompé par elles, aimait à rappeler l'histoire suivante :

Une malade entre dans son service, présentant des phénomènes nerveux dont la bizarrerie et l'étrangeté l'intéressent vivement : il rédige soigneusement son observation, prend des notes, reste près d'elle pendant plus d'une heure, puis, quand l'interrogatoire lui semble épuisé, il lui demande si elle n'a plus rien à dire : « Oui, Monsieur, répond-elle, c'est que dans tout ce que je vous ai conté il n'y a pas un mot de vrai. »

« Rien ne leur plaît plus, écrit M. Charles Richet, que d'induire en erreur ceux qui les interrogent. Ce sont surtout ceux qui s'intéressent à elles qu'elles trompent avec le plus de plaisir. » — « Voici le fait dont j'ai été le témoin, raconte M. l'abbé Meric : nous étions dans la salle des femmes hystériques de l'hôpital de Nancy. Le Dr Bernheim passait de l'une à l'autre et les endormait avec une facilité merveilleuse, d'un simple geste, d'un seul mot. Je laisse le docteur avancer de quelques pas et, m'approchant d'une malade endormie, je passe vivement mon chapeau devant ses yeux fermés, je produis un violent courant d'air et je m'éloigne en feignant de ne pas voir. Elle pousse un léger cri, soupire profondément, ouvre les yeux, regarde le docteur occupé un peu plus loin, puis, croyant sans doute que personne ne l'avait vue, elle compose son maintien, ferme les yeux et simule un profond sommeil. En cet état, elle obéit ensuite avec une parfaite exactitude à toutes les suggestions : elle voit tout ce que l'on veut, elle fait tout ce qu'on lui commande, elle a toutes les hallucinations qu'on veut bien lui donner. Je gardais le silence, mais je savais bien qu'elle n'était pas hypnotisée, qu'elle n'était ni endormie ni somnambule, et qu'elle jouait un rôle aux dépens de la curiosité des assistants. »

L'aventure arrivée au Dʳ Luys, à la Charité, a fait le tour de la presse médicale. Il avait un sujet remarquable, Mˡˡᵉ Esther, dont il obtenait des effets merveilleux. Mˡˡᵉ Esther avoua un jour qu'elle simulait le sommeil : elle trouvait le métier excellent, chaque séance lui rapportait un louis.

Les hystériques manquent donc absolument de franchise. Elles sont toutes plus ou moins menteuses ; moins peut-être pour faire un mensonge que pour en forger d'inutiles, car elles ont l'amour de la tromperie. Rien ne leur plaît plus que d'induire en erreur ceux qui les interpellent, de raconter des histoires absolument fausses qui n'ont pas même l'excuse de la vraisemblance, ou de rapporter ce qu'elles ont fait avec une multitude de détails faux. Ces gros mensonges sont dits audacieusement, crûment, et avec un sang-froid qui déconcerte. (DE FONVIELLE.)

« On en a vu tenir en échec, pendant de longues années, les tribunaux, les médecins, leur famille, sur un échafaudage de mensonges emboîtés avec un art inouï les uns dans les autres. Elles sont essentiellement menteuses, et c'est là le vrai critérium de la femme hystérique. » (M. l'abbé MOREAU.)

« Impressionnable à l'excès, l'hystérique a des colères sans raison et aussi des joies sans motifs. Dans les moments de crise un peu forte, sans aller toutefois jusqu'aux convulsions, elle éprouve un constant besoin de

quereller, de chicaner, qui rend souvent la vie difficile
à ceux qui vivent dans sa société habituelle. Présomp-
tueuse, ne voulant ressembler à personne, cherchant
par tous les moyens à faire parler d'elle, elle prémédite
des choses étranges, soulève des incidents ridicules
et formule les propositions les plus déraisonnables, ne
reculant devant rien, ni devant l'hypocrisie et le mensonge, ni devant le dérèglement et le cynisme. Elle
invente des mystifications de l'ordre le plus inattendu,
et se prête à leur exécution ; n'a de respect pour rien,
est avide de l'extraordinaire, prend plaisir à être pour
tout le monde un sujet d'étonnement, imagine pour
elle-même le genre de vie le plus anormal, se met en
révolte ouverte avec tous les usages reçus, impose avec
audace ses caprices les plus malséants, combat toutes
les traditions et tente de leur substituer ses idées et
ses procédés. Plus on remarque ses singularités, et plus
elle se sent entraînée à accomplir des étrangetés nouvelles ; l'attention publique est pour elle une prime
d'encouragement. » (LEGRAND DU SAULLE.)

« Mme X..., rapporte Esquirol, parle au premier
venu contre son mari, l'accuse de mille torts qu'il n'a
pas. Inconsidérée dans ses propos, elle révèle des
secrets qu'une femme tient ordinairement cachés ; im-
prudente dans ses démarches, elle s'expose à de justes
soupçons. Son mari, ses parents, veulent-ils lui faire
quelques représentations, elle se fâche et prétend qu'on
la calomnie... Elle raconte aux uns et aux autres mille
faits controuvés, cherchant à répandre le mécontentement, la mésintelligence et le désordre. Il semble que

le démon du mal inspire ses paroles et ses actions...
Si elle est en société, elle se compose avec tant de
soin que les plus prévenus reviennent sur son compte.
Elle prend part à la conversation, adresse des choses
obligeantes et des flatteries aux personnes dont elle a
dit du mal la veille ou dans la matinée même. »

« Une autre hystérique croit avoir une intelligence
supérieure et être victime de l'ignorance de son mari
qui, n'entendant rien aux affaires, aurait été ruiné sans
elle. Elle le contrarie, l'injurie et finit par le prendre
en aversion. Ses affaires, son ménage, ses enfants
sont négligés. Elle va, vient en tous lieux, fatiguant
tout le monde par sa loquacité et par ses prétentions.
Elle répète même à des étrangers ses plaintes, ses projets, ses espérances. Mécontente de tout ce qui est
chez elle, elle annonce l'intention de faire maison
nette, déplace tout, fait des dépenses exagérées et
même ridicules. Son aversion pour son mari augmente,
elle veut déserter la maison conjugale.

« Placée dans une maison de santé, elle parle de la
supériorité de son intelligence et de sa capacité ; traite
avec dédain les autres pensionnaires, les chefs, les
employés, les serviteurs de la maison, se plaint de
tout... Elle écrit au préfet de police, aux magistrats,
à des avocats, des lettres dont la rédaction trompe
les personnes auxquelles elles sont adressées. »

On voit des hystériques qui sont d'une force rare
dans la discussion, qui ont le don de la réplique et
cherchent constamment à faire briller leur esprit. « Il
est de ces malades, dit Guislain, qui sont capables de

désarçonner des logiciens solides : leurs controverses
sont parfois on ne peut plus spirituelles. Je me rappelle une dame qui était un vrai tourment pour moi,
comme pour toutes les personnes de l'établissement.
Chaque fois qu'une discussion s'engageait, j'avais à
lutter contre ses assauts d'esprit. Toutes mes réponses
étaient passées au creuset de l'analyse, et cela, avec
une profondeur de vues qui étonnait tout le monde. »

C'est sans doute à son système nerveux, plus sensible que consistant, que la femme est redevable de cette
finesse de tact, de cette pénétration d'esprit qui lui
fait rapidement saisir une infinité de nuances qui
échappent à l'homme. Mais cette exquise perception,
s'attachant surtout aux dernières sensations, lui fait
facilement oublier les premières et l'empêche de saisir
les rapports de l'ensemble. Aussi, plus capable de sentir que de raisonner, elle excelle dans les choses où
dominent la grâce et le sentiment ; rarement elle s'é-
lève aux conceptions du génie. (Descuret.)

Pinel parle de malades qui font les réponses les plus
justes, les plus précises, lisent et écrivent comme si
leur entendement était parfaitement sain ; « c'est que,
dit Trélat, ces malades délirent dans leurs actes, mais
ne délirent pas dans leurs paroles. Leur déraison n'est
connue que dans leur intérieur et ne se fait pas jour
au dehors. »

« Jusqu'au milieu de ses accès, continue Esquirol,
Mme X... se contient en présence des étrangers et des
personnes qu'elle veut convaincre de sa bonne santé
intellectuelle et morale. Jamais elle ne dit un mot

déplacé ou inconvenant devant ces personnes. Tous ses propos et toutes ses actions sont motivés. Elle accable de sarcasmes et de dédains ceux qu'elle croit faibles, et cède dès qu'on lui oppose une résistance énergique. Elle dissimule, a recours au mensonge pour mieux tromper et arriver à ses fins. Elle souffle l'insubordination. C'est un fléau pour les établissements où elle est placée. »

N'étant ni raisonnable ni folle, l'hystérique appartient d'ordinaire à une famille de gens nerveux et convulsifs, d'apoplectiques, d'aliénés ou de suicidés...; surnuméraire permanente de l'aliénation, elle reste sur la frontière de la raison et de la folie, suscite sur son propre compte les opinions les plus divergentes. Incorrect rejeton d'une famille à tares pathologiques, elle représente à sa façon un passé morbide en voie de transformation. (LEGRAND DU SAULLE.)

A cette occasion, le Dr Collin prétend qu'on attribue à tort à l'hystérie une foule de phénomènes qui proviennent de plusieurs autres causes et, en particulier, de la dégénérescence héréditaire. « L'hystérie, dit Gilles de la Tourette, qui partage ce sentiment, est un *caput mortuum*, une espèce de gouffre dans lequel on entasse tout ce qui semble étrange, tout ce que notre esprit, amateur des causes finales, ne peut expliquer. C'est surtout quand il s'agit de maladies mentales que se dessine cette tendance. Qu'une maladie étrange se présente, une déséquilibrée quelconque, une débile plus ou moins coquette, plus ou moins évaporée...; c'est une hystérique, dit-on, et il semble que l'on ait tout dit. Bien souvent, on ne sait pas au juste ce que c'est que l'hystérie ; mais le mot est là, magique, incompréhensible pour la masse générale et qui explique tout. » Il sera bon de rappeler ce passage à M. Gilles de la Tourette, quand il prétendra expliquer tous les miracles par l'hystérie.

D'après ce même docteur, de même que maintenant on distingue nettement l'hystérie épileptiforme de l'épilepsie, avec laquelle on la confondait naguère, de même il faut aujourd'hui distinguer les phénomènes provenant de l'hystérie de ceux provenant de la dégénérescence physique ou mentale. Pour démontrer la vérité de son assertion, il rapporte le fait suivant :

« Nous avons, pendant près de deux ans, très minutieusement observé une femme aussi peu hystérique que possible, mais, par contre, dégénérée au maximum. Entrée à la Salpêtrière pour une contracture en voie de résolution, elle offrait le type le plus accompli du délire du toucher. Il lui était extrêmement difficile d'ouvrir une porte ornée d'un bouton de cuivre : non seulement elle éprouvait une angoisse intense, lorsqu'elle était forcée de mettre la main sur la plaque de métal, mais encore elle était prise, à ce moment (autre symptôme de dégénérescence), de sensations dans l'abdomen extraordinairement pénibles. Mettre une lettre à la poste était pour elle une opération des plus compliquées. Et les scrupules ! son cerveau en était hanté outre mesure ; nous en savons quelque chose ! »

Évidemment, tous les auteurs que nous avons consultés regarderaient cette malade comme une hystéririque ; le Dʳ Gilles de la Tourette prétend que c'était une dégénérée : nous laissons aux médecins le soin d'apprécier l'utilité de cette distinction. Mais comme les symptômes de l'hystérie et les symptômes de la dégénérescence ont les plus grands rapports entre eux, qu'ils coexistent souvent ensemble et qu'il est même parfois très difficile de les distinguer les uns des autres, nous continuerons, à la suite des docteurs les plus autorisés, à les comprendre sous le nom générique de *phénomènes hystériques*.

Le Dʳ Joffroy semble incliner vers cette opinion. « L'hystérie et la dégénérescence, dit-il, s'associent souvent, et cette fréquence autorise à soupçonner que l'hystérie est une modalité de cette dégénérescence. En partant de cette communauté d'origine, il n'y aurait qu'un pas à franchir pour admettre la communauté de nature. Elles seraient l'une et l'autre des symptômes cliniques, héréditaires par leur origine et caractérisés par la pénétration des idées subconscientes dans le champ de la conscience amoindri ou effacé… D'où ces premières propositions, l'hystérie et la dégénérescence mentale se manifestent souvent sur le même malade. Elles ont toutes deux un facteur étiologique unique : l'hérédité. Elles se traduisent l'une et l'autre par une altération analogue, sinon identique, du mécanisme mental. Ces prémisses une fois admises, on est en droit de conclure que l'hystérie est l'une des modalités de la dégénérescence mentale. »

D'ailleurs des personnes qui apportent en naissant la tare héréditaire de la névrose, dont les facultés affectives sont tellement désordonnées, tellement troublées, tellement chancelantes et défaillantes que, selon l'expression du docteur Huchard, *elles ne savent pas, elles ne peuvent pas, elles ne veulent pas vouloir,* ne sont-elles pas de véritables dégénérées ?

En ne perdant jamais de vue que le défaut d'équilibre dans les facultés de l'âme est la principale caractéristique de l'état mental des hystériques, que la volonté sans cesse défaillante de ces malades est impuissante à réprimer des impulsions passionnelles, aussi multiples que soudaines, aussi peu durables qu'intenses, on comprendra facilement que bien des existences sont émaillées d'actes excentriques et déraisonnables, semées d'aventures imprévues, en un mot assez mouvementées pour faire pâlir les créations des romanciers les plus inventifs. (LEGRAND DU SAULLE.)

Morel rapporte les faits suivants : une jeune hystérique dînait avec ses parents ; tout à coup elle quitte la table, et son absence prolongée ayant inquiété sa famille, on se met à sa recherche ; on la retrouve dans un bois voisin, occupée à accumuler les pierres pour en faire une espèce d'autel, disant qu'elle va se marier. Elle s'était couronnée de fleurs et avait ôté ses vêtements. — Une autre quitte le bras de son père, dans une fête de village, et va se plonger dans un ruisseau fangeux. — Une grande et belle fille de vingt-quatre ans avait coutume, de temps en temps, de jeter son ouvrage violemment, se levait et ne s'apaisait que lorsqu'elle avait cassé quelques carreaux ou brisé des assiettes. Un jour, elle se leva de table, se saisit d'un vase où bouillait de l'eau, et la versa, sans la moindre émotion, dans le cou de son frère.

« Tour à tour douces et emportées, bienfaisantes et cruelles, impressionnables à l'excès, rarement maîtresses de leur premier mouvement, incapables de résister à des impulsions de la nature la plus opposée, elles présentent un défaut d'équilibre entre les facultés morales supérieures, la volonté, la conscience, et les facultés inférieures, instincts, passions, désirs. » (MOREAU, de Tours.)

Par une étrange contradiction, leur sensibilité, exaltée au plus haut point pour les motifs les plus futiles, semble parfois cuirassée contre de véritables malheurs. Telle qui transforme en offense la plus légère plaisanterie et s'abandonne au désespoir pour une parole mal interprétée, assiste avec l'indifférence la plus complète, à l'inconduite de son mari ou voit sans émotion sa fortune menacée.

Tous les changements d'humeur, de sentiment ou d'idées, se produisent chez les hystériques avec autant de rapidité que d'exagération ; chez elles, les impulsions ne sont pas, comme chez les épileptiques, privées absolument du contrôle de l'intelligence, mais elles sont vivement suivies de l'acte. Ces malades ont, à certains égards, le caractère enfantin, avec les affolements de désespoir, les explosions de gaieté bruyante, les grands élans d'affection, les attendrissements rapides et les brusques emportements pendant lesquels elles trépignent du pied, brisent les meubles et éprouvent l'irrésistible besoin de frapper. (LEGRAND DU SAULLE.)

A la mobilité habituelle de leurs impressions, il est curieux d'opposer la constante persévérance, la fixité invariable avec laquelle, par une contradiction singulière, elles reviennent toujours à une même idée qu'elles ont imaginée tout d'abord, et à laquelle elles s'attachent, sans vouloir, comme on dit familièrement, en démordre. (LEGRAND DU SAULLE.)

« Ces idées fixes qui constituent, suivant l'expression si ingénieuse d'Esquirol, une sorte de catalepsie, de suspension de l'intelligence, peuvent donner lieu à différents accidents chez les hystériques : ainsi nous avons vu que certaines malades refusent tout aliment, non pas seulement parce qu'elles ont perdu la sensation de la faim, mais aussi parce qu'elles s'imaginent que le travail digestif détermine des douleurs trop vives ; une autre se condamne à un mutisme absolu, parce que l'exercice de la voix détermine, dit-elle, un peu de douleur, et elle reste ainsi muette pendant des mois ; une troisième croit remarquer que la marche et la station provoquent des sensations douloureuses, et alors, pour les éviter, elle a résolu de ne plus marcher pendant une année ; une hystérique tient les yeux fermés pendant des journées entières, laissant tomber ou contractant convulsivement ses voiles palpébraux et se refusant absolument à les ouvrir. On pourrait citer un grand nombre de cas semblables où les hystériques se condamnent, de parti pris, par obstination, par une sorte d'opiniâtreté maladive, à ne plus manger, à ne plus marcher, à ne plus voir. Elles ont décidé ainsi, pendant des mois et même des années, de ne plus vivre de la vie commune, presque calmes et indiffférentes au milieu des émotions ou des tristesses de leur entourage : celui-ci a beau prier, supplier, insister, l'excès d'insistance appelle l'excès de résistance. » (LASÈGUE.)

Il n'est pas rare de voir, dans ces circonstances, une hystérique prise subitement d'un désir irrésistible de commettre un vol. Dans le mois d'octobre 1845, une femme, dans une position aisée, dînait avec son mari, ses enfants et sa domestique, dans un restaurant du Palais-Royal. Elle fut surprise par un garçon au moment où elle cachait dans ses poches plusieurs couverts qui avaient servi au dîner. On ne soupçonna pas de complicité le mari qui, en ce moment, tournait le dos à sa femme et montrait, par la fenêtre, le jardin à ses enfants. Conduite immédiatement devant le commissaire de police, cette dame ne peut nier que les couverts ont été trouvés sur elle, mais elle ne peut expliquer pourquoi elle s'en est emparée. Des personnes graves viennent attester que la dame X... leur est connue par des antécédents trop honorables pour qu'on puisse admettre une pareille faute. Le Dr Bois de Loury, chargé de l'examiner, constate que, pendant son enfance, elle a été atteinte d'une affection grave du cerveau, accompagnée d'un violent délire et suivie d'une convalescence très longue. Depuis lors, elle a toujours été capricieuse et indomptable, d'un caractère vif et emporté. Aujourd'hui, quoique mariée, mère de deux enfants, ses sentiments n'ont rien perdu de leur exaltation. Il y a à peine deux ans, elle s'est donnée en spectacle dans la rue, ameutant les passants par ses cris pour un sujet des plus futiles : la bonne de ses enfants était un peu en retard... Juive très attachée à son culte, elle a assisté, il y a quelques jours, à l'abjuration de son frère, qui épousait une chrétienne ; au moment de la cérémonie, elle est prise de spasmes nerveux et perd connaissance... Le lendemain, on la voit sortir, la figure bouleversée, la toilette en désordre, et c'est le soir de ce jour qu'elle commet son larcin. Devant le magistrat, elle déclare ne pas se souvenir de cet acte ; en même temps, survient une attaque nerveuse qui oblige de suspendre l'interrogatoire. Rappelant ces accidents nerveux si caractéristiques, et rapprochant de la situation honorable et aisée de cette dame le peu d'importance et la nature des objets volés (cinq couverts de maillechort), le Dr Bois de Loury n'hésite pas à mettre cette action sur le compte d'une aberration momentanée des facultés intellectuelles. Les poursuites sont arrêtées.

Alphonsine Ch..., âgée de vingt-quatre ans, n'étant point dans la misère et n'ayant nullement besoin d'argent, se sent tout à coup, au marché des Carmes, en proie à un grand tremblement, elle venait de voler deux porte-monnaie. Elle avoue le fait, se reconnaît coupable, n'essaye point de se disculper, pleure et se lamente, réclame son mari et ses enfants, et se livre au plus grand désespoir. Interrogée, elle rapporte qu'elle a été prise d'une impulsion irrésistible au vol, qu'elle savait bien qu'elle allait mal faire, qu'elle tentait de se raisonner, mais qu'il lui avait été impossible de résister. (LEGRAND DU SAULLE.)

Mme P... est âgée de vingt-quatre ans ; elle a été
atteinte, à treize ans, d'une fièvre typhoïde, et a commencé ensuite à présenter de très fréquents maux de
tête et des absences très passagères de mémoire et
même de lucidité. A de certaines époques, elle se trouvait portée à l'inaction, à la rêverie, à la mélancolie,
à la misanthropie ; elle ne se possédait pas entièrement et vivait au hasard des impressions.

Au couvent, à Beaugency, elle a éprouvé des attaques graves d'hystérie, et le Dr Saint-Elme a noté
chez elle des désordres de la sensibilité et du mouvement avec manifestations cataleptiformes. Les crises
convulsives étaient passagèrement suivies de pâleur,
de demi-stupeur et de perte de souvenir. Poussée par
une force irrésistible, elle a volé, une première fois,
un coffret ; puis, une seconde fois, des titres au por-
teur, qu'elle a ensuite jetés dans le jardin du légitime
possesseur de ces valeurs. A peine a-t-elle entre les
mains les objets soustraits qu'elle n'en veut plus, désire
autre chose, se sent inquiète, agitée, invinciblement
portée à mal faire, et, malgré les apparences les plus
raisonnables, on la voit se dépenser infructueusement
dans une activité non justifiée ou stérile, ou bien rester dans l'abattement, pleurer sans motifs et assister
en étrangère à tout ce qui se passe autour d'elle. (Legrand du Saulle.)

On comprend jusqu'à quel point peuvent être
fâcheux et déshonorants les faits accomplis par les hystériques ; mais si ces faits entraînent moralement des
conséquences regrettables, ils ne conduisent pas, tous

au moins, à des entreprises extrêmement dommageables contre la sécurité, la propriété ou la vie d'autrui.
Tandis que les épileptiques commettent ces violences
soudaines et ces effroyables attentats qui ensanglan-
tent la société et frappent de terreur toute une petite
ville ou tout un quartier de Paris, les hystériques, au
contraire, exemptes la plupart des impulsions terribles
qui rentrent dans les symptômes des cas graves du mal
caduc, se dépensent surtout en excentricités multiples
et en délits divers. Mais ces délits deviennent heureusement moins nombreux au fur et à mesure que l'on s'approche du crime proprement dit. Des exceptions cépen-
dant existent, et plus d'une fois, comme on vient de le
voir et comme on le verra encore, des hystériques se sont
rendues coupables de vols, d'incendies et de meurtres.

Il est un autre caractère que l'on observe assez fréquemment chez les hystériques intellectuellement troublées. Quelques malades contrariées, irritées, jalouses,
emportées, ne sachant à qui s'en prendre et accusant
volontiers tout le monde, quittent leur maison à la
hâte, en proie à une vive émotion, et se rendent chez
une parente ou chez une amie. Elles y arrivent toutes
bouleversées, loquaces et à demi tremblantes ; elles se
plaignent à tort de leur mari, de leur belle-mère, d'un
médecin, d'un prêtre ou d'une voisine ; elles trahissent toutes les intimités de leur ménage, font des con-
fidences scabreuses ou mensongères, médisent sans
mesure, calomnient à l'occasion et manquent rarement
de faire étalage de leurs qualités, de leurs vertus et de
leurs mérites divers ; elles ont trop de cœur, disent-

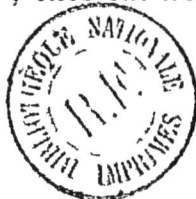

7

elles ; on ne les comprend pas ; elles sont bien malheureuses ! Les encouragements et les consolations ne
se font point attendre. Le calme finit par renaître ;
elles reprennent le chemin de leur demeure. Au dîner
de la famille ou dans la soirée, elles sont prévenantes,
gracieuses et enjouées ; l'orage est dissipé.

Des regrets silencieux se produisent souvent le lendemain, et provoquent un peu de taciturnité et de tristesse. « J'ai fait une sottise hier, disait une malade, et
j'ai bien peur que mes bavardages ne fassent du tort à
mon mari ; mais je n'avais pas d'air, je suffoquais,
j'étranglais ; j'ai pris mon chapeau et mon ombrelle,
et je suis allée dire tout ce que j'avais sur le cœur. Je
voyais bien que je n'avais pas le sens commun, que je
me perdais ; mais cela me faisait tant de bien de parler à quelqu'un de sympathique ! J'aurais pu d'autant
mieux m'arrêter au milieu de toutes mes inconsé-
quences, que l'on ne voulait entendre ni mes plaintes
ni mes griefs ; mais j'avais mes nerfs et je n'étais pas
fâchée de me venger. C'est déplorable, je le vois maintenant, et je crains bien que mon mari perde sa place. »
(LEGRAND DU SAULLE.)

D'une susceptibilité extrême, les hystériques s'offen-
sent de tout, et, sous l'impression de la colère, emploient toutes sortes de moyens pour se venger. Il en
est un qui plonge les familles dans les plus pénibles
angoisses : c'est quand l'hystérique quitte sa maison à
la dérobée. Cette sortie précipitée et mystérieuse livre
carrière à toutes les hypothèses. La famille attend,
échafaude suppositions sur suppositions, soupçons sur

soupçons, craintes sur craintes, et les heures s'écoulent toujours. Enfin la malade rentre, ne donne parfois aucune explication, déclare qu'elle ne rendra aucun compte et qu'elle ne descendra à aucune justification. Chacun se tait ; les vraies douleurs sont muettes.

Ces fugues demi conscientes et à la recherche d'aventures inspirées par l'exaltation, la colère, la jalousie, le désespoir ou la haine, sont tentées quelquefois méchamment, dans le but de faire de la peine, de causer une grande inquiétude, de faire croire à de mauvais traitements ou simplement de donner une leçon à ceux dont on croit avoir à se plaindre. Parfois ce sont de jeunes filles appartenant au milieu élevé de la société qui vont tout à coup disparaître et séjourner plus ou moins longtemps loin de leurs familles. Le Dr Legrand du Saulle en rapporte plusieurs exemples que nous ne pouvons citer ici par respect pour la classe de lecteurs à laquelle nous nous adressons. On ne peut s'imaginer jusqu'à quel point les hystériques remplissent d'amertume et de douleur la vie de leurs proches, qui font tous leurs efforts pour les cacher.

Le Dr Trélat en cite un exemple très touchant : « Nous avons connu, dit-il, un ménage où les emportements du mari, quoique d'une très grande fréquence, furent absolument ignorés pendant dix ans. Ils ne furent révélés que par le mari lui-même. Pendant la belle saison, quelques amis étaient allés dîner à la campagne, chez les deux époux. Après le repas, on était assis sur la terrasse, en face de la rivière ; on regardait des bateaux qui passaient sur l'eau. La conversation était agréable et douce, comme l'air qu'on respirait. Tout à coup cet homme, dont les accès n'avaient jamais éclaté jusque-là que dans la vie murée, est ému par un mot et entre en fureur. Il arrache le peigne de sa femme, défait sa chevelure, la roule autour de ses bras et traîne sa victime sur le sable de la terrasse. On frissonne, on l'entoure, on cherche à le calmer : c'est elle qui le calme. « Vous ignoriez tout « cela, vous, mes amis, quoiqu'il y ait déjà dix ans « que cela dure. Vous me plaignez, et vous avez rai- « son ; mais plaignez-moi du présent bien plutôt que « du passé ; car mon plus grand malheur est celui qui « m'arrive aujourd'hui : c'est que vous connaissiez ce « que j'étais si heureuse de vous cacher. Ce que vous « venez de voir, je le subis régulièrement deux ou « trois fois par semaine. »

« Le martyre de cette pauvre femme, jeune encore, ne s'est prolongé que deux ans après cette scène. Les accès se rapprochèrent et acquirent une telle violence qu'il fallut placer son mari dans une maison de santé, où il mourut d'une méningite.

« S'il est facile, dit le même auteur dans un autre endroit, de reconnaître certaines hystériques à leurs excentricités, il en est d'autres dont l'examen offre plus de difficultés et qui ne sont ni plus raisonnables, ni moins dangereuses. Elles ne tuent pas, il est vrai, mais elles font mourir en détail ceux au milieu desquels elles vivent. Beaucoup d'entre elles ressemblent à des personnes sensées, ont les formes les plus séduisantes, sont charmantes dans le monde où elles aiment à briller. Douées d'empire sur elles-mêmes, elles répondent exactement aux questions qu'on leur fait et ne se laissent pénétrer et deviner que dans la vie intime. C'est pour la famille qu'elles réservent, les unes leurs caprices et leurs exigences, d'autres leur orgueil blessant, un certain nombre leurs fureurs. Qui pourrait jamais croire aux persécutions et aux violences de celles qui montrent, dans leurs relations, tant de politesse et de douceur? Il est tel mari à qui l'on adresse des hommages flatteurs sur le caractère aimable de sa femme, et qui, en réalité, ne reçoit de la part de cette femme élégante dont le discours est si châtié dans les salons qu'elle fréquente, que des injures exprimées dans le langage le plus grossier, quelquefois le plus obscène. Le malheureux, qui n'a pu en croire ses oreilles les premières fois qu'elles ont été blessées par de pareilles attaques, s'applique de tous ses efforts à laisser ignorer sa souffrance. Il n'existe pas de vertu plus méritoire que celle-là ; mais la tâche devient tôt ou tard au-dessus de ses forces. Nous avons connu un homme d'une haute intelligence qui brisé, abîmé par les fatigues de ce genre de combat, était tombé dans l'inertie et dans une caducité apparente. »

Toutefois les actes insolites des hystériques ne sont pas toujours tristes, fâcheux et dommageables ; il y a une contre-partie dont nous empruntons l'exposé au Dr Legrand du Saulle. « Des hystériques, dit-il, s'exaltent parfois en faveur des choses de la religion, se mettent à la tête des confréries, finissent par entrer dans des congrégations et par prononcer des vœux définitifs. D'autres, tout en restant dans le monde, épousent bruyamment toutes les bonnes œuvres de leur paroisse, quêtent pour les pauvres, travaillent pour les orphelins, visitent les malades, font des aumônes, sollicitent ardemment la bienfaisance d'autrui et font un grand nombre de démarches réellement secourables, et cela, tout en négligeant le soin de leur famille et des affaires de leur maison. Ces femmes ont une bienfaisance pleine d'ostentation et de vantardise ; elles éprouvent le besoin de se mettre en scène, d'appeler l'attention sur leur zèle et leurs bonnes actions, de déployer une activité demi-tapageuse, de recevoir des compliments et de passer pour de grandes et vertueuses dames... Ces femmes vont et viennent, se multiplient, ont des inspirations d'une délicatesse charmante, pensent à tout au milieu de deuils privés ou des catastrophes publiques et affectent de ne recevoir qu'en rougissant les tributs d'admiration des affligés reconnaissants et des témoins attendris. Qu'une famille soit frappée dans son honneur, dans ses espérances les mieux fondées, dans sa fortune, son repos et son bonheur, et l'hystérique charitable, en pénétrant dans ce milieu désolé, aura des élans surprenants et des spontanéités émouvantes ; elle pleurera avec celui-ci, séchera les larmes de celui-là, réconfortera les plus accablés, ouvrira des horizons inattendus et consolera tout le monde... Vienne le calme, et tous ces beaux mouvements disparaîtront presque aussitôt. Essentiellement mobile et excessive en tout, l'hystérique n'est point bienfaisante à froid. La vertu véritable

se reconnaît au contraire à des signes absolument opposés à ceux qui viennent d'être décrits.

« L'hystérique charitable est susceptible d'accomplir des traits de courage qui sont cités et répétés ou
qui deviennent même légendaires... Le dévouement
est devenu pour elle un besoin, et, sans s'en douter,
elle joue pathologiquement le rôle de la vertu. Tout le
monde s'y laisse prendre, et, pour l'exemple, c'est un
bien. J'ai dans ce but demandé et obtenu une récom-
pense publique pour une hystérique, jadis séquestrée
dans un établissement d'aliénées et dont aujourd'hui
la bienfaisance, dans son quartier, est vraiment touchante. Elle conduit les infirmes et les malades aux
consultations de certains médecins, dans les hôpitaux ;
elle porte du bouillon et du vin aux femmes en couche,
du très bon lait aux nouveau-nés ; elle vêtit des malheureux... elle distribue des médicaments, du linge,
de la charpie, et n'a plus chez elle que le strict nécessaire à l'entretien de sa toilette personnelle, iden-
tiquement la même en toute saison. Je ne suis pas sûr
qu'elle ait conservé cinq ou six chemises à son usage.
Or, cette dame a des accidents hystériques multiples,
se plaint sans cesse de sa santé, s'exalte au moindre
motif, dort très mal, et est sérieusement malade.

« La femme hystérique est donc comme un instru-
ment à deux fins, qui peut servir et s'exalter pour le
bien comme pour le mal. Mais il faut à tout prix qu'elle
sorte des sentiers battus et de la ligne droite et mono-
tone que chacun s'évertue à suivre pendant la vie. »
(LEGRAND DU SAULLE.)

L'hystérie sans convulsions est certainement de beaucoup la plus fréquente parmi les femmes des classes supérieures de la société ; nous la rencontrons à chaque pas, dit Legrand du Saulle, dans le monde parisien. Les troubles organiques sont fort légers et fort peu prononcés. Ce sont des fourmillements aux extrémités, des sensations de froid, des palpitations, des migraines, assez souvent des crampes, un sentiment d'oppression et une gêne considérable de la respiration.

Ce sont ces malades du second degré qui causent habituellement le plus d'ennuis et d'embarras dans les familles ou dans les communautés. L'hystérique qui a des crises épileptiformes, qui perd connaissance et délire plus ou moins longtemps, est bien forcée de reconnaître, quand elle revient à son état normal, qu'à certains moments elle n'est plus maîtresse d'elle-même, et qu'elle ne sait plus ce qu'elle fait. Il n'en est pas de même de l'hystérique au deuxième degré. Ne se sentant pas malade et se croyant au contraire douée d'une intelligence supérieure, elle ne veut écouter personne, n'agit qu'à sa tête, et, emportée par son imagination et l'impulsion du moment, elle se livre à toutes sortes d'excentricités et d'extravagances qui font la désolation de ses proches et le tourment des personnes obligées de vivre avec elle.

Il y a encore dans les crises légères d'hystérie d'autres aberrations mentales très graves, nous y reviendrons quand nous parlerons des désordres intellectuels causés par la grande hystérie.

III

L'HYSTÉRIE EN ÉTAT DE CRISE GRAVE AVEC CONVULSIONS

La crise avec convulsions, qu'on désigne assez communément sous le nom d'*attaque,* est en général regardée comme le phénomène capital, quoiqu'il ne soit pas le plus commun et qu'il ne fasse pas nécessairement partie du cortège symptomatique de l'hystérie. « Les attaques de convulsions hystériques, dit Briquet, ne se rencontrent pas chez toutes les personnes atteintes d'hystérie ; il en est qui éprouvent pendant un temps fort long tous les accidents de cette maladie, quelquefois à un degré assez élevé, sans jamais avoir d'attaques. » — « Les femmes y sont beaucoup plus sujettes que les hommes ; sur soixante-neuf femmes hystériques dont nous avons recueilli les observations, cinquante-six ont des attaques convulsives, tandis que sept hommes seulement, sur trente-et-un malades, ont été atteints. » (PITRES.)

Il y a alors un ensemble de phénomènes qui font ressembler l'hystérie à l'épilepsie, avec laquelle on l'a longtemps confondue, et qui lui ont fait donner par le Dr Charcot le nom d'*hystérie épileptiforme.* Des études plus approfondies ont démontré que ces deux affections, qui peuvent quelquefois coexister dans un même individu, ont chacune leurs caractères spéciaux, par lesquels on discerne ce qui appartient à l'une et

ce qui appartient à l'autre, non seulement comme attaque, mais comme début et comme terminaison.

« C'est ainsi que dans la grande majorité des cas,
il faudra attribuer à l'épileptique les accès qui se montrent pendant la nuit ou le matin au réveil, l'hystérique ayant ses attaques presque tous les jours dans
l'après-midi ou dans la soirée. L'hystérie convulsive
débute généralement dans un âge moins précoce que
l'épilepsie ; ses accès ont rarement la même continuité
désespérante que ceux du *mal caduc*. Mais en matière
d'hystérie, il faut toujours compter avec les exceptions.

« Ordinairement l'épileptique tombe tout d'une
masse, en poussant un cri, et cela le plus souvent sans
cause provocatrice appréciable. Il est des hystériques
chez lesquels l'attaque débute aussi de cette façon,
mais ce qui est la règle dans l'épilepsie est l'extrême
exception dans l'hystérie, dont l'attaque est précédée
presque toujours des *phénomènes prémonitoires* et
de l'*aura*. Cette dernière avec sa boule, sa sensation de strangulation, ses symptômes céphaliques, est
tout à fait particulière à l'hystérie. Il n'existe pas de
cri, à proprement parler, au début de l'attaque ; en
revanche, dans les périodes consécutives, le malade
pousse souvent de véritables rugissements sur la signification desquels il n'y a pas à se tromper.

« La première période de la grande attaque hystérique a été dite *épileptoïde,* parce que véritablement,
avec ses phases toniques et clowniques, elle est dans
son ensemble très difficilement différenciable de l'accès d'épilepsie. Mais si l'ensemble est le même, les

détails sont bien différents. La morsure de la langue est aussi fréquente dans l'accès d'épilepsie qu'elle est exceptionnellement rare dans l'attaque d'hystérie ; pour notre part, nous n'en connaissons pas d'observations précises. Dans les deux cas, il vient de l'écume à la bouche : ce phénomène est toutefois beaucoup plus fréquent dans l'épilepsie ; l'abondance de l'écume y est bien plus grande ; de plus celle-ci est teintée de sang, par suite de la morsure de la langue. Comme il existe parfois au courant de l'attaque d'hystérie des contractures très violentes de la langue, cet organe peut porter sur des chicots, être légèrement éraillé et saigner ; il faut se méfier de ces particularités, qui pourraient faire songer à un accès d'épilepsie, et examiner soigneusement la langue et la bouche du malade... L'accès d'épilepsie dure quelques minutes, cinq à dix au plus, tandis que l'attaque d'hystérie, d'égale intensité, se développe et ne dure pas moins de vingt minutes à une demi-heure...

« Enfin lorsque l'accès d'épilepsie est terminé, même lorsqu'il a été de courte durée, le sujet est plongé dans l'abrutissement, *il ignore tout ce qui s'est passé :* il souffre de la tête, d'une violente courbature du tronc et des membres qui persistera parfois plusieurs jours, il cherche un sommeil réparateur ; tandis que l'hystérique, même après une attaque de grande violence, se souvient, sinon de tout ce qui a eu lieu, au moins de beaucoup de particularités relatives à son paroxysme. Dans tous les cas, son esprit est libre ; il peut reprendre immédiatement ses occupations habituelles.

« Il en est même qui, au sortir de l'attaque, éprouvent un véritable soulagement. Les symptômes avant-
coureurs avaient été si pénibles qu'ils se sentent maintenant délivrés d'une angoisse douloureuse qui les
obsédait quelquefois depuis quelques jours. Beaucoup
de nos malades nous ont affirmé spontanément qu'ils
ne se sentaient jamais mieux moralement et physique-
ment que pendant les jours qui suivaient les attaques.
Il semble que le paroxysme ait permis au système nerveux d'effectuer une sorte de décharge qui lui a été
bienfaisante. » (GILLES DE LA TOURETTE.)

Ce sentiment de bien-être consécutif à l'attaque
avait été déjà noté par Briquet, mais il semble en faire
l'apanage presque exclusif des attaques à forme de
spasmes, de toutes à la vérité de beaucoup les plus
douloureuses. « Il est certain, dit-il, qu'ordinairement
après le brisement qui suit immédiatement l'attaque
spasmodique, les femmes hystériques se sentent plus
légères, ont les membres plus dispos et l'esprit moins
occupé qu'avant l'attaque. »

D'après Grasset, ordinairement l'hystérie ne devient
pas épileptiforme, le plus souvent elle l'est d'emblée
dès la première attaque.

Nous n'entreprendrons pas de décrire les différents
genres d'attaques, depuis l'absence momentanée pendant laquelle la malade laisse tomber l'ouvrage ou
l'objet qu'elle tient à la main, et perd de vue, pour
un court instant, ce qui se passe autour d'elle, jusqu'à
ces grandes crises où, privée de connaissance, elle
pousse des cris, en proie à des mouvements désor-

donnés et à des convulsions effrayantes. Nous nous contenterons d'indiquer les phénomènes les plus ordinaires de l'attaque.

La grande attaque d'hystérie ne surprend pas, elle est toujours précédée, quelquefois pendant plusieurs jours, d'un cortège de phénomènes permettant aux malades de prévoir le moment où elles vont tomber en attaques. Ces signes précurseurs sont nombreux et variés : ils trahissent le trouble de l'économie tout entière. (P. Richer.)

« Gen... a des attaques environ tous les mois. Elle est prévenue, parfois huit jours à l'avance, d'abord par une irritabilité extrême, des besoins de remuer, des envies de mal faire, des idées de suicide, et par des hallucinations. Trois ou quatre jours avant l'attaque, elle ressent de très vives douleurs dans l'abdomen, elle ne mange plus, quelquefois elle vomit et ne peut plus garder aucune nourriture. Elle éprouve dans tous les membres des inquiétudes, des engourdissements. Elle est triste, abattue ; elle sent que ses attaques vont la reprendre, et elle en conçoit le plus profond chagrin. Son visage altéré exprime la souffrance et l'angoisse. Elle éprouve un malaise général qui empêche tout travail, et des idées noires envahissent son esprit. Elle est prise de frayeurs soudaines, sans en connaître la cause. Elle ne dort pas ; des hallucinations la tourmentent pendant la nuit ; elle voit des rats noirs et des chats auxquels elle fait la chasse. Elle a des étouffements, de la suffocation, de violentes palpitations cardiaques ; ses oreilles sifflent ; elle entend comme un

wagon qui passe ; ses tempes battent ; on dirait qu'on
assène des coups de marteau sur cette région, et le
sommet de la tête est le siège d'une vive douleur. Ces
phénomènes douloureux reviennent par accès ; ses
jambes tremblent et fléchissent ; elle est prise par
moments de secousses générales qui la font sauter sur
sa chaise. Ces secousses et ces soubresauts sont très
souvent les précurseurs de l'attaque épileptiforme. »
(P. RICHER.)

Dans l'hystérie avec convulsions, on distingue habituellement les *symptômes* qui caractérisent la maladie
et les *phases* ou *périodes* pendant lesquelles elle accomplit son évolution.

On compte ordinairement quatre symptômes :

1° L'*aura,* qui est comme le prodrome ou l'annonce
de l'attaque. Quelquefois, plusieurs jours avant la
crise, la malade, comme elle le dit elle-même, se
trouve changée ; elle est incapable de se livrer à un
travail assidu quel qu'il soit ; elle néglige ses occupations habituelles et dédaigne les distractions. Les souvenirs de son passé, et surtout ceux qui l'impressionnent péniblement, reviennent en foule à son esprit,
elle ne peut s'en distraire. Les contrariétés du présent
l'affectent vivement, et les circonstances les plus insi-
gnifiantes prennent à ses yeux une importance exagérée. Parfois elle tombe dans une mélancolie profonde
qui peut aller jusqu'au désespoir. (P. RICHER.)

Il n'est pas difficile aux personnes qui ont l'habitude
de la fréquenter de prévoir l'imminence des attaques.
Tout dans son extérieur trahit le trouble de son esprit ;

sa mise, habituellement empreinte d'une certaine recherche, est négligée ; elle abandonne jusqu'aux soins
élémentaires de propreté. On la voit, les cheveux
épars, la figure défaite, demeurer absorbée dans des
réflexions sans fin ; ou bien, son regard perdu fixe un
point dans l'espace, et l'expression changeante de sa
physionomie trahit la présence d'hallucinations, dont
nous aurons à parler dans un instant. Ces accès de
tristesse ou de mélancolie alternent avec des moments
de folle gaieté, dont la cause est tout aussi insaisis-
sable. La malade se livre à toutes sortes d'enfantillages, et un rien excite chez elle un rire inextinguible.
(P. RICHER.)

Lesp..., au moment d'être malade, se sent envahir
par une contracture générale qui immobilise tout le
corps dans la situation qu'il occupe, quand elle survient. La malade entend encore tout ce qui se passe
autour d'elle, mais elle ne peut parler ni faire aucun
mouvement. Lesp... n'est prévenue qu'un quart d'heure
avant l'accès. Elle éprouve alors des envies de rire ou
le plus souvent des envies de pleurer. Elle se sent
envahie par des idées tristes, et le souvenir des événements passés revient avec tant de vivacité à sa mémoire, qu'elle se figure voir les personnes et les lieux
qui en ont été le théâtre. Elle n'est cependant pas
complètement distraite du monde extérieur, car elle
entend encore ce qui se passe autour d'elle ; mais elle
ne peut plus ni remuer ni parler ; elle se trouve immo-
bilisée et comme maintenue dans la situation qu'elle
occupait par une force supérieure à sa volonté... Bien-

tôt l'obnubilation de l'intelligence devient complète, et l'attaque éclate. (P. Richer.)

Le Dʳ Pitres distingue trois stades ou espèces d'aura :

« 1° *Aura psychique*. Ce sont presque toujours les troubles psychiques qui ouvrent la scène. Les malades deviennent inquiets, maussades, tristes. Ils se sentent tout drôles, tout changés. Ils recherchent la solitude ; ils ont envie de pleurer sans motifs ou de rire sans raison. Souvent les événements tristes de leur vie passée leur reviennent à l'esprit et les obsèdent. Quelquefois ils éprouvent le besoin de faire de l'exercice, de dépenser leurs forces ; ils marchent de long en large sans but défini, ou bien ils se livrent avec frénésie à des travaux manuels.

« 2° *Aura sensitive*. Ce stade est caractérisé par l'apparition de douleurs souvent très vives, siégeant dans différents points du corps. Ce sont tantôt des élancements dans les membres ou des sensations de constrictions violentes à la base du thorax ou aux seins ; tantôt des serrements à la gorge ou des langueurs d'estomac ; parfois des hoquets incoercibles, des bâillements répétés, des borborygmes bruyants.

« 3° *Aura abdominale*. Quelques instants seulement avant le début des convulsions, certains sujets sentent très distinctement une boule de la grosseur d'un œuf de poule qui, partant de la profondeur de l'un des flancs, s'agite dans l'abdomen, s'élève vers la région épigastrique, où elle cause un malaise indéfinissable, et remonte à la gorge, où elle détermine une sensation de strangulation des plus pénibles. » (Pitres.)

Ces prodromes peuvent manquer, comme aussi ils
peuvent durer quelques heures et même quelques
jours. « Ils consistent, dit Grasset, dans un malaise
indéfinissable : inquiétude, impatience, impossibilité de
faire un travail continu ou de rester en place. La
femme pleure et rit sans cause, malgré elle ; l'appétit
et la digestion sont troublés. Il y a des bâillements,
des soupirs, de la douleur d'entrailles. Le malaise est
tel quelquefois, que la femme désire l'attaque, qui lui
rend une santé complète. »

Comme ces phénomènes, qui durent parfois fort peu,
de quelques minutes à quelques heures, et dont l'intensité est fort variable, peuvent se prolonger pendant
plusieurs jours, les nuits se ressentent singulièrement
du trouble mental qui existe pendant la veille. C'est
surtout pendant cette période que les rêves et les
cauchemars tourmentent le sommeil. Ce ne sont que
visions d'animaux fantastiques, de chutes dans des précipices, etc.

« Il n'est pas douteux pour nous, ajoute le Dᵣ Gilles
de la Tourette, que l'ensemble de ces changements dans
le caractère puisse constituer chez certains sujets l'*équi-
valent psychique* d'une crise qui bornera là ses effets.
De temps en temps certaines femmes ont *leurs nerfs*,
comme on dit vulgairement ; elles se montrent tristes,
maussades, impatientes ; un rien les irrite ; elles deviennent méchantes, insupportables à tout le monde,
trouvant que tout va mal, grondant, querellant sans
cesse ; puis elles rient ou pleurent avec la même facilité, vont, viennent, sortent, rentrent avec une allure

8

désordonnée. Ces phénomènes prodromiques ont remplacé l'attaque, ou, si l'on aime mieux, l'ont constituée tout entière. »

2° *La boule hystérique* est ainsi appelée parce que la malade éprouve la sensation d'un corps rond comme d'une boule qui, partant de l'abdomen, monte jusqu'au cou, où elle provoque un sentiment de constriction très pénible, à en juger par les mouvements que fait la malade pour se débarrasser avec ses mains comme d'un corps étranger qui gêne sa respiration. Puis, après ces quelques moments d'extrême angoisse, cette boule semble redescendre du cou à l'abdomen. Ce va-et-vient s'opère souvent plusieurs fois dans l'espace d'une heure, et c'est un des symptômes les plus ordinaires et les plus caractéristiques de l'hystérie.

3° *Le clou hystérique* est une douleur très vive, lancinante, exacerbante, autour d'un point déterminé du crâne, comme si un clou y était enfoncé. « Il occupe en général, dit Briquet, une étendue très limitée, depuis la largeur de l'ongle jusqu'à celle d'une pièce de 5 centimes. La douleur qu'il produit est extrêmement violente, et souvent elle est portée à un tel point que les malades gémissent ou poussent les hauts cris et sont privés de sommeil... Cette douleur est fixe et ne se déplace pas. La durée est parfois de plusieurs jours : on l'a vue aller jusqu'à trois semaines ou un mois. Le clou hystérique s'accompagne fréquemment de frissonnements, de vomissements, de troubles digestifs, et quelquefois de fièvre. »

La céphalalgie est un phénomène très commun dans

le cours de l'hystérie, et c'est un symptôme important
à bien connaître. Elle précède assez souvent les autres
manifestations de l'hystérie, et chez les petites filles
peut en être un symptôme prémonitoire. Tantôt elle
occupe une moitié de la tête, tantôt elle se circonscrit
à un point bien limité, situé soit au sommet du crâne,
soit à la région temporale. (LEGRAND DU SAULLE.)

Toutefois ce point douloureux, que le Dr Charcot
appelle *la zone hystérogène,* parce qu'en appuyant
sur ce point on peut, à volonté, produire ou faire cesser une crise hystérique, ne se trouve pas toujours à
la tête; il existe quelquefois entre les épaules, à la poitrine ou ailleurs, mais toujours très circonscrit et ne
dépassant guère un ou deux centimètres de diamètre.

Les zones hystérogènes sont souvent cutanées, à
fleur de peau, au point que la plus légère excitation
suffit à provoquer l'attaque. Pitres parle d'une dame
qui devait prendre les plus grandes précautions pour
mettre ou enlever ses bas, tant la peau des jambes
était douée d'une exquise sensibilité hystérique. D'autres étaient réduites à s'abstenir de coiffure ou à ne
se peigner qu'avec mille précautions, pour éviter le
frôlement des zones du cuir chevelu.

Les zones hystérogènes ne sont pas en tous temps
également excitables. Elles le sont d'autant plus que
l'attaque convulsive est plus imminente. Il semble que
la malade qui est sur le point d'avoir des attaques soit
comparable à une bouteille de Leyde, dont le moindre
choc va occasionner la décharge. En effet, lorsque les
convulsions ont eu lieu et que la malade, si l'on veut

bien me permettre cette expression, se trouve en quelque sorte déchargée, les zones hystérogènes s'amoindrissent ou même disparaissent complètement, momentanément toutefois, dans des circonstances encore mal définies et dont le mode d'action nous échappe absolument.

« L'action des zones hystérogènes ne se borne pas à provoquer les attaques. Ce qu'elles font, elles peuvent le défaire. Elles sont comme des armes à la fois offensives et défensives, servant à porter les coups ou à les parer. Une première excitation occasionne les convulsions, une seconde amène l'arrêt immédiat de ces mêmes convulsions. A peine les convulsions ont-elles débuté, qu'une pression un peu plus forte les arrête instantanément. Quelle que soit la raison de cette double action opposée d'une même cause, le fait est là qui s'impose; il est indéniable... J'ajouterai qu'en général l'excitation qui arrête la convulsion doit être plus forte que celle qui la détermine. Un frottement même léger réussit souvent dans le premier cas ; dans le second, il faut donner la préférence à la pression. » (P. Richer.)

4° *Les convulsions.* « Quelquefois, dit Sydenham, l'affection hystérique produit des convulsions horribles et qui ressemblent à l'épilepsie. Le ventre et la poitrine se gonflent et gênent la respiration ; la malade fait de si grands efforts que, quoiqu'elle ait d'ailleurs assez peu de forces, tous les assistants suffisent à peine pour la tenir. Durant ce temps, elle crie sans prononcer de paroles distinctes et elle se frappe la poitrine. »

Les malades exécutent toutes les contorsions imaginables, gesticulant, se débattant, se roulant, se relevant, se frappant. Un mouvement qu'elles semblent affectionner, c'est celui du salut ; se redressant sur leur séant, elles portent le corps en avant, puis en arrière, comme une personne alitée qui voudrait saluer profondément un noble visiteur. Une des positions les plus habituelles que prennent alors les hystériques est l'arc de cercle. Dans cette singulière attitude, la malade, l'abdomen soulevé en l'air, ne repose plus que sur la tête et sur la pointe des pieds. La tête parfois se rapproche tellement des talons que le front regarde le sol et sert de point d'appui antérieur.

Ainsi *aura*, *boule hystérique*, *clou hystérique*, *convulsions*, tels sont les principaux symptômes qui caractérisent la grande hystérie ou hystérie convulsive.

Si des symptômes on passe aux *périodes* de la maladie, les auteurs en distinguent ordinairement quatre, que, d'après le D' Charcot, ils appellent : la période *épileptiforme*, la période *clownique*, la période des *attitudes passionnelles*, la période du *délire*.

Quoique l'attaque puisse avoir lieu subitement, elle s'annonce le plus souvent, chez les personnes prédisposées, par un malaise général, tristesse, abattement, nausées, trépidations, suffocations, sifflements dans les oreilles, palpitations du cœur. La malade entend tout à coup le son des cloches; il se passe comme des roulements dans sa tête, elle voit tout tourner autour d'elle. Puis arrivent des gonflements de la gorge, des sensations d'étouffement qui ne sont que des contractions spasmodiques de l'œsophage. La crise est imminente, et la patiente le sent si bien, qu'elle déclare à ceux qui l'entourent qu'elle va être malade.

1° *Période épileptiforme*. L'attaque présente un certain nombre de phases que M. l'abbé Moreau décrit ainsi méthodiquement d'après le Dr Charcot. « L'hystérique, si elle est debout, tourne sur elle-même et tombe lourdement par terre en poussant un grand cri. Tous ses membres se raidissent, ses yeux se convulsent ; elle est agitée de petites secousses des pieds à la tête, et l'écume lui vient aux lèvres. Cette période se divise elle-même en deux phases. Dans la phase *tonique*, l'hystérique demeure absolument rigide, la bouche ouverte, les doigts crispés. Elle perd absolument connaissance. La contracture peut atteindre surtout les muscles postérieurs du tronc. On voit tout à coup le milieu du corps de la malade se soulever du lit, les pieds se rapprocher de la tête, de sorte que la malade reste comme l'arche d'un pont, et cela pendant des heures entières. La contracture est quelquefois localisée, à la face, à la langue ; alors la figure de l'hystérique offre quelque chose d'effrayant : ses traits sont convulsés ; sa langue, noire, desséchée, sort de sa bouche. Dans la phase *clownique*, les membres sont pris de secousses violentes toujours dans le même sens. L'hystérique se soulève brusquement, comme si un ressort la poussait ; son corps entier quitte terre ; elle est projetée en l'air, elle retombe, rebondit, quelquefois plus de vingt fois sans s'arrêter. Après une

minute au plus, l'hystérique retombe épuisée, meur-
trie. »

Plusieurs auteurs, entre autres MM. Legrand du
Saulle, Pitres, etc., font de l'attaque une description
un peu moins effrayante. Au moment où la crise commence, disent-ils, l'hystérique pousse un ou plusieurs
cris, cris très différents du cri isolé, rauque, sinistre
de l'épileptique, qui annoncent la perte de la connaissance, ou elle prononce quelques paroles entrecoupées : « J'étouffe ! J'étouffe ! maman ! maman ! » et elle
tombe de son haut, si elle n'est soutenue. Toutefois,
observe le Dr Legrand du Saulle, la chute qui suit le
cri n'est pas aussi subite que dans l'épilepsie. La malade a le temps de choisir la place où elle va choir ;
elle se fait rarement mal et n'est pas exposée, comme
l'épileptique, à se brûler en tombant dans le feu. Cela
s'explique, si l'on songe que, dans l'attaque d'hystérie
commune, la perte de connaissance est rarement aussi
complète que dans le mal caduc et jamais aussi brusque. Quand l'attaque est légère, ajoute Grasset, la
perte de connaissance n'est souvent qu'apparente. La
malade voit et surtout entend tout ce qui se passe autour d'elle, sans pouvoir réagir ni le manifester ; mais
elle se rappelle ensuite tout ce qui s'est passé pendant
l'accès. D'où ce précepte généralement donné de ne
jamais rien dire, pendant une attaque d'hystérie, que
l'on veuille cacher à la patiente.

Mais si la crise est grave, la perte de la connaissance est aussi complète que dans l'épilepsie. La malade ne sent plus rien, n'entend plus rien, ne peut

plus agir spontanément, et, quand elle reprend connaissance, ne se rappelle plus rien de ce qui s'est
passé en elle et autour d'elle. A ce moment-là, la suffocation est à son maximum, et l'aspect général exprime
cette angoisse et cette souffrance que cause la perte ou
la gêne extrême de la respiration et qui peut aller jusqu'à la menace de l'asphyxie. La figure est gonflée,
injectée, très colorée ; elle garde cependant son expression habituelle, et en cela elle diffère de celle de
l'épileptique, qui a un aspect particulièrement repous-
sant. Cette période est en général très courte et bientôt
surviennent les contractures musculaires et les convulsions.

2° *Période du clownisme.* La langue française a
emprunté ce mot à la langue anglaise, qui a donné le
nom de *clowns* aux bateleurs qui, dans les cirques,
étonnent la foule par la singularité de leurs attitudes
et la bizarrerie de leurs contorsions. Les allures des
hystériques ne sont ni moins étranges ni moins désordonnées. Elles sont alors ordinairement d'un genre
particulier. Les membres exécutent avec lenteur des
mouvements fort étendus ; les bras remontent le long
du corps et au-dessus de la tête. Mais la contracture
existe, car le poignet est fléchi sur l'avant-bras, les
poings tournés en dedans, les doigts fermés, le pouce
appliqué contre la paume de la main ; les pieds sont
dans l'extension, et les orteils, repliés vers la plante, ont
l'air d'être crochus ; le corps devient raide et immobile ou affecte souvent les attitudes les plus bizarres.
Une fois établies, les contractures hystériques peuvent

persister fort longtemps et se montrer rebelles à tous
les traitements. Mais on les voit fréquemment céder
tout à coup, alors qu'elles avaient résisté à tous les
efforts dirigés contre elles, sous l'influence d'une émotion vive. Le D* Charcot en a rapporté plusieurs
exemples, entre autres celui d'une femme chez laquelle
une contracture datant de sept ans disparut subitement à la suite d'une attaque.

Pendant les crises, outre les contractures et les
convulsions, il se produit encore d'autres troubles organiques, tels que des palpitations cardiaques, des
trépidations, de l'insensibilité, des paralysies qui
apparaissent dans les conditions les plus variables.
Plusieurs auteurs ont avancé à tort qu'elles sont toujours consécutives aux attaques. Or il n'est pas rare
de voir la paralysie se produire en dehors de la période
d'attaques, et même chez des malades qui n'en ont
jamais eu. Assez fréquemment, la condition déterminante est une émotion subite et vive. Briquet en a
rapporté d'intéressants exemples. Une malade reçoit à
l'improviste la nouvelle de la mort de sa mère ; à
l'instant ses jambes tremblent, fléchissent sous elle, et
on la relève paralysée. Une jeune fille, en montant le
soir un escalier mal éclairé, est surprise par un homme
déguisé qui se précipite sur elle ; saisie d'effroi, elle
veut crier et se sauver ; mais elle chancelle, tombe, et
on la rapporte paralysée dans sa chambre.

Les fatigues excessives et les marches forcées produisent les mêmes effets que la frayeur. Grasset cite
le cas d'une jeune personne, modiste de son état, qui

passait des nuits et faisait de grands excès de travail
pour nourrir sa famille pauvre ; elle ressentit tout d'un
coup une douleur entre les deux épaules et fut paralysée des deux bras.

Ces paralysies, quel que soit leur siège, affectent
des caractères qui sont communs à toutes. Si elles
ne s'établissent pas d'emblée, elles sont annoncées
quelquefois par des fourmillements, des crampes, etc.
Mais elles peuvent apparaître avec la brusquerie d'une
paralysie consécutive à une hémorrhagie cérébrale.
Quant à leur degré, il varie depuis le simple engourdissement, la lourdeur, jusqu'à la perte complète du
mouvement.

Comme toutes les manifestations de nature hystérique, les paralysies sont mobiles. Apparaissant souvent au moment où elles sont le moins prévues, elles
quittent parfois avec facilité un groupe musculaire pour
en envahir un autre, puis disparaissent pour reparaître
ensuite. On a vu dans certains cas la paralysie affec-
ter successivement le bras, la jambe, le larynx. Briquet
a observé une malade qui marchait, s'asseyait, puis,
sans qu'aucune cause fût intervenue, était incapable
de se lever. La durée de sa paralysie oscillait entre
une demi-heure et six mois. Tout rentrait ensuite dans
l'ordre ; mais un peu plus tard, la même série de
phénomènes se reproduisait. (Legrand du Saulle.)

Il existe un spasme respiratoire très fréquemment
observé et connu sous le nom de toux hystérique.
Cette toux ne se développe que dans le cours de l'hystérie confirmée, dont elle n'est jamais la manifestation

primitive. Quelquefois elle s'établit spontanément, sans cause provocatrice. Assez souvent, au contraire, elle reconnaît des conditions déterminantes. C'est tantôt un simple effort, une fatigue, une émotion ; tantôt c'est la respiration d'une atmosphère trop chaude ou viciée par des vapeurs irritantes. Habituellement bruyante et sonore, ayant parfois un timbre rauque, la toux est très fatigante pour les malades et pour leur entourage. Elle est rarement continue et se produit sous forme d'accès, habituellement très rapprochés les uns des autres ; elle est précédée par une sensation de picotement, par une sorte de titillation à l'arrière-gorge. Elle cesse d'ordinaire pendant le sommeil. La toux hystérique est un des symptômes les plus tenaces de la névrose. Elle résiste souvent à tous les traitements, pendant plusieurs mois et même plusieurs années. Il n'est pas rare de la voir disparaître tout à coup à la suite d'une émotion.

Mais le plus ordinairement, à la contracture succèdent bientôt des mouvements convulsifs qui ont parfois un aspect effrayant. Ces convulsions sont souvent très violentes. Les malades dans leur lit agitent leurs bras et leurs jambes, les portent à droite et à gauche, bousculent leurs couvertures, se lèvent brusquement sur leur séant pour se laisser retomber ensuite. Les mouvements acquièrent une énergie extraordinaire. Le tronc et les membres fléchissent et se redressent alternativement avec une telle force que, si la malade est libre, elle fait des sauts, des bonds, des chutes épouvantables, et que cinq ou six personnes ont peine à la contenir, quand une seule suffirait hors du temps des attaques. (GEORGET.)

« Mᵐᵉ M..., raconte le Dʳ Bergeret, est une femme grande, brune, très vive, dont les regards lancent des traits de flamme, et qui depuis longtemps est sujette à des attaques d'hystérie très fortes. Un jour, la crise nerveuse dont elle fut atteinte devint si violente, que les voisins, l'entendant crier, vinrent me chercher. Je n'ai jamais vu d'attaque d'hystérie aussi effroyable ; elle échappait à toutes les mains qui voulaient la contenir. Elle glissait dans son lit et se tordait comme un serpent, bondissait sur le parquet comme un chevreuil, se heurtant à tous les meubles sans paraître éprouver le moindre sentiment de douleur, s'emparant de tout ce qui lui tombait sous la main et le brisant sans pitié. Elle saisit un moment le pied d'une petite table d'acajou et l'agita comme un éventail avec une force surhumaine. »

C'est alors que, renversées en arrière, les hystériques forment l'arc de cercle, position qu'elles semblent affectionner, et exécutent toutes les contorsions imaginables. C'est ce que le Dʳ Richer appelle la période des tours de force, qui exigent une souplesse, une agilité et une force musculaire bien faites pour étonner les spectateurs, et qui, pendant longtemps, avaient paru tellement au-dessus des forces de la nature, qu'on ne pouvait les expliquer que par l'intervention du démon.

Survient quelquefois une sorte de rage. La malade entre en furie contre elle-même ; elle cherche à se déchirer la figure, à s'arracher les cheveux ; elle pousse des cris lamentables, se frappe si violemment la poitrine avec son poing, qu'on est obligé d'interposer un coussin. La malade s'en prend aux personnes qui l'entourent ; elle cherche à frapper, à mordre. Si elle ne peut les atteindre, elle déchire tout ce qui est à sa portée, ses draps, ses vêtements. Elle pousse alors de véritables cris de rage ou des hurlements de bête fauve. Elle frappe son lit de la tête en même temps que des poings, répétant ce mouvement jusqu'à satiété. Ces mouvements se prolongent souvent fort longtemps. J'ai vu une malade s'agiter ainsi pendant une demi-heure. (P. RICHER.)

Il est fort rare que les malades cherchent alors à se lever et à échapper aux personnes qui les maintiennent, mais il est très fréquent qu'elles tombent lourdement de leur lit. La durée de la période convulsive est très variable. Dans la majorité des cas, elle oscille entre dix et trente minutes ; mais elle peut être beaucoup plus longue.

Quand l'attaque a été de courte durée, les malades réparent tout de suite le désordre de leurs vêtements et reprennent, sans plus tarder, leurs occupations habituelles. Quand, au contraire, les convulsions ont été violentes et prolongées, elles éprouvent un grand sentiment de lassitude qui les oblige à se reposer pendant quelques heures ; elles ne tombent cependant pas dans l'état de sommeil stertoreux qui succède habituellement aux accès épileptiques.

Dans les cas simples, qui sont de beaucoup les plus

fréquents, les caractères des convulsions permettent de reconnaître sans difficulté la nature de la névrose provocatrice. Car rien ne ressemble moins à une attaque d'hystérie franche qu'un accès du vrai mal caduc. (PITRES.)

3° *Période des attitudes passionnelles*. Bientôt les mouvements deviennent moins étendus, moins désordonnés, les convulsions cessent, la face est moins gonflée, l'oppression diminue. On pense que tout va rentrer dans l'ordre et que la patiente ne tardera pas à reprendre connaissance ; c'est ce qui arrive en effet quelquefois. Mais, le plus souvent, tout à coup la face s'anime et reflète diverses impressions. La malade se met à rire d'un rire forcé, convulsif, involontaire. Les yeux eux-mêmes interviennent dans le jeu de la physionomie ; ils deviennent expressifs ; la figure respire la joie ou la terreur ; la patiente est sous le coup d'hallucinations gaies ou tristes ; elle fixe dans l'espace un objet imaginaire, et semble trouver à son hallucination un charme exquis ou éprouver une horreur profonde. (LEGRAND DU SAULLE.) C'est la troisième période, dite des *attitudes passionnelles*.

Suivant Marc et Esquirol, les hallucinations consistent dans des sensations internes que les malades croient éprouver, bien qu'aucune cause extérieure n'agisse matériellement sur eux. Les illusions, au contraire, sont l'effet d'une action matérielle, mais que les sens perçoivent d'une manière fausse. Ainsi, celui qui croit entendre des voix parlant de lui ou lui adressant la parole, bien que le plus profond silence règne

autour de lui, est un *halluciné*. Celui auquel il semble
à tort que les aliments qu'il prend ont une saveur
métallique, étrangère, est un *illusionné*. Or, les hallucinations et les illusions peuvent produire un délire
passager et, par suite, les actes les plus déraisonnables. (Descuret.)

« Pendant cette période, dit P. Richer, les facultés
intellectuelles sont actives, mais il y a toujours hallucination. Ainsi on voit parfois se produire toute la
mimique de la peur ; les yeux hagards, grands ouverts
et fixes, regardent dans le vide et semblent fixer un
objet qui fascine et effraye la patiente ; d'autres fois, ce
sera la colère ; d'autres fois, c'est la volupté avec des
mouvements obscènes et une expression cynique. L'attitude passionnelle manifeste toujours un sentiment,
une action, une pensée. C'est dans cette période que
la malade décrit des scènes lubriques, voit des fleurs,
entend de la musique. Puis, passant à des idées plus
sombres, voit un ennemi qui la poursuit, raconte une
scène d'assassinat et voit le sang couler. »

« Dans la deuxième période, dit un auteur, les
gestes, tout en exprimant la douleur, n'ont aucun but
intentionnel ; dans la troisième, au contraire, ils deviennent parlants. Il y a, entre les contorsions de la seconde
période et les gestes de la troisième, la même différence qu'entre le cri et la parole ; la douleur nous
arrache des cris, mais ces cris, qui nous soulagent personnellement, n'ont pas, comme la parole, la mission
de s'adresser à ceux qui nous entourent. Si certains
mouvements deviennent indirectement les signes exté-

rieurs des souffrances que nous éprouvons, il en est d'autres qui expriment directement par eux-mêmes notre volonté et nos affections. Ce sont des mouvements de ce genre qu'on observe dans la période des attitudes passionnelles, où la malade envoie des baisers, fait tantôt des gestes d'appel et tantôt des gestes de moquerie, de menace et de répulsion. C'est la traduction fidèle des rêves auxquels l'hystérique est sujette en ce moment, et dont elle conserve le souvenir au sortir de ses crises. Son imagination lui rappelle généralement les pensées qui lui ont fait une vive impression dans sa vie passée. »

En proie à des hallucinations, quelquefois gaies, plus souvent effrayantes, l'hystérique traduit par des gestes, par le jeu expressif de sa physionomie, soit les craintes qui l'obsèdent, soit la joie et le plaisir qu'elle éprouve ; tableau singulièrement animé dans quelques cas, auquel les poses plastiques prises par la malade communiquent un aspect des plus pittoresques. (LEGRAND DU SAULLE.) Quoique ces rêves soient principalement exprimés par des mouvements, parfois, cependant, quelques paroles entrecoupées viennent accentuer la signification du geste et indiquer clairement quelle est l'image dont l'esprit de l'hystérique est alors occupé.

Si pendant la deuxième période les forces physiques sont décuplées, pendant la troisième les actes psychiques ont une intensité extrême. Les souvenirs obsèdent l'esprit avec une intensité et une netteté des plus remarquables ; phénomène curieux de reviviscence mentale. Certains malades, par exemple, pro-

noncent des phrases tout entières dans une langue
étrangère oubliée depuis longtemps à l'état de veille...
C'est pendant l'exaltation psychique de cette période
de l'attaque que les prêtres des idoles interrogeaient
les sybilles de l'antiquité, et leur faisaient rendre leurs
oracles. L'attaque développait au suprême degré les
qualités naturelles de ces femmes certainement hystériques, choisies parmi les plus intelligentes, dirigées
dès l'enfance vers leur métier de prêtresses et au courant de tous les événements du jour.

L'hallucination porte alors au plus haut degré l'acui-
té d'esprit des hystériques. C'est pendant l'attaque
qu'elles répondent avec le plus de tact et de finesse
aux questions, parfois très délicates, qu'on leur pose,
et qu'elles seraient souvent incapables d'interpréter à
l'état de veille. Il est bien entendu que l'attaque ne
leur donne ni la faculté de prévision, ni celle de deviner les songes, ni de retrouver les objets perdus ; elle
les met seulement dans un état d'exaltation cérébrale,
leur permettant de mieux leurrer encore les imbéciles
qui viennent les consulter. (GILLES DE LA TOURETTE.)

« Les hallucinations qui terminent souvent l'attaque
ou qui la constituent en partie, dit Gilles de la Tourette, ont une si grande influence sur l'état mental des
hystériques, qu'il nous faut y insister quelque peu.
Elles ont parfois une telle intensité, qu'elles donnent,
au sortir de l'attaque, l'illusion du fait accompli. Nous
avons vu un de nos malades, un homme, l'attaque
terminée, se lever brusquement, ouvrir les fenêtres et
chasser le chat noir, purement immatériel, qui venait

de le tourmenter et le tourmentait encore sur son lit.
C'est le rêve de l'attaque qui peut produire directement les troubles physiques, une paralysie, si le malade a cru tomber dans un précipice, et aussi ces
ecchymoses spontanées dont nous avons ailleurs
esquissé l'histoire.

« Il est à remarquer que ces hallucinations qui
accompagnent l'attaque, peuvent s'adresser à tous les
sens, mais plus particulièrement au sens de la vue...

« La vision n'est pas immobile ; elle apparaît en
marchant dans un certain sens et dans une direction
qui est toujours la même. Les chats, les rats, etc.,
courent, en passant devant la malade, de gauche à
droite ou de droite à gauche, suivant que l'insensibilité d'une partie du corps siège à gauche ou à droite.
Le plus souvent le fantôme passe aux côtés de la malade ; il vient de derrière elle pour s'évanouir en
avant, et cela du côté insensible. Sainte Thérèse avait
le plus souvent des hallucinations du côté gauche. »
Assimiler les visions de sainte Thérèse aux rêves des
hystériques, voilà où Gilles de la Tourette voulait en
venir ; voilà où tendent ses suppositions gratuites, ses
hypothèses chimériques et ses assertions dénuées de
preuves. Il va développer cette idée.

« Si ces hallucinations s'effectuaient uniquement
sous l'influence de l'attaque, les phénomènes qu'elles
entraînent et qui ont une si grande place dans l'état
mental des hystériques, seraient d'une facile interprétation. Mais il est loin d'en être ainsi, par ce fait qu'il
est des hystériques chez lesquelles les attaques sont

très espacées, et d'autres chez lesquelles l'attaque fait complètement défaut. Aussi nous faut-il tenir désormais le plus grand compte d'une autre série de faits, se succédant, pour ainsi dire, sans relâche, et qui pèsent du plus grand poids sur l'état mental de l'hystérique ; nous voulons parler des cauchemars et des rêves, déjà expressément notés par Sydenham. « La nuit, dit-il, « qui est pour les autres hommes un temps de repos et « de tranquillité, devient pour les malades dont nous « parlons, de même que pour les superstitieux, une « occasion de mille chagrins et de mille craintes, à « cause des rêves qu'ils font et qui roulent ordinaire- « ment sur des morts et des revenants... » Avant de s'endormir tout à fait, les hystériques s'assoupissent et se réveillent en sursaut à diverses reprises ; elles ont des secousses, des sensations de fourmillement, des impatiences, principalement dans la moitié du corps qui est insensible. Dans cette période, intermédiaire à la veille et au sommeil, elles ont quelquefois des hallucinations, s'imaginent qu'on leur cause, croient voir des personnes, des têtes bizarres autour de leur lit. »

« Suzanne V..., raconte P. Richer, a une série d'attaques épileptiformes. A la suite, la malade est saisie de crainte, se cache la figure dans l'oreiller. Bientôt elle se redresse, et, se penchant sur le bord de son lit, l'œil fixé à terre, elle est victime d'une hallucination effrayante qu'elle traduit en ces termes : « Oh! « la terre qui s'ouvre, des têtes sortent... ce sont des « fantômes... Tiens !... Oh ! ces têtes affreuses! « ces grimaces qu'elles font !... Je ne veux pas qu'il

« me touche, celui-ci... Après un instant de silence,
« Eh bien ! approche... qu'il ose... (air de défi). Oh !
« pour sûr que ce n'est pas vrai,... si... c'est bien des
« fantômes !... Oh ! (long mouvement de surprise et
« d'effroi) ces bêtes qui viennent près de moi !... Des
« crapauds ! ah ! maman, ils viennent sur moi ! (vive
« frayeur, elle se retire, se cache sous ses couvertures).
« Je n'aime pas ça, des crapauds... c'est sale, pouah !
« des crapauds ! On voit des singes, des crapauds, de
« tout dans cette maison. »

« Les tableaux les plus changeants passent devant
leurs yeux, tour à tour gais ou tristes, le plus souvent
tristes ; elles ont, comme dans le rêve de l'attaque,
des visions d'animaux fantastiques, d'animaux rouges
ou gris, suivant les couleurs qu'elles possèdent encore ;
effrayées dans leur sommeil, elles s'agitent et, parfois,
tombent à bas de leur lit. Même dans ces cas, et nous
en avons des exemples par devers nous, elles ne se
réveillent pas toujours, car, étant donné l'insensibilité
qui existe si souvent, les chutes ne sont pas toujours
douloureusement senties. »

« Une jeune fille de dix-neuf ans, à hérédité nerveuse très chargée, appelait, le 9 décembre 1889,
notre attention sur une rougeur, siégeant à la face
interne du tibia droit, qu'elle avait remarquée, le matin
même, en vaquant aux soins de sa toilette. La veille
au soir, à la suite d'une vive contrariété, elle avait eu
une crise de larmes ; son sommeil avait été entrecoupé
par des rêves terrifiants, ce qui lui arrivait souvent,
d'ailleurs, et, vers le matin, elle avait ressenti une

vive douleur à la face interne de la jambe droite. Elle fut toute surprise, en s'habillant, de constater à cet endroit une tache de forme ovalaire, à grand diamètre vertical, mesurant environ 5 centimètres de longueur sur 3 centimètres de largeur.

« A quelles causes fallait-il attribuer le développement de cette hémorrhagie sous-cutanée qui, les jours suivants, jusqu'à sa disparition, passa par toutes les nuances ordinairement observées en pareil cas? La malade affirmait ne s'être pas heurtée ; elle était sûre que l'ecchymose n'existait pas le soir, au moment du coucher ; il était non moins certain qu'il n'y avait pas eu, pendant la nuit, d'attaque convulsive. Nous n'hésitâmes pas, pour notre part, à mettre sur le compte d'un rêve dont, à la vérité, nous ne possédions pas tous les éléments d'appréciation, étant donné la perte du souvenir au réveil, l'apparition de cette ecchymose, connaissant l'influence que possède le moral sur le physique de ces malades.

« Les stigmates ainsi produits ne sont pas toujours apparents, mais leur réalité douloureuse, purement psychique d'ailleurs, n'en existe pas moins, ainsi que le montre le passage suivant, emprunté à la *Vie de sainte Thérèse*, écrite par elle-même, « dans laquelle, « dit M. le professeur Charcot, cette femme de génie, « avec une subtilité d'analyse vraiment merveilleuse, « nous fait pénétrer dans l'intimité de son mal »,

« Quelquefois, dit-elle, la douleur se fait sentir à un tel excès qu'on n'est plus capable ni de prière ni de quoi que ce soit. Le corps en perd tout mouve-

ment ; il est tellement saisi qu'on ne peut remuer ni
les pieds ni les mains. Tant que le corps est dans le
ravissement, il reste comme mort, et souvent dans une
impuissance absolue d'agir. Il conserve l'attitude dans
laquelle il a été surpris. Ainsi il reste sur pied ou
assis, les mains ouvertes ou fermées, en un mot dans
l'état où le ravissement l'a trouvé. Parfois cependant
si l'on est debout, les genoux fléchissent ; on tombe
sur soi-même, en proie à un tel transport, que l'on peut
à peine respirer. On laisse seulement échapper quelques soupirs très faibles en apparence, parce que
toute la force extérieure manque, mais très vifs par
l'intensité de la douleur qui les arrache.

« Tandis que j'étais dans cet état, voici une vision
dont le Seigneur daigna me favoriser à diverses reprises. J'apercevais près de moi, du côté gauche, un
ange sous une forme corporelle. Il est extrêmement
rare que je les voie ainsi. Quoique j'aie très souvent
le bonheur de jouir de la présence des anges, je ne
les vois que par une vision intellectuelle... Dans
celle-ci, le Seigneur voulut que l'ange se montrât
sous une forme sensible aux yeux de mon âme. Il
n'était point grand, mais petit et très beau ; à son
visage enflammé, on reconnaissait un de ces esprits
d'une très haute hiérarchie, qui ne sont, ce semble,
que flamme et amour. Il était apparemment de ceux
qu'on nomme chérubins, car ils ne disent pas leurs
noms. Mais je vois bien que, dans le ciel, il y a une
si grande différence de certains anges à d'autres, et de
ceux-ci à d'autres, que je ne saurais dire. Je voyais

dans les mains de cet ange un long dard qui était d'or et dont la pointe en fer avait à l'extrémité un peu de feu. De temps en temps, il le plongeait au travers de mon cœur et l'enfonçait jusqu'aux entrailles ! on le retirant, il semblait me les emporter avec ce dard et me laissait tout embrasée d'amour de Dieu.

« La douleur de cette blessure était si vive qu'elle m'arrachait ces faibles soupirs dont je parlais naguère ; mais cet indicible martyre me faisait goûter, en même temps, les plus suaves délices ; aussi je ne pouvais ni en désirer la fin, ni trouver de bonheur hors de Dieu. Ce n'est pas une souffrance corporelle, mais toute spirituelle, quoique le corps ne laisse pas d'y participer à un haut degré. »

Pour le Dr Gilles de la Tourette comme pour M. Charcot, cette vision n'est qu'une hallucination de malade. Il faut que ces messieurs comptent beaucoup sur l'ignorance de leurs lecteurs.

Ainsi une tache apparaît sous la peau d'une jeune fille, Gilles de la Tourette n'hésite pas à l'attribuer à l'effet d'un rêve, sans en donner la moindre preuve, sans citer d'autres faits semblables, et quoiqu'on puisse l'expliquer de beaucoup d'autres manières. Puis il en tire la conséquence que les révélations de sainte Thérèse provenaient aussi de rêves et de cauchemars. Ainsi cette femme d'une intelligence si vive, d'un jugement si droit, d'une volonté si ferme, d'une prudence si admirable dans ses entreprises, d'une constance si inébranlable dans ses résolutions, que Charcot lui-même l'appelle une femme de génie, était là dupe de

son imagination ! Peut-on agir avec plus de légèreté et
de témérité? Ainsi, en célébrant dans tout leur Ordre,
avec l'approbation de l'Église, la fête de la Transver-
bération du cœur de sainte Thérèse, les Carmes et les
Carmélites honorent une hallucination de malade !
C'est ainsi qu'une certaine école cherche à rendre ridicules et méprisables les enseignements de l'Église.

Ce qu'il y a de plus triste à dire, c'est que ces docteurs appuient leur opinion sur le témoignage d'un
religieux. « On sait, ajoute en note Gilles de la Tourette, que sainte Thérèse était une hystérique extatique, ainsi que l'a *démontré*, corroborant ainsi l'opinion médicale, le P. Hahn, de la Compagnie de Jésus,
dans un ouvrage couronné dans un concours par un
jury nommé par l'évêque de Salamanque. Nous devons
ajouter qu'un autre Jésuite, le P. de San, a *essayé*
de réfuter les idées émises par son collègue. » Mais
ce que le D' Gilles de la Tourette ne dit pas, et qu'il
ignorait sans doute, c'est qu'il a été démontré que cet
ouvrage n'avait jamais été couronné ; que, bien loin
de le couronner, la commission de Salamanque avait
signalé son peu de valeur théologique et déclaré que,
d'après son opinion, sainte Thérèse n'était pas hystérique ; c'est que, si l'on a accordé au P. Hahn une
médaille d'or, restée sans emploi, ce n'était pas qu'on
eût trouvé son travail meilleur que ceux de ses concur-
rents, qui, au contraire, l'avaient emporté sur le sien;
mais pour reconnaître sa bonne volonté et la peine
considérable qu'il avait prise ; c'est qu'enfin l'ouvrage
du P. Hahn a été solidement réfuté, sévèrement con-

damné et mis à l'index. « Voilà comment ; avec de pareilles assertions, nous écrivait un éminent professeur de théologie, on scandalise les âmes pieuses et on ébranle la foi dans les âmes faibles et ignorantes. »

Le Dr Gilles de la Tourette a-t-il reconnu lui-même que ses assertions ne reposaient pas sur un fondement bien solide. Toujours est-il que dans le second volume de son traité de l'*Hystérie*, qui a paru dans le courant de l'année dernière (1895), il revient très longuement sur ce sujet. Après avoir rappelé que dans son premier volume il avait étudié les *stigmata diaboli*, dont, au moyen âge, on croyait marqués les possédés, et qui consistaient surtout en des *places* d'insensibilité à la douleur où le démon était censé avoir apposé sa griffe, il ajoute :

« Dans le sens mystique du mot, les stigmates se rapportaient à des phénomènes de nature hystérique, à des lésions cutanées, rappelant par leur localisation les plaies de Jésus crucifié. C'est ainsi que nous noterons sur saint François d'Assise et sur Louise Lateau l'empreinte sanglante de la couronne d'épines, la trace des clous aux pieds et aux mains, et aussi la plaie béante du côté. Avec l'aide de ce que nous savons aujourd'hui sur l'état mental des hystériques et grâce à des expériences précises, il nous sera facile, croyons-nous, d'interpréter la réalité de ces phénomènes, considérés longtemps comme d'essence miraculeuse. »

D'après ce docteur, « les hallucinations qui terminent souvent l'attaque ont parfois une telle intensité qu'elles donnent, au sortir de l'attaque, l'illusion du fait accompli et qu'elles peuvent produire directement les troubles les plus étonnants. C'est ainsi que sœur Jeanne des Anges et Madeleine Buvent avaient le corps déchiré, livide, noir, plombé, après des attaques où le diable les avait rouées de coups imaginaires. »

Nous ne suivrons pas le Dʳ Gilles de la Tourette dans l'exposé des phénomènes extraordinaires qui se produisent chez les hystériques pendant l'attaque et qu'il cite à l'appui de son opinion : nous nous arrêterons seulement aux deux faits sur lesquels il insiste particulièrement : les stigmates de saint François d'Assise et ceux de Louise Lateau. Et même, quant à cette dernière, nous n'en dirons que deux mots. Chez elle, la production des stigmates du jeudi au vendredi de chaque semaine pendant plusieurs années est un fait incontestable et admis par tous les hommes de bonne foi. Mais cette production était-elle l'effet d'une hallucination hystérique, comme le prétend le docteur, ou l'effet d'une intervention extra-naturelle, et, dans ce dernier cas, était-ce l'effet d'une intervention divine ou d'une intervention diabolique ? On a beaucoup examiné, beaucoup discuté, beaucoup écrit pour et contre, sans que jamais la question ait été tranchée définitivement dans un sens ou dans l'autre. Peu à peu le silence se fit autour de Louise Lateau, et, quand elle mourut, sa mort ne fit aucune impression ; on ne s'en occupait plus. Il est inutile, ce nous semble, de discuter sur un fait dont la cause est restée douteuse.

Pour ce qui est de saint François d'Assise, il en est tout autrement, et il est facile de démontrer que-toute

l'argumentation du Dr Gilles de la Tourette repose sur
ce qu'on appelait jadis une pétition de principe et qu'il
pose en fait ce qui est en question.

Tous les faits cités par lui pour expliquer les stigmates de saint François appartiennent exclusivement
à des personnes notoirement hystériques et proviennent de la névrose. Si donc notre saint n'était pas
hystérique, toute l'argumentation du docteur tombe ou
porte à faux : il l'a bien compris ; aussi ne craint-il
pas d'affirmer hautement que saint François était hystérique, mais il n'en donne aucune preuve. « La lecture de sa *Vie*, se contente-t-il de dire, ne permet pas
un seul instant de mettre en doute l'hystérie du saint
personnage. » Il nous paraît très regrettable qu'il
n'ait pas cité quelque passage à l'appui de son assertion. Nous aussi, nous avons lu plusieurs fois, et dans
divers auteurs, la vie du saint, et, parmi les faits merveilleux dont elle est remplie, nous n'en avons pas
rencontré un seul d'où l'on puisse conclure qu'il était
hystérique.

N'avons-nous pas raison de dire que toute l'argumentation du Dr Gilles de la Tourette repose sur une
pétition de principe ?

Ce n'est pas tout ; les conséquences qu'il tire de la
Vie du saint pour prouver qu'il était hystérique ne
nous paraissent pas concorder avec les principes qu'il
a posés. Pour s'en convaincre, il suffit de lire son
récit :

« Ce fut pendant une de ses attaques d'extase qu'il
vit descendre des hauteurs du ciel un séraphin aux six

ailes de feu éblouissantes de clarté. L'ange vola d'un
vol rapide tout près de lui et demeura suspendu dans
les airs, et alors apparut entre ses ailes l'image de
Jésus crucifié. A cette vue, l'âme de François fut saisie
d'une stupeur indicible. La joie et la douleur le rem-
plissaient tour à tour : la joie, parce qu'il avait en face
de lui le Dieu de son cœur, le Dieu d'amour sous la
forme du séraphin ; la douleur, parce que c'était Jésus
souffrant avec les mains et les pieds attachés à la croix
et le cœur percé de la lance... La vision disparut,
mais elle laissa dans son cœur une ardeur merveilleuse
et dans sa chair la trace non moins merveilleuse de
de l'empreinte divine. Tout aussitôt en effet, apparu-
rent sur ses membres les cinq plaies qu'il venait d'a-
dorer dans l'apparition. Ses mains et ses pieds sem-
blaient transpercés par de gros clous dont la tête ronde
et noire était fort visible, et dont la pointe longue et
comme rabattue dépassait le dessus des mains et la
plante des pieds. La plaie du côté, large et béante,
laissait voir une cicatrice de couleur vermeille, dont le
sang découlait souvent sur les vêtements du saint. »

Gilles de la Tourette prétend que c'est l'hallucination hystérique et le rêve de l'attaque qui produisent
ces effets physiques. Ainsi sœur Marie des Anges s'i-
magine être battue par le démon, et aussitôt des ecchymoses et des contusions apparaissent à l'endroit où
elle croit avoir été frappée. Mais dans le récit qu'on
vient de lire, on ne voit pas que le saint, tout absorbé
par le double sentiment de la joie et de la douleur, ait
songé un seul instant à l'impression des stigmates

dans ses membres. Ils ne sont donc pas l'effet de l'hallucination et du rêve : mais alors comment notre docteur expliquera-t-il leur apparition ?

Il ajoute encore, d'après le récit de saint Bonaven-
ture, qu'il ne contredit pas : « Lorsque saint François
fut mort, on voyait dans ses mains et dans ses pieds
des clous miraculeusement formés de sa chair, et qui
étaient tellement adhérents, que, poussés d'un côté, ils
avançaient de l'autre, comme des nerfs fort durs et
d'une seule pièce. Rien n'empêchait plus de voir la
plaie du côté, qu'il cachait avec soin pendant sa vie...
Les clous avaient la couleur grisâtre du fer, mais la
blessure du côté, avec sa couleur vermeille et ses bords
repliés, ressemblait à une belle rose fraîchement épa-
nouie... Sainte Claire essaya d'arracher un des clous
miraculeux pour le conserver comme une relique; mais
elle ne put y réussir. »

L'Église enseigne que tout fut miraculeux dans la
production des stigmates de saint François d'Assise ;
Gilles de la Tourette affirme que ce fut l'effet d'un rêve
et d'une hallucination de malade. Pour notre compte,
il nous est beaucoup plus facile de croire au miracle
que de croire qu'un simple rêve a suffi pour produire
instantanément des clous dans les pieds et dans les
mains, et une plaie au côté qui continue de saigner pendant plus de deux ans, jusqu'à la mort du
saint.

Pour revenir aux *attitudes passionnelles* dans
cette période, l'insensibilité, générale ou plus souvent
partielle, est poussée à un haut degré. La malade est

insensible aux piqûres, aux impressions visuelles, auditives et tactiles. Seule, la compression d'un point hystérogène est capable de la rappeler à la connaissance du monde réel.

4° *Période du délire.* Les sens commencent à reprendre leurs fonctions ; la patiente voit confusément les objets ; mais, sous l'empire de l'exaltation et de l'imagination, elle les interprète faussement, elle confond les personnes. En certains endroits qu'elle reconnaît, elle place des êtres imaginaires, généralement des animaux hideux et repoussants, des serpents, des rats, des crapauds. En proie au malaise, elle est plus portée à dire des injures qu'à faire des compliments : véritable cauchemar, mais où la parole est libre et les sens en partie actifs. L'hystérique répond aux paroles qu'on lui adresse ; mais pas toujours sensément, parce qu'elle les adapte aux situations forgées par son imagination exaltée. Le délire est souvent religieux. Les patientes mettent volontiers de bons et de mauvais génies derrière leurs visions agréables ou désagréables. Quelquefois elles se croient transportées dans un monde imaginaire avec un prince charmant ; les idées érotiques s'y mêlent assez souvent. (GRASSET.)

« On conçoit, dit P. Richer, que les troisième et quatrième périodes de l'attaque hystérique, prenant toutes deux leur origine dans des troubles de l'intelligence, puissent parfois se confondre, et que les limites de chaque période ne soient pas nettement tranchées. Mais il n'en est pas moins vrai que chacune d'elles, lorsqu'elle est suffisamment développée, possède des caractères assez précis et assez spéciaux pour pouvoir la distinguer nettement.

« Si dans les deux cas il y a conception délirante, dans l'un, c'est le délire de la mémoire, dans l'autre, c'est le délire de l'action. Dans la quatrième période, la malade converse et raconte ; dans la troisième, elle agit. Ici de la mimique, des attitudes variées ; là des paroles, des discours. Si la quatrième période se parle, la troisième se joue. Les hallucinations sont la raison d'être, la condition nécessaire de la troisième période, les attitudes passionnelles n'en étant en quelque sorte que la traduction objective ; elles manquent le plus souvent dans la quatrième période, et sont remplacées par des illusions.

« Dans la troisième période, les hallucinations se reproduisent toujours d'une manière identique. Les attitudes passionnelles, en dehors des scènes de pure imagination, reproduisent les événements qui, par l'impression vive portée sur l'esprit de la malade, ont occasionné les premières attaques ou en ont favorisé le développement ; ces scènes, quelquefois gaies, mais le plus souvent terribles, reparaissent à chaque attaque sans jamais rien perdre de leur vivacité, et sont rendues par des gestes, des attitudes qui ne varient pas. Le délire de la quatrième période n'est pas aussi stéréotypé, aussi immuable ; il est varié à l'infini et porte sur les sujets les plus divers. S'il touche aux grandes émotions passées de la malade, c'est pour en parler comme d'un fait éloigné, et non pour les faire revivre dans tous leurs détails, comme cela a lieu dans la

troisième période. Mais le plus souvent ce délire de la
fin puise son sujet dans les impressions journalières
de la malade et dans les préoccupations de son esprit
et de son cœur. L'abolition de la volonté rend même
toute dissimulation impossible. Aussi la malade décou-
vre-t-elle parfois ses plus secrètes pensées et fait-elle
part de ses projets les mieux cachés.

« Dans la troisième période enfin, la malade est
complètement distraite du monde extérieur et insensible à toutes les excitations. Elle ne voit rien, elle
n'entend rien, elle ne sent rien. Rien de ce qui se
passe en dehors d'elle ne saurait influencer son délire.
Dans la quatrième période, sans avoir complètement
recouvré ses sens, elle ne demeure pas aussi inacces-
sible aux influences du dehors. Elle est le jouet d'illusions. Elle entend, mais elle ne rapporte pas le bruit
à sa véritable cause ; elle lui attribue une signification
avec l'idée qui la possède. Elle voit, mais elle ne
reconnaît pas les personnes qui l'entourent, elle leur
donne des noms supposés et les prend pour les personnages de ses hallucinations. » (P. RICHER.)

Contrairement à ce qu'on observe dans l'accès
d'hystérie sans convulsions, la conscience est abolie
pendant toute la durée de la crise, et la malade, revenue à la santé, ne garde aucun souvenir de ce qui
vient de se passer. (LEGRAND DU SAULLE.)

IV

MARCHE ET DURÉE DES ATTAQUES AVEC CONVULSIONS.

Les périodes dont on vient de voir la description se
succèdent dans l'ordre que nous avons suivi, pour
constituer une attaque épileptiforme régulière et complète. La période épileptoïde dure en moyenne de une
à trois minutes. D'ordinaire elle est nettement séparée
par un moment de calme de la seconde période
(grands mouvements et contorsions), dont la durée est
à peu près égale à celle de la période épileptoïde.
Enfin la ligne de démarcation est bien moins nette
entre les attitudes passionnelles et la deuxième période, l'hallucination commençant quelquefois pendant
celle-ci. La période des attitudes passionnelles est la
plus longue, elle dure en moyenne de cinq minutes à
un quart d'heure.

« Ces trois périodes, qui constituent, à proprement
parler, l'attaque, ont ensemble une durée moyenne d'un
quart d'heure à une demi-heure. La quatrième période, qui est plutôt une sorte de prolongation de l'attaque que l'attaque elle-même, a une durée fort difficile
à préciser. Elle peut être fort courte, de quelques minutes seulement, ou se prolonger beaucoup plus longtemps. » (P. RICHER.)

L'attaque d'hystérie se montre très rarement isolée.
Elle se répète plusieurs fois de suite, pour former ce

qu'on appelle des séries d'attaques, parfois fort longues. Dans les séries, les attaques se succèdent de
deux manières : tantôt elles s'enchevêtrent, c'est-à-
dire qu'une attaque n'est pas finie qu'une autre recom-
mence aussitôt. La malade ne reprend pas connaissance. Dans ces cas, la quatrième période fait défaut,
et les attitudes passionnelles sont brusquement inter-
rompues par la période épileptoïde d'une nouvelle
attaque. La quatrième période ne se montre qu'à la
fin de la série.

Tantôt les attaques sont séparées par un intervalle
de lucidité plus ou moins long, qui peut durer de dix
minutes à un quart d'heure. Dans ce cas, l'attaque est
complète, et la quatrième période est représentée.

Le nombre des attaques qui composent une série
peut être considérable, de vingt à cent, quelquefois
davantage. La série se prolonge pendant quatre, cinq
heures, et même un jour entier. Enfin les séries elles-
mêmes peuvent se succéder, ne laissant par jour que
peu d'heures de repos, pendant lesquelles la malade
prend quelque nourriture. Et cet état peut durer quinze
jours, un mois, et même davantage. Georget parle d'un
cas où l'attaque avait duré quarante-cinq jours, et les
attaques partielles qui la composaient avaient des intervalles de repos de quarante à cinquante minutes.

Les attaques qui composent une même série ne sont
pas toutes d'égale durée, ni parfaitement semblables.
Dans le commencement, les attaques se montrent violentes et précipitées : vers la fin de la série au contraire, elles se prolongent et semblent gagner en éten-

due ce qu'elles perdent en intensité. Au début d'une
série, l'attaque est souvent incomplète; une des périodes fait entièrement défaut ou ne se présente qu'à
l'état d'ébauche. Bientôt les trois principales périodes
se montrent complètement développées, se suivent
sans interruption et ne laissent à la malade ni trève
ni repos; la durée en est plus ou moins longue. Puis la
violence des accidents diminue peu à peu. Les diverses
périodes sont séparées par un intervalle de repos, et
les attitudes passionnelles sont suivies du délire de la
quatrième période, qui prend une importance de plus
en plus grande. Il ne reste plus des autres périodes
de l'attaque que quelques phénomènes épileptiformes
qui se montrent de loin en loin et finissent par s'épui-
ser complètement ou persistent au contraire pendant
un temps fort long.

Mais, comme on l'a déjà dit, un caractère bien particulier à ces troubles organiques, c'est d'être sous l'influence de l'âme, et que, survenus subitement, ils disparaissent de même, à la suite d'une émotion vive,
d'une surprise ou d'une frayeur. Une hystérique est
paralysée depuis plusieurs années ou elle a au bras une
contracture permanente; elle ne peut faire un pas, ni
plier le bras; elle éprouve une émotion morale ou elle
est hypnotisée, à l'instant elle marche et se sert de
son bras comme si jamais elle n'avait été paralysée
ou contracturée.

« Dans un village belge, raconte le P. Hahn, à Duf-
fel, vit encore actuellement (1883) une jeune fille hystérique que j'ai l'occasion de voir quelquefois. Sa

jambe droite est paralysée et insensible. On peut enfoncer, sans faire souffrir la malade, des pointes acé-
rées jusqu'au sein des chairs du membre affecté. Mais
jetez la jeune fille dans le sommeil artificiel de l'hypnotisme, en lui faisant contempler un objet brillant, aussitôt elle marche, court même au besoin, sauf à retomber dans son état paralytique immédiatement après
son réveil... Elle présente, au point de vue des mouvements, deux états successifs très distincts. Dans l'un,
elle parle, mais ne parvient pas à boire ; dans l'autre,
elle boit, mais devient muette. Chose singulière, lorsqu'elle peut parler, elle est gaie, mais ne peut se rappeler aucun des événements arrivés pendant son mutisme,
qui coïncide toujours avec une teinte assez prononcée
de mélancolie. »

C'est à la suite de ces guérisons instantanées que le
Dr Gilles de la Tourette, fort embarrassé pour expliquer
les prodiges qui s'opèrent journellement à Lourdes
depuis plus de trente ans, ne craint pas d'émettre cette
assertion aussi fausse qu'impie : « Les muets qui parlent, les aveugles qui voient, les sourds qui entendent,
les paralytiques qui marchent et les morts qui ressus-
citent, sont des hystériques. C'est l'hystérie qui réalise
les guérisons auxquelles on a appliqué la qualification
de miraculeuses... » Et dans un autre endroit il ajoute :
« Personne ne peut nier aujourd'hui que les guérisons
dites miraculeuses ne sont rien autre chose que la
mise en œuvre des phénomènes suggestifs. »

Mais qu'entend-il par phénomènes suggestifs ?
D'après lui, les hystériques sont des êtres extrême-

ment impressionnables, qui, adoptent très facilement
les idées qu'on leur suggère ou qu'ils se forment eux-
mêmes par l'imagination. « De là deux sortes de suggestions : les unes *extrinsèques*, qui viennent du
dehors ; les autres *intrinsèques*, qui proviennent de
la personne elle-même et qui constituent l'*autosug-
gestion*, dont l'importance est extrême en matière
d'hystérie. »

« A notre avis, dit Alfred Binet, les recherches sur
l'hypnotisme de ces quinze dernières années ont surtout contribué à mettre en lumière un fait extrêmement
important : l'action morale de l'homme sur l'homme.
C'est cette action morale qu'on appelle aujourd'hui la
suggestion. On a donné un nom nouveau à une chose
ancienne, si ancienne qu'elle a dû se produire dès que
deux êtres humains se sont rencontrés. Cette action
morale, qui ne la connaît, qui ne l'a exercée, qui ne
l'a subie? Elle est partout autour de nous, et, pour
l'apercevoir, il suffit d'écouter deux personnes qui causent ou qui discutent ; rarement les deux interlocuteurs
sont d'autorité égale. Le plus souvent il y en a un qui
mène la conversation, qui l'interrompt, la reprend et
la dirige à son gré ; et cette autorité n'est pas nécessairement du côté de la raison, du bon sens, ni même
de l'esprit... A quoi tient son autorité? Pourquoi y
a-t-il des individus qui, naturellement, sans effort, sans
même le savoir, prennent la place la plus en vue dans
un cercle d'interlocuteurs, imposent leur opinion et
leur goût dans un salon et même dans toute une
société? L'autorité semble faite d'un grand nombre de

qualités physiques et morales, dont aucune, isolément, n'est nécessaire, et qui agissent par leur ensemble : une bonne organisation physique, une adresse naturelle, une voix forte, et bien timbrée, une élocution facile, un regard ferme, un esprit prompt à la riposte, du calme, de la fermeté, une sensibilité modérée, du tact, de la confiance en soi-même, des idées arrêtées, de la fortune, une belle position sociale et d'autres dons encore dont on a une perception confuse et qu'on ne réussit pas à démêler, mais qui contribuent à former l'homme d'action, le conducteur du troupeau. »

Que de fois on a vu des gens intelligents, instruits, mais sans caractère, dominés et entraînés par d'autres qui leur sont de beaucoup inférieurs sous tous les rapports, mais qui sont doués d'une volonté énergique. Voici un homme pacifique par nature à qui, au milieu d'une conversation animée, on adresse un mot plaisant qui fait sourire l'assemblée ; tout entier à la question, il ne l'a pas même remarqué ; mais un de ces faux amis, comme il y en a tant, relève ce mot, le commente, le dénature, en exagère la portée, déclare avec emphase qu'il est impossible à un homme d'honneur de laisser passer une pareille injure sans en tirer vengeance, et il fait si bien qu'il inspire à cet homme une haine implacable que le sang seul pourra éteindre. Que de duels funestes n'ont pas eu d'autres causes ! Que de fois une parole ardente a suffi pour entraîner dans les pires aventures des hommes paisibles, qui ne songeaient à rien quelques heures auparavant et qui déplorent toute leur vie leur faiblesse et leur aveu-

glement. Ils ont cédé à ce que le Dʳ Gilles de la Tourette appelle une suggestion extrinsèque.

A chaque instant, on rencontre des personnes plon-
gées dans une profonde tristesse ; elles sont parfaitement constituées, et; jusqu'à ces derniers temps, elles
ont joui d'une santé parfaite ; mais un jour elles se
sont imaginé qu'elles avaient une affection du cœur,
et, depuis ce moment, elles vivent dans des transes
continuelles, elles n'osent plus sortir ; il leur semble à
chaque instant qu'elles vont mourir ; ce sont des
malades imaginaires, victimes de leurs propres suggestions. Or, c'est à ces suggestions intrinsèques ou
extrinsèques que le Dʳ Gilles de la Tourette attribue
toutes les guérisons dites miraculeuses. En d'autres
termes, d'après lui, ces guérisons proviennent de
l'imagination impressionnée et surexcitée des malades,
et, à l'appui de sa thèse, il cite plusieurs exemples.

« Il est des hystériques, dit-il, chez lesquels cet
état de suggestibilité est si grand que, pendant la
veille, ce sont de purs automates : leur état mental est
absolument identique avec celui des somnambules
hypnotiques, qui, d'ailleurs, sont, eux aussi, des hystériques. Lorsqu'on leur raconte des histoires émouvantes, il n'est pas besoin de pratiques hypnotiques
pour les convaincre : comme les petits enfants, ils
croient tout ce qui frappe leur esprit. Nous connaissons une malade de cet ordre, hospitalisée depuis plusieurs années, qui, à ce point de vue, est un merveilleux sujet d'étude. Son état d'esprit est tel, qu'à l'état
de veille, on ne manque jamais, avec un peu d'insis-

tance, de lui faire prendre la fiction pour la réalité ;
on lui fait accepter des fleurs imaginaires ; on détermine à volonté, chez elle, la joie ou la tristesse : son
cerveau est une cire molle à la merci de la suggestion.
Dans l'intervalle des attaques, elle est gaie, bonne pour
ses camarades, surtout, comme elle le dit elle-même,
quand elle a bien dormi ; par contre, trois ou quatre
jours avant son attaque, elle devient méchante, querelleuse, son sommeil est entrecoupé de cauchemars,
et les surveillantes de la salle ne s'y trompent pas :
« Hab... va être malade, » viennent-elles nous dire, et
nous savons alors quels accès formidables vont éclater.

« Une hystérique entend dire dans sa jeunesse, par
un maladroit, que les femmes atteintes de sa maladie
mouraient à la ménopause. Vingt ans plus tard, au
moment des premières manifestations de l'âge critique,
elle se prépare à mourir, étouffe, et serait peut-être
morte, si nous n'avions fini par découvrir son secret et
par modifier, non sans peine, sa conviction. Elle se
décida à vivre, et depuis elle se porte bien.

« Rose était malade et paralysée : aucun remède, ni
physique ni moral, ne semblait avoir de prise sur elle.
Pendant le délire d'une crise d'hystérie, je l'entends
dire : « On ne me guérira pas ; ce n'est pas une mala-
« die que j'ai : je suis ensorcelée par ce vieux sorcier
« que j'ai fâché contre moi ; il n'y a rien à faire. » Je
lui fis avouer cette singulière histoire, et parvins,
avec bien des difficultés, à lui enlever cette conviction
vraiment délirante, et je n'eus plus de peine à suppri-
mer la paralysie. » C'est sur de pareils faits que la

plupart des médecins s'appuient pour soutenir que toutes les guérisons extraordinaires peuvent s'expliquer par l'hystérie, l'hypnotisme et la suggestion. Nous verrons tout à l'heure ce qu'il faut en penser.

Il n'y a pas longtemps encore, quand on parlait des miracles de Lourdes devant les médecins, la plupart se contentaient de lever les épaules et de répondre avec un sourire moqueur : « On ne discute pas les « miracles ; c'est un reste des superstitions du moyen « âge et de ses préjugés. La science en a fait justice « depuis longtemps. Parler de miracles à notre épo- « que, c'est faire injure à notre siècle de progrès. » Aujourd'hui, ces orgueilleuses négations ne sont plus de mise. Les écoles de la Salpêtrière, de Nancy, de Bordeaux, rompant avec les traditions du passé, ont compris qu'il fallait sortir d'une négation systématique, et ils ont reconnu qu'il y avait à Lourdes des guérisons capables de frapper d'étonnement les spectateurs les plus instruits. Mais, comme le Dr Gilles de la Tourette, elles prétendent en trouver l'explication dans les phénomènes de l'hystérie, et dans les expériences de l'hypnotisme et de la suggestion.

« Les accidents hystériques, dit le Dr Pitres, peuvent être provoqués, modifiés ou supprimés par des influences psychiques ou par des causes physiques, qui n'ont aucune action sur les accidents similaires dépendant des lésions organiques... Voici une malade qui est insensible du côté gauche, je la pique profondément sur différents points de ce côté du corps, sans qu'elle éprouve la moindre douleur. Le côté droit a conservé toute sa sensibilité. Nous appliquons son avant-bras droit contre les pôles d'un fort aimant, et dans trois minutes, le côté gauche, qui était insensible, sera devenu sensible, et le côté droit, qui était sensible, sera devenu insensible.

« Je tends la main à une deuxième malade et je lui donne un *shake hand* (poignée de main) un peu brusque : c'est une bien petite cause, et cependant elle a produit une contraction générale de tout le membre ébranlé par la secousse. Ce membre est devenu rigide, il est impossible d'en fléchir de force les différentes articulations. La malade ne peut lui faire exécuter aucun mouvement volontaire. Nous venons de créer là une infirmité des plus incommodes qui persisterait peut-être plusieurs jours, plusieurs semaines ou plusieurs mois, si nous n'étions pas en mesure de la faire disparaître aussi facilement que nous l'avons produite. Je souffle brusquement, à plusieurs reprises, sur les téguments du membre contracturé, et vous voyez que la rigidité se dissipe, les jointures reprennent leur souplesse : la guérison est complète.

« Voici une troisième malade dont la motilité volontaire est parfaite, je lui dis, avec autorité : « Vous « êtes paralysée du bras droit. » Ce membre pend maintenant inerte et flasque le long du corps ; la malade est incapable de le mouvoir et elle en restera incapable pendant un laps de temps indéterminé, probablement fort long ; à moins que je ne lui dise sur le même ton que tout à l'heure : « Vous n'êtes plus paralysée ; « vous pouvez remuer votre bras. »

« Mais je prévois une objection. Si le médecin est
armé de moyens si simples et si efficaces pour guérir
les accidents hystériques, comment se fait-il qu'on rencontre fréquemment, dans les hôpitaux ou dans la pratique civile, des hystériques dont les paralysies, les
contractures, les convulsions, etc., résistent pendant
des mois et des années aux traitements les plus variés
et les plus énergiques?... Ma réponse sera très catégori-
que. Il y a en effet des accidents hystériques rebelles à
l'emploi des moyens thérapeutiques qu'on est habitué
à diriger contre eux. Cependant ils n'échappent pas
aux lois générales que nous venons de formuler. Car
un jour ou l'autre, brusquement, sous l'influence d'une
émotion morale vive, d'un choc, d'une blessure ou de
toute autre cause imprévue, ils peuvent disparaître
instantanément, sans laisser de traces, sans convalescence. Ces guérisons soudaines d'accidents hystériques,
ayant résisté à tous les traitements antérieurs, sont
loin d'être rares ; elles se sont produites dans tous les
temps et dans tous les pays ; mais elles ont toujours
été particulièrement fréquentes dans des lieux auxquels l'imagination des peuples ou les superstitions
religieuses ont attribué des pouvoirs surnaturels. A ce
point de vue, l'hystérie n'a point dégénéré ; elle est
restée la grande pourvoyeuse des cures imprévues et
extraordinaires, la source inépuisable du merveilleux
en thérapeutique. Aussi, pour éviter de regrettables
erreurs, ne faut-il jamais déclarer incurable un accident hystérique, quand bien même cet accident aurait
résisté, pendant des années, aux traitements les plus

rationnels et les plus énergiques. Même dans les cas qui paraissent les plus invétérés, une émotion morale vive, une frayeur, une colère, une contrariété, un chagrin, une joie, peuvent tout à coup provoquer la guérison,... faire un miracle. Par l'application de différents procédés hypnogènes connus, on peut modifier une foule de troubles des mouvements chez les hystériques, en les mettant en catalepsie. Vous avez vu récemment dans le service disparaître, dans ces conditions, des paralysies complètes, des contractures, des spasmes rythmiques, des convulsions choréiques ; malheureusement ces phénomènes reparaissent aussitôt après le retour à l'état de veille. »

« Dans les contractures hystériques, dit encore le même docteur dans un autre endroit, on peut toujours compter sur la guérison, mais on ne peut jamais dire avec certitude à quel moment ni sous quelle influence elle surviendra. Telle contracture cédera du premier coup à l'emploi des moyens les plus simples ; telle autre qui sera restée immuable pendant des mois ou des années, malgré les interventions thérapeutiques les plus rationnelles, se dissipera brusquement, après l'administration de quelque remède de charlatan ou à la suite d'une neuvaine, d'un pèlerinage ou d'une émotion morale quelconque. Le médecin doit s'attendre à ces surprises ; il est même bon qu'il en annonce à l'avance la possibilité aux intéressés. Une malade de M. Charcot vit disparaître tout à coup une contracture datant de quatre ans, à la suite d'une réprimande ; une autre guérit soudainement après une

vive contrariété ; une troisième, qui n'avait pu sortir
du lit depuis deux ans, se mit à marcher après avoir
été accusée de vol ; une quatrième guérit brusquement
dans les circonstances racontées par M. Regnard dans
les termes suivants :

« Il s'agissait d'une fille d'une quarantaine d'années;
couchée dans un lit de l'infirmerie depuis neuf ans :
elle avait le bras gauche et la jambe gauche violemment contracturés. Pour un observateur superficiel;
elle présentait donc ce qu'on aurait appelé autrefois
une ankylose du coude, une coxalgie et un pied-bot.
De plus elle avait une contracture de la langue qui.ne
lui laissait articuler aucun son : elle était donc muette.
A peine si de son œil gauche elle apercevait la lumière.
Pour compléter un état aussi lamentable, cette malheureuse avait une contracture de l'œsophage qui ne
lui permettait de rien manger ; on lui faisait chaque
jour avaler un œuf et un peu de vin par la sonde...
En 1872, M. Charcot la montrait publiquement à son
cours, disait que tout traitement avait échoué sur cette
maladie si compliquée; mais qu'un jour, peut-être,
tel événement pourrait survenir qui produirait la guérison de tout cela, subitement et d'un seul coup. Cette
prédiction, recueillie par un journal de médecine, était
imprimée à ce moment même.

« Or, trois ans plus tard, la malade, désespérant
de la médecine et cédant aux suggestions de son
entourage, demandait que le Saint-Sacrement fût
placé sur sa tête, au moment où passerait devant son
lit la procession de la Fête-Dieu. La pauvre femme

attendait avec impatience le jour de sa délivrance ;
aussi était-elle fort émue quand le cortège pénétra
dans la salle et s'arrêta auprès d'elle. Elle fut prise
d'un grand tremblement, perdit connaissance, entra
en convulsion hystérique, et quand, cinq minutes
après, elle reprit ses sens, elle était guérie. Contractures, pied-bot, coxalgie, amaurose, mutisme,
tout avait disparu. Elle put tout de suite se rendre à la
chapelle pour rendre grâces à Dieu... L'aventure fit du
bruit ; mais la prudence de l'archevêque de Paris em-
pêcha qu'elle fût exploitée autrement qu'il ne convenait, et tout rentra dans le silence. L'ancienne hystérique se fit infirmière et remplit ses fonctions à la
satisfaction générale. Supposez que l'affaire ait eu plus
de retentissement et que la Salpêtrière fût devenue un
lieu de pèlerinage, il est fort probable que beaucoup
d'autres miracles s'y seraient produits. » (PIRES.)

C'est très possible ; mais si la foule ignorante avait
crié au miracle, les gens sages et instruits auraient
imité la prudente conduite de l'archevêque de Paris.
Dans le cas que vient de rapporter M. Regnard, des
chrétiens admettront sans peine que Dieu a voulu
récompenser la foi et la piété de cette pauvre malade,
en la guérissant subitement ; mais, comme cette guérison pouvait aussi être l'effet d'une cause naturelle,
quoique ignorée, les personnes prudentes resteront
dans le doute et ne se prononceront ni pour ni contre.

« Le pronostic des paralysies hystériques est incomparablement moins grave que celui des paralysies organiques, et cela pour plusieurs raisons. D'abord parce

que les paralysies hystériques n'entraînent jamais,
dans les centres nerveux, des perturbations de nature
à mettre directement en danger les jours des malades ;
ensuite parce qu'elles ne sont jamais fatalement incurables, comme le sont les paralysies qui résultent des
lésions destructives du cerveau, ou de la moellé épinière. Mais leur durée est impossible à prévoir avec
certitude, car leur persistance n'est en rapport ni avec
l'ancienneté de l'hystérie, ni avec son intensité apparente. Telle paralysie, survenue chez une hystéro-
épileptique invétérée, après une attaque d'une violence
excessive ou une grande émotion morale, disparaîtra rapidement sous l'influence des moyens les plus
simples ; telle autre, développée chez une hystérique
vulgaire, à la suite d'une attaque insignifiante ou d'une
petite contrariété, résistera pendant des mois ou des
années à tous les efforts de la thérapeutique. »
(PITRES.)

« MM. Ballet et Landouzy ont traité avec succès
une contracture hystérique des membres inférieurs,
durant huit mois, par les pilules de *Mica panis*. La
crainte, la colère, la douleur, la joie, la foi ardente
dans un résultat prévu et fortement désiré, sont, à
n'en pas douter, des agents curateurs puissants que le
médecin pourra quelquefois utiliser. Mais ce sont là
des agents difficiles à manier. Il faut beaucoup de tact
et d'habileté pour en tirer parti, sans compromettre sa
dignité ou sans s'exposer à perdre son autorité morale
sur les malades et sur leur entourage. A mon avis, on
ne doit y avoir recours que tout à fait exceptionnelle-

ment, lorsque des indications précises en légitiment l'emploi. » (PITRES.)

« Quand la guérison survient, elle se produit graduellement ou soudainement. Dans le premier cas, elle coïncide d'ordinaire avec une amélioration progressive dans l'état général des malades et dans les manifestations de l'affection hystérique. Dans le second, elle est habituellement la conséquence d'une émotion morale. Le retour à l'état normal se fait alors brusquement, sans convalescence. D'un instant à l'autre, à la suite d'une grande joie, d'une frayeur, d'une colère, etc., l'infirme devient ingambe, il abandonne ses béquilles et marche sans soutien. C'est un véritable miracle. L'espérance de guérir, la foi ardente dans certains procédés curatifs, voilà un état d'esprit particulièrement favorable à la production de ces guérisons subites, et c'est sans doute à leur action sur le moral des malades que les pèlerinages, les neuvaines, les pratiques religieuses de toutes sortes, doivent leur incontestable efficacité. En fait, les paralysies hystériques entrent pour une bonne part dans le contingent des cures dites miraculeuses qui se sont produites de tout temps, sous l'influence du mysticisme religieux. » (PITRES.)

Au XIIIᵉ siècle, il s'en opéra au tombeau de saint Louis. L'une des miraculées sur laquelle les documents de l'époque donnent quelques détails, est une femme de vingt-huit ans, nommée Emmelot. Elle avait été frappée subitement, dans la nuit, d'une paralysie du membre inférieur droit. « Ladite Emmelot, rapporte le chroniqueur, avait perdu l'os de la cuisse,

de la jambe et du pié, au point qu'elle ne s'en pou-
voit aider. Quand on lui touchoit, manioit ou estrei-
gnoit fortement le membre, ladite Emmelot disoit
qu'elle n'en sentoit rien, ni quand on y enfonçoit aspre-
ment une aiguille, ou qu'on mestoit le pié malade au
feu. Dans cet estat, elle pria qu'on la portât au tombel
du benoist saint Loys et se voua à lui et dit qu'elle ne
mangeroit qu'une fois le jour de sa Vigile ; ce qui fut
fait moulte de fois. Mais le jour de la Passion, elle
sentit une grande angoisse et comprit que notre Sire
Dieu et la Vierge Marie et le benoist saint Loys la
délivreraient tost. Et adonques ladite Emmelot com-
mença à mouvoir le pié et la cuisse, puis un petit après
ce, à estendre ses membres et finalement elle se leva
et se mit à marcher, sans soutiens, ni béquilles, en
louant Dieu et en bénissant le benoist saint Loys qui
l'avait délivrée. » On peut considérer comme très
vraisemblable que ladite Emmelot avait une paralysie
hystérique.

Des cures identiques ont eu lieu en grand nombre,
au commencement du xviii° siècle, sur la tombe du
diacre Pâris. Carré de Montgeron, qui s'en est fait
l'historien, a recueilli des renseignements précieux sur
les antécédents des malades, sur les caractères de leurs
affections, sur les circonstances dans lesquelles leur
guérison s'est opérée. De ces documents, il résulte clairement que ces malades étaient atteints de paralysie
hystérique.

« La grotte de Lourdes jouit aujourd'hui d'une
grande réputation ; elle est devenue le rendez-vous

11

·d'une foule d'infirmes de tous les pays qui s'y rendent avec l'espoir suprême d'y trouver la guérison. La plupart s'en retournent déçus, mais quelques-uns y recouvrent réellement la santé, et, autant qu'il est possible d'en juger par les renseignements *très incomplets* publiés jusqu'à ce jour, ce sont les paralysies hystériques qui fournissent les succès les plus éclatants. » (PIIRES.)

« Il ne faut pas douter, Messieurs, continue le même docteur, de la réalité matérielle de ces guérisons dites miraculeuses : ce serait faire acte d'un scepticisme systématique et se placer hors des règles de la logique scientifique. Oui, certains malades, paralytiques depuis de longues années, ont repris subitement l'usage de leurs membres paralysés devant les os de saint Louis, dans la grotte de Lourdes, comme d'autres ont guéri tout à coup au dernier jour d'une neuvaine, au contact d'une relique vénérée ou dans le cours d'une invocation religieuse fervente. Est-ce à dire qu'une puissance surnaturelle soit intervenue pour changer en leur faveur les lois de la nature? Nullement. Ces malades ont guéri parce qu'ils avaient des *paralysies dynamiques sans lésions organiques,* et que les émotions morales, de quelque nature qu'elles soient, sont susceptibles de provoquer la disparition immédiate de ce genre de paralysie. »

Aussi les théologiens se gardent bien de déclarer miraculeuses ces sortes de guérisons. A leurs yeux, ce sont des effets dont la cause est incertaine et sur laquelle ils ne se prononcent pas. « Il se produit à

Lourdes, dit le D' Boissarie, un très grand, nombre de
guérisons qui ne sont pas contraires aux lois naturelles. Pour le malade, elles peuvent être une grande
grâce, une faveur insigne. La main de Dieu peut effa-
cer la souffrance sous toutes ses formes ; mais, pour le
médecin, elles ne présentent aucun caractère surnaturel. » Si à Lourdes on ne constatait que des guérisons
de contractures et de paralysies hystériques, l'Église
ne s'en occuperait pas. Comme on vient de le voir, le
D' Pitres professe que si certains malades guérissent,
c'est parce qu'ils ont des *paralysies dynamiques
sans lésions organiques ;* d'où il suit que, quand il y
a des lésions organiques, aucune *émotion morale* ne
peut naturellement les faire disparaître subitement, et
que, si elles disparaissent instantanément, il faut attribuer cette guérison à une force surnaturelle. Or c'est
ce qui arrive journellement à Lourdes, comme l'ont
constaté une foule de médecins dont il est impossible
de contester la science et la sincérité.

Pour que l'assertion du D' Gilles de la Tourette fût
vraie, il faudrait admettre que toutes les maladies sans
exception se rattachent à l'hystérie. Or il n'y a pas un
seul médecin qui ne reconnaisse qu'une foule de maladies ne dépendent en rien de la névrose : le cancer,
la gangrène, la fracture des membres, la carie des os,
les tumeurs, les plaies purulentes. Et cependant, ces
malades guérissent à Lourdes.

C'est donc à tort, ce nous semble, que le D' Pitres
affirme qu' « autant qu'on en peut juger par les *renseignements très incomplets* publiés jusqu'à ce jour,

ce sont les paralysies hystériques qui fournissent les
succès les plus éclatants ». Et d'abord comment le
Dr Pitres peut-il dire aujourd'hui que les renseignements sont *incomplets,* quand depuis plusieurs années
déjà, pendant la saison des pèlerinages, une commission composée de médecins venus de tous les points
de la France, souvent avec des principes différents et
des préventions préconçues, des internes des hôpitaux
de Paris, des élèves de M. Charcot, des professeurs de
Faculté, contrôlent ces guérisons avec le plus grand
soin et la plus grande sévérité? Que faudrait-il de plus
pour contenter le savant docteur? « Sur cinq faits
relatés par M. Louis Lasserre, ajoute-t-il, trois *paraissent* se rapporter à des paralysies hystériques : ce
sont ceux de M. l'abbé de Mussy, de Mlle de Fontenay
et de M. Guerrier. » Trois *paraissent.* Ce n'est donc
pas bien certain? Ceux qui comme nous ont vu et entendu M. de Mussy, dix ans après sa guérison, avec
sa haute taille, ses larges épaules et sa voix retentis-
sante, auront de la peine à croire que c'est un hystérique. Mais admettons pour un moment l'opinion de
M. Pitres ; pourquoi ne parle-t-il pas des deux autres
malades également guéris? Sinon parce qu'il lui était
impossible de signaler dans leur maladie la moindre
trace de la névrose. Enfin si M. Pitres trouvait ces renseignements *incomplets,* pourquoi ne se rendait-il pas
lui-même sur les lieux? Il ne faut pas beaucoup de
temps pour aller de Bordeaux à Lourdes. Il eût été
digne, ce nous semble, de l'éminent professeur de con-
trôler par lui-même des phénomènes qui préoccupent

tout le monde et qui se reproduisent depuis tant d'années.

On s'étonne souvent que, sur tant de médecins qui exercent en France, il y en ait si peu qui aient étudié sérieusement ces guérisons multipliées. C'est que pour la plupart, imbus d'idées matérialistes, ils ont peur d'être obligés de reconnaître dans ces guérisons l'intervention d'une puissance surnaturelle. Le Dr Charcot, qui n'a jamais prononcé le mot de *Lourdes* dans ses leçons, écrivait au Dr Constantin James : « L'hospice de la Salpêtrière envoie, chaque année, une cinquantaine ou une soixantaine de malades à Lourdes, et je les étudie tous avant leur départ et après leur retour. » Sur quoi le Dr Constantin James ajoute : « Quant à savoir ce que le Dr Charcot pense des miracles de Lourdes, ceci c'est son affaire : seulement j'ai cru comprendre qu'il ne se propose pas de le faire connaître de sitôt. » — « Mais, demande le Dr Boissarie, pourquoi tant de circonspection et de réserve ? Pourquoi cette conspiration du silence ? Depuis quinze ou vingt ans, le Dr Charcot a examiné plus de huit cents malades venus à Lourdes, et, au bout de ce temps, il hésite encore à parler, il garde pour soi son opinion et ne veut pas se prononcer ! Ne croirait-on pas qu'il craint de s'aventurer sur un terrain inconnu, plein de périls ou de surprises ? Ne serait-il pas plus loyal et, disons-le, plus scientifique de reconnaître que l'on ne peut tout expliquer par des effets de suggestion, et qu'en dehors des troubles nerveux, il y a des affections profondes de l'organisme des mieux constatées, des

lésions matérielles instantanément guéries? Mais, pour
échapper à la rigueur d'une démonstration qui pourrait s'imposer, on refuse de constater la maladie au
départ, afin de ne pas constater la guérison au retour. »

Mme Rizan, atteinte du choléra en 1832, était demeurée paralysée de tout le côté gauche; depuis vingt-
quatre ou vingt-cinq ans, l'une de ses mains était entièrement atrophiée; elle était en proie à de continuels
vomissements de sang; l'estomac était hors d'état de
supporter les aliments. Dans les derniers temps, son
état s'était aggravé; elle ne pouvait quitter le lit, elle
ne pouvait même y faire un seul mouvement, tant elle
était infirme; elle n'était plus qu'une masse inerte, ses
membres s'étaient pour ainsi dire ramassés. La position constante que son corps était obligé de garder,
avait fini par produire une double plaie, l'une au creux
de la poitrine, l'autre à l'aine. Sur le côté, en plusieurs
endroits, la peau, usée par le long frottement du lit,
laissait voir la chair toute dénudée et sanglante. La
malade ne parlait presque plus; une teinte livide se
répandait sur ce visage amaigri, et un soir, le D^r Su-
bervielle, en la quittant, dit à la famille : « Elle mourra
dans la nuit ou au plus tard à la naissance du jour. »
Pendant la nuit, elle demande à sa fille un verre d'eau
de la grotte. Le matin l'enfant court chez une voisine
et en rapporte une bouteille. Mme Rizan en avale quelques gorgées : « O ma fille! s'écrie-t-elle, c'est la vie
que je bois... Frotte-moi le visage, le bras, tout le
corps. » Et à mesure que l'enfant épongeait, à l'aide
d'un linge mouillé, les membres paralysés et tuméfiés

de la malade, elle voyait l'enflure énorme s'affaisser et
disparaître, et la peau, violemment tendue et luisante,
reprendre son aspect naturel. Subitement, pleinement,
sans transition, la santé et la vie étaient revenues.
Tout cela s'était accompli en un instant ; en une minute
ou deux, le corps agonisant de Mme Rizan avait repris la plénitude de ses forces. (Boissarie.)

Le Dr Talamon était le voisin et l'ami de Mme Rizan ;
il devait connaître tous les détails de sa maladie et de
sa guérison. Lorsque M. Henri Lasserre se présente
chez lui pour lui demander ses impressions. « Il y a
longtemps, dit le docteur, que cela s'est passé ; ma
mémoire ne se souvient que d'une manière fort vague
de ce dont vous me parlez, et puis, je suis un vieux
médecin ; je sais que les lois de la nature ne sont
jamais bouleversées. Pour vous parler franchement, je
ne crois pas à tous ces miracles. » (Boissarie.)

Je ne crois pas ! voilà le mot qui fait hésiter les plus
vaillants et qui les empêche de délivrer des certificats
à de pauvres infirmes qui les sollicitent pour être admis
dans les convois de malades se dirigeant de Paris sur
Lourdes, ou, s'ils finissent par s'y décider, voilà pourquoi ils les rédigent de la manière la plus vague. « Au
mois d'août dernier, raconte le Dr Boissarie, Céleste
Mériel, âgée de trente-quatre ans, pensionnaire de la
Salpêtrière, arrivait à Lourdes, paralysée du côté
gauche, n'entendant pas, ne parlant pas ; son œil,
vague et sans intelligence, ne trahissait aucune impression. Elle nous présenta le certificat suivant, daté du
18 juin 1888. « Je déclare, disait le Dr Fairet, que

« cette malade ne parle pas, n'entend pas, et qu'elle
« peut se déplacer sans danger pour sa vie. » Ce certificat est un modèle en son genre. Il n'est pas besoin
ni de titre ni de diplôme pour constater qu'une malade
est sourde, qu'elle ne parle pas et qu'elle peut monter en wagon sans danger. Or, il y avait cinq ou six
ans qu'elle était couchée, comme incurable, dans la
salle des grandes infirmes, à la Salpêtrière ; sans voix,
sans mouvement, et ayant perdu l'ouïe à la suite d'une
longue suppuration des oreilles et d'une perforation des
deux tympans. Tout cela était renfermé dans ces trois
mots : *elle ne parle pas, elle n'entend pas, elle peut
se déplacer sans danger.* Quant à la cause, à la nature
de sa maladie, à nous de deviner, si nous le pouvions..... Trois jours après, elle partait absolument
guérie, elle marchait librement, s'exprimait parfaitement bien et entendait d'une façon normale. Une vie
nouvelle semblait animer la physionomie de cette
femme jusque-là si morne, si terne. Nous avons revu
deux fois, l'hiver suivant, Céleste Mériel à la Salpêtrière, où elle avait demandé une place de fille de
service dans l'hôpital ; sa guérison ne s'était pas dé-
mentie. » (BOISSARIE.)

Depuis 1884, les guérisons sont étudiées avec le
plus grand soin et une sévérité qui défie toute critique.
On a créé un bureau de constatations médicales, bureau toujours ouvert pendant les pèlerinages. Chaque
année, les médecins viennent en plus grand nombre
assister à l'examen des malades. « En 1887, dit le
Dʳ Boissarie, pendant le pèlerinage national, douze

médecins se sont succédé dans le Bureau des Constatation, et, pendant trois jours, ont étudié les guérisons qui se produisaient sous leurs yeux. Il y avait parmi eux des internes des hôpitaux de Paris, des professeurs de nos écoles de médecine et des médecins de nos grandes villes. En 1888, nous nous sommes trouvés vingt réunis, à la même époque ; en 1889, nous étions vingt-deux médecins, et trente en 1890.

« Nous étions venus de tous les points de la France ; nous pensions que lorsqu'un mouvement soulève, depuis trente ans, tout un pays, s'étend et se généralise dans le monde entier, s'affirme chaque jour par des faits qui provoquent l'examen et la discussion, s'appuie sur des témoignages dignes de foi, il n'est pas permis de détourner la tête ou d'opposer une négation de parti pris. Avec toute l'indépendance de notre caractère et de nos convictions, nous voulions étudier chaque fait, le soumettre au creuset de l'analyse la plus sévère. »

Les médecins incrédules, ennemis du surnaturel et du miracle, sont aujourd'hui forcés de reconnaître, avec le Dr Bernheim de Nancy, que toutes les observations de Lourdes ont été recueillies avec sincérité, contrôlées par des hommes honorables ; ils admettent la réalité des faits ; ils cherchent à les expliquer par des phénomènes de suggestion religieuse. Mais, dans les exemples qu'ils citent, ils écartent avec soin toutes les guérisons de maladies organiques, de luxations, de carie des os, de tumeurs ou de plaies. (BOISSARIE.) Or c'est surtout sur des guérisons de cette nature que s'appuient

les médecins pour démontrer le caractère extraordinaire et scientifiquement inexplicable des guérisons de
Lourdes, Et quand des médecins tels que les Drs Ver-
gez et Chrestien, professeurs à la faculté de Montpel-
lier; les Drs Regnault et Petit, professeurs à l'école
médicale de Rennes ; le Dr Fabre, professeur à l'école
de Marseille; le Dr Audibert, chef de clinique aux hôpitaux de la même ville; les Drs Thibault, Charuau, Ma-
hot, Thoinet, Jouon, Lebrun, de Nantes; quand, en
dehors des écoles, des centaines de médecins réputés
par leur science et par leurs ouvrages, tels que les
Drs Bucquoy et Constantin James, de Paris; Hellot,
de Rouen ; Payan, d'Aix, membre de l'Académie de
médecine ; Puech, de Nîmes; Cochet, d'Avranches;
Amalric, ancien interne des hôpitaux de Paris, et Cha-
mayou, de Toulouse ; Dozous, de Lourdes ; de Mas-
carel, de Châtellerault; Martel, de Béziers; Affenaer
et Verriert, de Bruges ; Schmitz, d'Anvers ; Lefebvre,
professeur à l'université de Louvain, et Van der Ca-
men, lauréat de la même université, etc., etc., déclarent dans les termes les plus précis que les guérisons de
Lourdes échappent à toute interprétation scientifique,
que jamais on n'a vu ailleurs des affections invétérées
réputées incurables, des lésions organiques, des cancers, des tumeurs, des plaies purulentes, etc., disparaître subitement sans laisser d'autre trace qu'une
légère cicatrice ; quand des hommés de cette valeur
attestent que ces guérisons, qui se sont produites sous
leurs yeux, subites, inattendues, sont en contradiction
avec toutes les lois et toutes les observations connues,

qui oserait mettre en doute leur parole ou contester
leur science et leur autorité ?

Et quand le Dr Gilles de la Tourette ose affirmer que
les guérisons miraculeuses ne sont autre chose que la
mise en œuvre des phénomènes suggestifs, c'est-à-dire
l'effet d'une imagination impressionnée et surexcitée,
n'avons-nous pas raison de dire que cette assertion
est aussi fausse qu'impie ? Nous pourrions citer une
multitude de faits qui ont déconcerté les plus incrédules et démontré la fausseté de leurs théories. Nous
nous contenterons d'en citer deux ou trois que nous
tirons de l'ouvrage du Dr Boissarie.

Au témoignage de deux médecins protestants qui le
soignaient, James Tombridge était paralysé des deux
jambes, atteint du mal de Pott (carie des vertèbres),
avec des abcès, des plaies étendues ; sa poitrine est
profondément atteinte, et une toux incessante indique
l'usure organique qui s'est faite chez lui. On le porte
à Lourdes, on le plonge mourant dans la piscine ; il se
relève et s'habille seul. Il était arrivé couché dans un
wagon, et il repart portant son sac et sa couverture, et
marchant d'un pas ferme et décidé. « Quand je revins
à Paris, racontait-il, quelques mois après, à une personne qui l'interrogeait, ceux qui m'avaient vu emporter mourant et qui me revoyaient marchant et bien
portant couraient après moi dans toute l'avenue de la
Reine-Hortense. — Et les médecins, lui demande-
t-on, qu'ont-ils dit ? — M. le Dr Thorens, protestant,
médecin du bureau de Bienfaisance, qui m'avait donné
un certificat, et qui a toujours été très-bon pour moi,

m'a dit : « Vous êtes guéri, tant mieux pour vous ! »
M. le Dr Mac Geven, un autre protestant, s'est aussi
montré très heureux de ma guérison.

« Mais un autre médecin a paru très étonné et très
mécontent. Il m'a demandé ce qu'on m'avait fait ; je lui
ai dit : c'est la Sainte Vierge qui m'a guéri. — Ce
n'est pas possible ! s'est-il écrié ; il n'y a pas de miracles ! Ce sont des sottises. Avouez qu'on vous a fait
prendre quelque médicament. — Vous savez bien, lui
dis-je, que je ne prenais plus aucun remède. C'est la
Sainte Vierge qui m'a guéri en un instant. — Vous
êtes un imposteur, s'est-il écrié ; ce n'est pas possible !
Allez vous promener avec votre Sainte Vierge ! —
Et, furieux, il m'a mis à la porte.

« Je pleurai d'être ainsi traité et d'entendre parler
ainsi. Il y avait là plusieurs personnes ; l'une d'elles,
un ministre protestant, s'avança vers moi. Après
m'avoir interrogé avec soin, il me dit : « Votre foi
« vous a sauvé. » (BOISSARIE.)

Nous regrettons vivement que le Dr Boissarie ait
cru devoir taire le nom de cet orgueilleux médecin qui
traite avec tant de dédain une guérison qu'il ne sait
comment expliquer. Il eût été bon de le mettre en
demeure de démontrer scientifiquement que cette guérison subite, opérée en quelques instants, n'avait rien
que de naturel. Mais il était plus facile de dire des
injures que de donner de bonnes raisons.

Sœur Julienne est née en 1864, au village de la Ro-
que, canton de Sarlat. Ce village est placé dans un des
plus beaux sites de la magnifique vallée de la Dordo-

gne. C'est là que sœur Julienne, la troisième d'une famille de neuf enfants, tous encore vivants, fut élevée
jusqu'à l'âge de onze ans, époque à laquelle, pour sou-
lager la famille, elle fut placée à l'orphelinat de l'hospice de Sarlat. A dix-neuf ans, elle entra au couvent
des Ursulines de Brive, se sentant un attrait particulier pour le cloître. Mais, à la fin de son postulat,
l'évêque de Tulle, premier supérieur du couvent, lui
demanda de faire le sacrifice de la clôture : la communauté n'ayant personne pour le service extérieur, on
lui donna l'emploi de tourière. Elle était depuis trois
ans dans la communauté, lorsque, au mois d'août 1886,
elle ressentit les premières atteintes de sa maladie...
Elle traîne pendant trois ans; au mois de janvier
1889, elle perd la voix, les étouffements sont incessants et très pénibles; la fièvre continue et très élevée;
les crachats sont sanguinolents; on entend des râles
dans toute l'étendue de la poitrine... Sœur Julienne
était phtisique. Six médecins l'ont déclaré et reconnu
formellement, et, pour des hommes d'expérience et de
pratique, sa guérison sortait de toutes les prévisions
possibles; mais ce qui, de l'aveu de tous, était absolument impossible, c'était une guérison instantanée,
complète, qui, dans quelques secondes, efface toute
trace de maladie.

Un jour, le Dr Pomarel, pour faire diversion aux
préoccupations de la malade et de son entourage, racontait qu'il venait de voir une malade de Saintes,
paralysée depuis de longs mois, qui avait été guérie
subitement à Lourdes; en parlant ainsi, il ne pensait

nullement à la possibilité d'un pareil voyage pour sœur
Julienne. Cependant ce nom de Lourdes, prononcé
devant elle, fait naître dans son âme l'intime conviction qu'elle y sera guérie, et, malgré l'opposition du
médecin, qui la juge incapable de supporter une pareille fatigue, on se décide à lui faire faire ce voyage.
A la gare, où on l'avait conduite en voiture, le contrôleur, en la portant dans son wagon et la voyant si
malade, ne put s'empêcher de dire : « Elles sont folles !
on ne devrait pas permettre une pareille témérité. On
ramènera certainement un cadavre. » Elle reste jusqu'à Toulouse sans voix, à moitié évanouie. A Toulouse, on la dépose dans la salle d'attente. Il y avait en
ce moment-là le pèlerinage de Marseille. Mgr l'archevêque d'Albi, ému de pitié devant cette sœur si malade, s'arrête pour la bénir ; tous les pèlerins s'écartent d'elle avec respect et compassion. A son arrivée à
Lourdes, la tourière du Carmel qu'on avait envoyée au-
devant des religieuses de Brive, recule effrayée en la
voyant. « Nous ne l'aurions pas reçue, dit-elle, si nous
l'avions sue si malade, » et, en arrivant au Carmel, on
fait prévenir l'aumônier qu'il faudra probablement ad-
ministrer une malade dans la nuit. La nuit fut en effet
plus douloureuse, les étouffements furent continuels.
Le lendemain matin, la tourière du Carmel la prend
dans ses bras et la porte à une voiture. « Elle ne reviendra certainement pas, » se dit-elle en la quittant.
Trois personnes l'accompagnent à la grotte ; on la dépose sur un banc en la soutenant de tous côtés. Elle
ne peut ni prier ni penser ; elle est à bout. C'est à

peine si elle jette un regard sur la Vierge. Après
quelques instants, un brancardier vient la chercher
dans une petite voiture à bras pour la conduire à la
piscine. Là, un nouvel obstacle : les dames préposées
à la piscine ne veulent pas la baigner, « C'est une
poitrinaire que vous nous conduisez, disent-elles, et au
dernier degré : nous ne baignons pas ces malades,
nous ne faisons que les éponger. » On rappelle le con-
sentement donné par le médecin de la communauté,
on insiste. « Si vous le voulez, disent ces dames, res-
tez avec nous et prenez toute la responsabilité de tout
ce que nous allons faire. »

On déshabille sœur Julienne, qui est là immobile,
sans voix, presque sans connaissance et toute couverte
de sueur. On la soulève pour la plonger dans la piscine,
et, au moment où elle touche l'eau, sa bouche s'entr'ouvre et ne se referme pas ; le souffle expire sur ses
lèvres ; sa pâleur est celle d'un cadavre. On la croit
morte, on la retire aussitôt. L'eau n'avait pas encore
touché le côté gauche de son corps. On la soutient, on
la dépose sur la marche qui précède la piscine. Une
anxiété cruelle pénètre les personnes qui l'entourent ;
on cherche à surprendre un signe de vie. A ce moment,
ses joues se colorent légèrement, ses yeux s'entr'ouvrent, sa poitrine se dilate... elle se redresse et se
tient debout. « Vous êtes mieux, lui dit-on. — Mais
oui, je me sens mieux ! » Et subitement son regard
s'éclaire, une vie nouvelle anime cette physionomie
jusque-là morne, immobile et glacée. Sœur Julienne
refuse de s'asseoir ; elle s'habille seule, et bientôt elle

veut marcher sans appui et retourner à la grotte, où
elle reste une demi-heure à genoux en prières.

Pour la dérober à l'enthousiasme des pèlerins, on
la fait monter dans une voiture qui la ramène au
Carmel. Les tourières l'entourent, toutes les religieuses
descendent au parloir pour la voir, et elle va prier une
demi-heure avec elles à la chapelle. Il est midi, elle
n'a encore rien pris ; elle se met à table et fait le
premier repas sérieux qu'elle eût fait depuis un an.

Le soir, le D' Pomarel reçoit une dépêche lui annon-
çant la guérison de sœur Julienne et son retour à Brive
pour le vendredi suivant. Ce jour-là, le docteur va au-
devant d'elle jusqu'à la première station ; il a hâte de
vérifier cette guérison inexplicable et inattendue ; il
examine la sœur, tâte son pouls, lui fait faire quelques pas dans le wagon… et, devant l'évidence, il ne
peut contenir son émotion, des larmes remplissent ses
yeux.

Sœur Julienne était bien connue dans la ville de
Brive, qu'elle parcourait chaque jour. Toute la population avait suivi avec le plus vif intérêt toutes les phases
de sa longue maladie et son départ pour Lourdes ; sa
guérison eut donc un retentissement exceptionnel. Aussi
à l'arrivée du train qui la ramenait à Brive, une foule
énorme remplit l'avenue de la gare. Le contrôleur, qui
avait présidé à son départ, recule stupéfait en voyant
la religieuse pleine de force. Il fallut la faire monter
dans une voiture pour la soustraire encore une fois
aux ovations enthousiastes. Mais, à la porte du couvent, elle trouve la cour et la chapelle remplies d'une

multitude compacte qu'elle a peine à traverser. On entre à la chapelle, et pendant le chant du *Magnificat* et la bénédiction, il faut ouvrir les rideaux de clôture, que l'on n'ouvre que les jours de profession et de prise d'habit : la foule les aurait déchirés. Sœur Julienne était agenouillée sur un prie-Dieu en avant des religieuses, elle pleurait d'émotion. Quelques jours après, elle reprenait son humble emploi de tourière qu'elle n'a plus quitté depuis. (BOISSARIE.)

Citons en dernier lieu la guérison d'un sieur Delannoy, parce que cette guérison a fait beaucoup de bruit et qu'un grand nombre de journaux s'en sont occupés.

De 1883 à 1889, Pierre Delannoy a passé seize fois successivement dans différents services des hôpitaux de Paris. Comme le constatent les certificats que l'administration de l'Assistance publique délivre aux malades à leur sortie des hôpitaux, pendant ces six années, les plus célèbres médecins lui ont donné leurs soins éclairés : les Dʳˢ Charcot, de la Salpêtrière ; Gallard, Empis, Bucquoy, Sée, Durand-Fardel, de l'Hôtel-Dieu ; Rigal, de Necker ; Ball, de Laennec ; Laboulbène, Ferréol, de la Charité ; Dujardin-Beaumetz et Mesnet, de Cochin, lui ont appliqué différents traitements ; il a été pendu cinquante fois, brûlé au fer rouge plus souvent encore ; il a eu des cautères. Le diagnostic de sa maladie est écrit sur son dos en caractères indélébiles.

Non seulement ce malheureux était atteint d'ataxie locomotrice, mais il avait depuis longtemps traversé la première et la deuxième période de la maladie ; il

12

entrait dans la troisième : période paralytique de Charcot. Dans ces conditions, les lésions de la moelle sont
irrémédiables ; les éléments nerveux ont diminué au
point de disparaître. La guérison est presque impossible. Dans tous les cas, elle ne pourrait se faire, d'une
façon très incomplète, que graduellement pendant des
mois et des années.

Cependant Delannoy a guéri subitement, le 20 août
1889. Il a guéri, non pas dans la piscine, mais pendant
qu'il était agenouillé sur les dalles de la grotte et que
le Saint-Sacrement passait près de lui. Il était là, le
front contre la pierre, qu'il baisait humblement. Et pendant que la foule criait : « Seigneur, guérissez-nous ! »
cet ouvrier malade disait à haute voix : « Notre-Dame
de Lourdes ! guérissez-moi, s'il vous plaît et si vous le
jugez nécessaire. »

Aussitôt il a éprouvé la sensation très nette d'une
force qui le poussait à se relever, à marcher. Il s'est
relevé, il a marché seul, sans appui ; sans plus ressen-
tir ni trouble ni douleur, avec une complète et définitive coordination de ses mouvements.

« Quel est l'homme de bonne foi, ajoute le Dr Petit,
professeur à l'école de Rennes, quel est le savant in-
tègre qui refuserait de s'incliner devant un fait aussi
merveilleux? Une guérison comme celle de Pierre Delannoy n'a pu s'effectuer que sous l'action directe de
Dieu tout-puissant, passant réellement au milieu de
la foule, près de cet ouvrier humble et pénitent, pros-
terné avec confiance dans la poussière bénie de la
grotte. »

Le 1ᵉʳ septembre, on télégraphiait de l'hôpital de la Charité à Paris : « Nous avons vu Delannoy quatre fois cette semaine : les médecins sont renversés : il marche comme un facteur rural. » Aussitôt après sa guérison, il avait pris rang parmi les brancardiers pour porter les malades des hôpitaux aux piscines, et personne n'était plus leste et plus agile que lui. (BOISSARIE.)

Si une maladie et une guérison devaient paraître incontestables, c'étaient bien, ce nous semble, celles de Pierre Delannoy ; aussi quelle n'a pas été notre surprise, quand, quelques jours après la publication de notre *étude* sur l'hystérie, nous avons reçu l'article suivant, découpé dans un journal de Roubaix et intitulé : *Curieuse Odyssée d'un individu de Wattrelos.*

« *Le Matin* raconte la curieuse odyssée d'un individu nommé Pierre Delannoy, né à Wattrelos en 1840, qui, depuis 1884, a trouvé moyen de vivre à rien faire dans les hôpitaux. Il prétend avoir exercé la profession de jardinier depuis son enfance.

« En 1884, fatigué sans doute de planter des choux, il se rend à Paris pour consulter le professeur Charcot, à la Salpêtrière. Il déclare avoir des vertiges, perdre souvent l'équilibre, souffrir de douleurs fulgurantes dans certaines régions du corps.

« Il lui est délivré un certificat portant ces mots : ataxie locomotrice.

« Il passe trois mois à l'Hôtel-Dieu, puis quatre mois à Necker, où on lui fait de profondes cautérisations le long de la colonne vertébrale. Il en sort un peu fatigué, respire quelque temps l'air libre, puis se fait admettre à l'hôpital Laennec, dans le service de M. le professeur Ball, où il demeure un an entier.

« En 1887, il quitte Laennec pour retourner à Necker, où il est de nouveau fortement cautérisé.

« Nous retrouvons Delannoy à l'Hôtel-Dieu. Il y reste un mois et entre à la Charité, où on lui donne de l'antipyrine à haute dose.

« Soigné en 1888 à la Charité, il s'empresse de déguerpir ; car on veut le faire entrer comme incurable à l'hospice de Bicêtre, et s'en va à l'hôpital Lariboisière.

« Après deux nouveaux séjours à l'Hôtel-Dieu, Delannoy entre à l'hôpital Cochin, où il subit le traitement de la pendaison, mais sans grand succès.

« Dégoûté sans doute de prendre tant de potions, fatigué d'être tantôt cautérisé et tantôt pendu, Delannoy médite un grand coup.

« Muni de douze certificats des médecins les plus célèbres de Paris, constatant, avec une touchante unanimité, l'existence d'une ataxie locomotrice incurable, il part pour Lourdes avec le pèlerinage national et y arrive le 19 août 1889. Les braves Pères se prennent d'amitié pour lui et lui confient la garde d'un châlet, avec des appointements suffisants pour vivre heureux ; mais cet excellent Delannoy aime le changement.

« Le 5 août 1891, il quitte Lourdes nuitamment, emportant une somme de 600 francs environ, que les Pères, trop confiants, avaient laissée en sa possession.

« A peine de retour à Paris, Delannoy se fait passer pour fou : quatre fois il entre à Sainte-Anne, mais

le médecin en chef entretient des doutes sur son aliénation. Très adroitement, il l'interroge sur son passé.
Delannoy raconte qu'il a été guéri à Lourdes d'ataxie
locomotrice, puis, fatale imprudence ! il prétend que
des gages lui étaient dus par les Pères, quand il a
quitté Lourdes. M. le Dr Dubuisson l'engage alors,
pour rentrer dans son argent, à s'adresser à l'administrateur des biens des aliénés.

« Delannoy suit ce conseil. L'administrateur écrit
à Lourdes. Quelques jours plus tard, une lettre du
P. Ozon, économe à Lourdes, mettait le Dr Dubuisson
au courant des méfaits de Delannoy.

« Appelé à prendre connaissance de cette missive,
Delannoy appelle les Révérends Pères « canailles ! ».
La vraie canaille, c'était bien lui, car, le 24 décembre 1893, il quittait l'asile Sainte-Anne, emportant
une somme de 1,800 francs et plusieurs objets soustraits à un fonctionnaire chez lequel il était employé.

« On ouvrit une enquête administrative : il fut établit que Delannoy, avant d'exercer la profession de
jardinier, avait été infirmier des hôpitaux de Paris, de
1877 à 1881.

« Il connaissait toutes les *ficelles du métier :* il
avait pu simuler adroitement plusieurs maladies incurables.

« Conclusions : Delannoy a volé les Pères de
Lourdes ; il a volé l'administration d l'Assistance
publique. Cependant aucune poursuite n'a été exercée
contre lui. On redoute le scandale, car des intérêts
considérables se trouveraient peut-être singulièrement

compromis par cet habile simulateur, s'il était appelé à comparaître devant la justice de son pays. »

Cette dernière phrase nous parut étrange. Quel scandale pouvait-on redouter de la poursuite d'un voleur? Quels intérêts considérables pouvaient en être compromis, sinon ceux de l'administrateur qui avait eu la simplicité ou l'imprudence de conserver dans son établissement un escroc, dont il avait constaté l'habileté, et de lui donner un poste de confiance?

Cette remarque nous décida à relire avec attention cet épisode, que nous avions parcouru d'une manière très superficielle, et bientôt nous reconnûmes que cet article, écrit avec une grande désinvolture, d'un ton très leste et très dégagé, n'était au fond qu'une suite d'assertions sans preuves, toutes plus incroyables les unes que les autres, et qui ne supportaient pas l'examen.

Muni de douze certificats des médecins les plus célèbres de Paris, constatant avec une touchante unanimité l'existence d'une ataxie incurable, c'est l'auteur de l'article qui le dit lui-même, Delannoy se rend à Lourdes, le 19 août 1889, et, quelques jours après, il revient à Paris complètement guéri. Or, d'après le médecin en chef de Sainte-Anne, tout cela n'était que de la fantasmagorie : ni la maladie ni par conséquent la guérison n'avaient jamais existé. Les médecins des hôpitaux de Paris, c'est-à-dire les maîtres de la science médicale les plus renommés, s'étaient laissé jouer par Delannoy, qui avait trouvé ce moyen de vivre à rien faire en simulant adroitement plusieurs maladies incurables.

Ainsi, pendant six ans, de 1883 à 1889, ces médecins ont prodigué leurs soins à un homme qui n'était pas malade ; ils lui ont fait subir les traitements les plus douloureux, sans que jamais un mot, un geste, un mouvement inconscient, leur ait donné lieu de soupçonner la supercherie : voilà qui nous paraît bien incroyable.

Que le D' Dubuisson, directeur de Sainte-Anne, qui prétend avoir découvert la fraude, soit un très habile homme, nous n'en doutons pas, puisqu'on lui a confié un poste aussi important. Cependant il nous permettra de lui dire, sans vouloir l'offenser, que son nom n'est pas tout à fait aussi connu que celui des Charcot, des Gallard, des Empis, des Bucquoy, des Sée, des Ball, des Rigal, des Laboulbène, des Ferréol, des Dujardin-Beaumetz, des Mesnet, etc., qui tous ont soigné Delannoy, et que son assertion, mise en balance avec leurs affirmations unanimes, ne pèse pas d'un grand poids, surtout si l'on considère à quel moment le D' Dubuisson a découvert l'imposture.

Ce n'est pas à l'époque de sa maladie ou au moment d'une crise que le D' Dubuisson a étudié Delannoy : c'est seulement cinq ou six ans après sa guérison, alors que tous les symptômes de l'ataxie avaient disparu et qu'il ne restait plus que les traces et les cicatrices des diverses opérations qu'il avait subies, qu'il constate que, jusque-là, tous les médecins s'étaient trompés sur le compte de Delannoy. Cela nous paraît bien peu croyable.

Voici ce qui ne l'est pas davantage. Que Delannoy

soit un paresseux qui cherche tous les moyens de vivre sans travailler, c'est possible. Mais que le régime des hôpitaux soit assez agréable et assez succulent pour décider un homme à avaler, pendant plusieurs années, les potions les plus désagréables et les plus nauséabondes, à subir des cinquantaines de fois les opérations les plus douloureuses, telles que les pendaisons, les cautérisations, les moxas, etc., c'est ce qu'il est bien difficile d'admettre. C'est ce que faisait observer Delannoy lui-même au président des Assises, qui lui reprochait d'avoir simulé l'ataxie locomotrice : « A qui ferez-vous croire qu'un homme comme moi, sans éducation, ait pu parvenir à tromper de si grands médecins ? »

Il est vrai que, pour expliquer la chose, le Dr Dubuisson ajoute : « Avant d'exercer la profession de jardinier, Delannoy avait été infirmier des hôpitaux de Paris, de 1877 à 1881 ; il connaissait toutes les ficelles du métier. » Les ficelles du métier ! Voilà un mot qui nous rend rêveur ! Qu'est-ce que cela veut dire ? Est-ce que les vieux médecins des hôpitaux, gens si expérimentés, ne les connaissent pas, ces ficelles ? Et s'ils les connaissent, comment ont-ils pu s'y laisser prendre ? Voilà encore une chose peu croyable.

Mais à quels signes le Dr Dubuisson a-t-il reconnu les fourberies de Delannoy ? Il n'en dit pas un mot : il affirme que Delannoy est un imposteur, c'est tout, mais c'est trop peu.

Guéri en 1889, Delannoy retourne à Lourdes en 1890 et témoigne le désir de s'attacher aux religieux

qui desservent la basilique, et qui, touchés de son zèle,
lui confient la garde d'un châlet. Malheureusement
pour lui, Delannoy avait des goûts et des habitudes qui
ne s'accordaient pas avec une vie calme et régulière ;
l'année suivante, il quitte Lourdes nuitamment, emportant une somme de 600 francs qu'il avait en dépôt.
Comme il arrive souvent aux gens honnêtes et paisibles
qui redoutent les ennuis des cours d'assises, les bons
Pères ne voulurent point porter plainte, et préférèrent
laisser leur voleur aller se faire pendre ailleurs, selon
l'expression vulgaire.

De retour à Paris, Delannoy recourt de nouveau au
moyen qui lui a si bien réussi pour vivre à rien faire ;
le truc de l'ataxie était usé, il simule la folie ; les
médecins de l'hôpital de la Pitié et de l'hôpital Broussais se laissent aussi mystifier et l'envoient à Sainte-
Anne comme aliéné. C'est là que devait finir son
odyssée : le premier médecin de l'asile découvre les
manœuvres artificieuses.

Maintenant voici ce qui met le comble à notre étonnement. Le Dr Dubuisson a démasqué Delannoy : il a
constaté qu'il n'a jamais été ni ataxique ni aliéné, que
c'est un imposteur et un voleur qui a trompé tous ceux
qui ont eu affaire à lui, il va sans doute s'empresser
de le chasser honteusement. Pas le moins du monde ;
il le conserve dans l'établissement et le charge d'un
poste de confiance dont il abuse pour quitter l'asile,
le 24 décembre, emportant, probablement pour faire
réveillon, 1,800 francs et plusieurs objets appartenant
au pharmacien en chef.

Enfin ce qui dépasse toute croyance, ce sont les conclusions de l'article : « Delannoy a volé les Pères de Lourdes, il a volé l'administration de l'Assistance publique, cependant aucune poursuite n'a été exercée contre lui. On redoute le scandale, car des intérêts considérables se trouveraient peut-être singulièrement compromis par cet habile simulateur, s'il était appelé à comparaître devant la justice de son pays. »

Si la justice est plus que jamais boiteuse et marche à pas lents, elle finit parfois par atteindre les coupables. Delannoy a été poursuivi et condamné, le 13 août 1895, à quatre ans de prison et à dix ans de surveillance. Nous n'avons pas entendu dire qu'il en soit résulté aucun scandale, ni que des intérêts considérables aient été compromis.

Nous ne savons ce que les médecins de Paris ont pensé de cet article paru dans *le Matin* et qui est peu flatteur pour eux. Mais nous conclurons avec le Dr Boissarie, qui a si fortement et si spirituellement réfuté l'article du *Matin*.

D'après le témoignage de tous les médecins, Delannoy était ataxique quand il est venu à Lourdes ; quelques jours après, il en est parti parfaitement guéri. Sa guérison a été contrôlée par cent témoins divers et n'a soulevé aucune protestation ; le Dr Dubuisson n'ose pas même en parler.

Que depuis, Delannoy ait commis des vols : c'est possible ; sa guérison, que nous regardons comme miraculeuse, ne le rendait pas impeccable.

Nous avons insisté sur ce fait, parce que plus d'une

fois des gens qui avaient lu l'article du *Matin*, nous l'ont opposé comme pouvant ébranler la croyance aux miracles de Lourdes. Mais tous les hommes de bonne foi conviendront qu'il faut des articles et des témoignages plus sérieux pour pouvoir contester les prodiges qui s'opèrent journellement à Lourdes.

Fiers de quelques expériences faites dans une salle d'hôpital sur des sujets choisis, entraînés depuis longtemps, et sur lesquels ils exercent une espèce d'empire, les médecins incrédules prétendaient expliquer et reproduire tous les miracles, même ceux de l'Évangile, par les phénomènes hystériques et les suggestions hypnotiques. Ils parlaient avec tant d'assurance, qu'ils avaient fait une grande impression sur une multitude de gens, qui, partagés entre le désir de s'abandonner à leurs passions corrompues et la crainte des jugements à venir, seraient heureux de ne plus croire à rien et d'être débarrassés d'une religion qui les gêne. Pour les confondre, il a suffi de la voix d'une enfant qui a appelé les foules aux roches Massabielles, où s'opèrent journellement des guérisons, en comparaison desquelles les expériences de la Salpêtrière et de l'école de Nancy ne sont que des jeux d'enfants.

Aujourd'hui les plus savants et les plus consciencieux sont obligés d'avouer que si parfois ils peuvent faire cesser des contractures, des convulsions, des agitations nerveuses, des paralysies *hystériques*, ils sont complètement impuissants à guérir par les suggestions ou l'hypnotisme les lésions organiques, les plaies purulentes, les cancers, les tumeurs, la carie des os, etc., c'est-à-dire la plupart des maladies qui affligent l'humanité, et qu'en somme les guérisons dont les incrédules font tant de bruit se réduisent à bien peu de chose.

On nous pardonnera cette longue digression qui, nous l'espérons, n'aura pas été sans intérêt pour un grand nombre de nos lecteurs. Mais puisque les impies profitent de toutes les occasions pour attaquer la religion et nier les vérités de la Foi, pourquoi ne profiterions-nous pas de l'occasion qu'ils nous présentent eux-mêmes pour démontrer la vanité de leurs orgueilleuses théories et la fausseté de leurs assertions téméraires.

Maintenant nous revenons à notre sujet. Après avoir exposé les désordres organiques causés par l'hystérie épileptiforme, nous allons décrire les troubles qu'elle produit dans les facultés intellectuelles.

V

TROUBLES PSYCHIQUES DANS LES CRISES HYSTÉRIQUES AVEC CONVULSIONS

Quelque graves que soient les troubles organiques causés par l'hystérie épileptiforme ou grande hystérie, ils ne sont rien en comparaison des désordres que cette affection produit dans les facultés intellectuelles. On a déjà vu combien, dans leur état ordinaire ou dans les crises légères, les hystériques sont impressionnables,

susceptibles, exigeantes, capricieuses, irascibles, vaniteuses, bizarres, dissimulées, jalouses, emportées.
Mais au demeurant, la perversité chez la malade
n'aboutit guère à d'autres résultats qu'à la rendre plus
ou moins importune à ses amis et à ses proches.

Habituellement, dans le cours d'un accès de délire,
le langage n'est pas moins bizarre, fantasque, désor-
donné que ne sont les actes. Si les faits et gestes se
succèdent sans ordre, sans motif, si le mobile qui les
inspire est impossible à découvrir, de même les mots
se suivent souvent incompréhensibles, sans souci aucun
de la logique du discours ou de l'intelligence de la
phrase.

Parfois certains malades traversent des périodes de
tristesse profonde. Alors elles cherchent à s'isoler
dans leur chambre ou dans leur cellule. La mélancolie
chez l'hystérique est presque toujours le résultat d'idées
fixes, d'appréhensions singulières, de craintes sans
fondement, se rattachant à des romans, plus ou moins
fantastiques, que l'imagination bâtit de toutes pièces.
Marié cite le cas d'une jeune hystérique qui, deux mois
après la cessation d'un accès intense, voyait incessamment devant elle la figure de la mort, et cette apparition, dont elle reconnaissait parfaitement la nature,
la jetait dans un trouble et un malaise moral insur-
montables. On en voit revêtir des vêtements de deuil.
Gen... se plaisait à mettre sur sa tête un long voile
noir et à se dire la fiancée de la mort. Il n'est pas rare
de les voir alors montrer une certaine tendance au
suicide.

C'est que l'hystérie a fait des progrès ; le trouble cérébral est plus marqué ; ce sont encore les mêmes symptômes que précédemment, mais plus prononcés, la mobilité de l'humeur devient insupportable. L'hystérique éprouve davantage le besoin de se rendre intéressante et d'attirer sur elle l'attention publique. Elle ourdit volontiers des intrigues et exécute des tromperies plus ou moins habilement calculées. Friande d'esclandres, elle se complaît dans la médisance et n'épargne pas plus ses parents et ses amis que les indifférents. Le dérangement des facultés cérébrales peut atteindre un degré tel, que, sans être encore une aliénée dans toute l'étendue du mot, l'hystérique devient, si l'on n'y prend garde, un danger pour ceux qui l'entourent et pour le milieu dans lequel elle vit. Le besoin de réclame et de tapage devient tellement impérieux que la malade ne recule pas devant les mensonges les plus éhontés, les plus abominables calomnies, et va jusqu'à la dénonciation, rendant de faux témoignages, prêtant de faux serments, écrivant des lettres anonymes. Elle se dit victime d'attentats monstrueux, accuse, avec une inconcevable audace et sans hésitation, les personnes les plus recommandables et les plus innocentes, affiche des menaces de suicide ou d'homicide, ourdit avec une habileté étonnante les plus étranges complots et se livre aux plus infernales machinations. Il faut qu'elle mente, qu'elle trompe, qu'elle compromette ceux qui vivent autour d'elle, cherchant à nuire et n'y réussissant que trop souvent.

Le Dr Trélat en rapporte des traits épouvantables : « M^{mo} B... a été plusieurs fois internée à la Salpêtrière; Elle y était connue sous le nom de *la Baronne* et y avait chaque fois laissé d'effrayants souvenirs. Son nom était suivi de cette annotation, écrite de la main d'un des administrateurs, M. Pélegot : *Esprit infernal, capable des plus grands méfaits.* Et, en effet, ajoute le Dr Trélat, je ne connais pas d'exemple d'une vie plus malfaisante, plus nuisible à la société, » et il raconte en détail les désordres de cette existence licencieuse. Nous ne nous y arrêterons pas : ce qui touche à sa fille est beaucoup plus intéressant pour notre sujet.

« Cette personne, dit le Dr Trélat, qui sait et parle plusieurs langues, qui dessine parfaitement et est bonne musicienne, mène alternativement une existence régulière ou la vie la plus désordonnée et la plus perverse. Quand elle est dans sa phase régulière, elle se présente dans un pensionnat de demoiselles : « Madame, dit-elle à la directrice, avez-vous besoin d'une « sous-maîtresse ? » Si on lui répond négativement : « Peut-être, ajoute-t-elle, eussé-je pu vous être utile ; « je sais l'allemand et l'italien ; je dessine et je suis « musicienne. » Et elle dit vrai ; et tout cela est exprimé avec une si grande douceur, avec une modestie si attirante, que, si l'on ne peut lui donner de l'emploi dans la maison où elle s'est présentée, on la recommande dans d'autres établissements. Aussitôt que la période de calme est passée, elle se livre au libertinage le plus effréné, aux vols les plus habilement conçus. Elle descend d'un brillant équipage chez un horloger, chez un bijoutier, et se fait apporter des montres, des diamants dans un appartement à double porte qu'elle vient de louer, et sous le prétexte de les montrer à sa mère, couchée, dit-elle, dans la chambre voisine, elle disparaît avec sa proie, laissant dans le salon ou dans l'antichambre le marchand, étonné de ne voir revenir personne.

« Quelquefois le retour à la vie tranquille se fait sous une autre forme. Mlle B..., bien renseignée sur le caractère religieux et sur les pratiques de dévotion de plusieurs grandes dames du faubourg Saint-Germain, se présente chez l'une d'elles : « Madame, j'ai « eu le malheur de ne recevoir qu'une éducation et « une instruction mondaines. On n'a ouvert ni mon « cœur ni mon esprit aux lumières de la religion ; je « sens le vide et le malheur de cette situation. Voulez- « vous, Madame, être mon guide et mon appui dans « la voie que je commence à entrevoir? Je ne suis « point baptisée, Madame, voulez-vous être ma mar- « raine? » — On est prévenu par un pareil langage ; on reconnaît promptement la valeur intellectuelle de celle qui parle. Comment se défier d'une personne qui s'exprime si bien, qui a tant d'instruction et qui montre de pareilles dispositions à recevoir les lumières de la foi? — On accueille avec bonté cette demande ; on confie la catéchumène à l'une des plus dignes sœurs de charité, à la supérieure d'un bureau de bienfaisance qui consent à lui donner les premiers enseignements.

« Mlle B... s'agenouille au tribunal de la pénitence, et aussitôt elle calomnie, elle diffame l'ecclésiastique

qui vient de l'entendre. En même temps, elle dit à la
supérieure qu'elle a une communication grave à lui
faire, et elle rapporte sur les mœurs des religieuses de
la communauté des choses qui font frémir. Tout cela
est dit avec une telle apparence de candeur et de sincérité, qu'au premier moment la bonne supérieure ne
peut croire ni à la culpabilité des accusées ni à la perversité de la délatrice, et l'inquiétude et la défiance
règnent, pendant quelque temps, dans cette pieuse
maison dont rien jusque-là n'avait troublé la paix.

« En 1846, j'apprends que cette fille, qui avait
déjà subi plusieurs condamnations, était renfermée
dans la prison de Saint-Lazare, condamnée à plusieurs
années de détention pour les vols les plus audacieux.
L'intérêt de mon observation me fait désirer de la
voir. Je sollicite et j'obtiens l'autorisation d'aller jusqu'à elle. Je lui demande comment, avec l'intelligence
et le savoir qu'elle possède, elle a pu se livrer à des
actions si méchantes et si abjectes. — Elle me regarde,
le sourire sur les lèvres, mais c'est un sourire de pitié ;
elle me répond à peine... Je persiste ; je l'impatiente
et elle fait alors gronder à mes oreilles ces orgueilleuses paroles : « Monsieur, je paye ici une dette. Cette
« dette payée, la société n'a plus rien à me demander,
« et, en sortant de cette maison, je me redresse de
« toute ma hauteur et je ne serai pas embarrassée
« pour vivre en Angleterre, si ce n'est en France ou
« en Allemagne, ou partout ailleurs. Je parle toutes
« les langues de l'Europe, Monsieur. En situation
« pareille, vous seriez peut-être plus embarrassé que

« moi. » Paroles et audace effrayantes de la part d'un
être animé d'un pareil esprit et doué d'une telle intelligence !

« Nous l'avons revue encore une fois, deux ans
après l'achèvement de sa peine ; mais, tôt ou tard, le
ciel est juste... : elle portait sur son visage les stigmates d'une maladie honteuse, et elle avait au front
une énorme tumeur. »

Si la plupart des hystériques ne commettent pas de
grands crimes, il y en a cependant qui, tout en ayant
conscience de ce qu'elles font, ne sont occupées qu'à
préparer et à commettre de mauvaises actions, à briser et à détruire des objets précieux, en faisant planer
sur d'autres le soupçon et l'accusation du mal. D'autres, et quelquefois les mêmes, prennent irrésistible-
ment un vif plaisir à organiser des intrigues, à brouil-
ler et à diviser ceux qui les entourent. On ne saurait
croire jusqu'où peut aller l'habileté de ces hystériques
à prévenir les causes qui pourraient s'opposer à la
réussite de leurs projets. (TRÉLAT.)

Les hystériques, qui se font si souvent voleuses
elles-mêmes, ne se font aucun scrupule d'accuser telle
ou telle personne de leur entourage, d'avoir dérobé des
objets qu'elles ont eu soin de faire disparaître préa-
lablement, ou qu'elles ont placés dans des conditions compromettantes pour celui qu'elles veulent ac-
cabler.

« Une pauvre servante, raconte Morel, était accusée
de vol par sa maîtresse. J'eus des soupçons, parce que
l'accusatrice avait déjà fait chasser plusieurs servantes

pour le même fait, et que, dans la localité qu'elle habitait, elle avait troublé le repos des familles par des
lettres anonymes contenant les choses les plus odieuses
et les plus invraisemblables. Sur le rapport de l'expert,
l'accusatrice, devenue accusée, fit les aveux les plus
complets. Elle avoua avoir fait renvoyer cinq ou six
servantes dans les effets desquelles elle avait caché des
objets volés par elle à son mari. C'était une hystérique
au type héréditaire, et, ajoute Morel, chez ces femmes,
les instincts sont tels qu'elles éprouvent un souverain
bonheur à troubler le repos de leur entourage par leurs
mensonges, leurs soupçons compromettants, et par des
actes de la nature de celui que j'ai cité. » (Legrand
du Saulle.)

« L'accusation que les hystériques portent, avec
une prédilection toute particulière, contre les personnes auxquelles elles veulent nuire, soit par jalousie,
soit par haine, soit par vanité féminine, c'est celle
d'attentat aux mœurs. Naturellement, les plus exposés
par leur profession à être en butte à de semblables
imputations, sont les médecins et les ecclésiastiques ;
cela se conçoit, du reste, puisque les uns et les autres
sont contraints par leurs devoirs sociaux à se trouver
fréquemment seuls avec des hystériques.

« Ces dénonciations sont heureusement, dans un
grand nombre de cas, faites avec un caractère assez
évident d'imposture pour que nulle suite n'y soit
donnée. Mais, par malheur, il est arrivé plus d'une
fois que les accusés n'ont pu échapper à la trame
serrée d'apparences accablantes dont une hystérique

avait su les environner, et nous pourrions citer quelques lamentables méprises de la justice abusée.

« Marie X..., âgée de vingt-six ans, devait épouser
Martin, qui, au dernier moment, revint sur ses inten-
tions premières et refusa l'union. Marie X... était très
nerveuse, avait souvent des mouvements convulsifs et
de fréquentes syncopes. D'ailleurs, elle était douée
d'une audace inouïe et d'un aplomb imperturbable. Un
matin, tous les ceps furent coupés dans une vigne appartenant à un magistrat de Besançon. Marie aussitôt
dénonça Martin et son frère, et les deux accusés furent
condamnés. Au bout de quelques mois, Marie montrait
des blessures et dénonçait, comme l'auteur de là violence, un des oncles de Martin : la cour d'assises con-
damnait l'accusé à cinq ans de réclusion. — Peu de
temps après, nouvelles blessures, nouvelle accusation,
dirigée cette fois encore contre un autre oncle de Martin. Un véritable *tolle* se produisit dans le pays contre
le prétendu coupable, qui fut assailli par des imprécations et par des huées et néanmoins acquitté par le
tribunal. — Un jour, la vache de Marie est trouvée
avec les pis coupés ; une autre fois, c'est le feu qui
prend à sa maison. La pauvre fille devient dès lors
l'objet de la commisération publique, l'héroïne de la
contrée. On se presse autour d'elle, les secours et les
généreuses aumônes viennent de toutes parts. Mais
bientôt l'enthousiasme se calme. La mère de Marie
court de village en village au-devant de la charité et
des aumônes, qui ne viennent plus spontanément. Puis
la défiance se manifeste, la malveillance fait place à

l'enthousiasme. Marie est obligée de quitter le pays.
Elle entre comme domestique chez un cabaretier de
Gray, vole et est condamnée. Graciée à l'occasion d'un
grand événement politique, elle revient dans son village, près d'Arbois, et épouse un vigneron. Un jour,
elle est prise d'attaques d'hystérie, constatées par le
Dr Bergeret. Quelque temps après, son mari meurt
et on suppose un empoisonnement qu'il est impossible
de démontrer ; Marie fabrique un faux testament ; dé-
couverte, elle est condamnée à la détention perpétuelle. » (LEGRAND DU SAULLE.)

Le fait suivant ne présente pas moins d'intérêt que
le précédent. « Il y a dix-huit ans, raconte le Dr Legrand du Saulle, qui écrivait en 1882, Mme Sagrera,
riche espagnole, fille d'un père apoplectique et d'une
mère mélancolique, donna lieu à une série de procès
très regrettables. En proie à des attaques d'hystérie
convulsives, cette dame était capricieuse, mobile, indifférente, loquace ; elle tenait des conversations dépla-
cées, racontait des histoires absurdes, se disputait
avec ses domestiques, commettait des excentricités,
avalait parfois des allumettes chimiques et se livrait
dans sa correspondance à de véritables divagations.

« Transférée dans une maison de santé, à Barcelone,
elle porta contre son mari, ses deux beaux-frères et
trois médecins éminents les plus criminelles accusations. Ces six hommes furent poursuivis, renfermés
dans les cachots de Valence et condamnés les uns à
dix-huit, les autres à vingt années de prison. La peine
fut commuée plus tard en celle de l'exil.

« Un cri de détresse poussé par l'une des victimes de cette grave erreur judiciaire, se fit entendre jusqu'à Paris. Trois médecins éminents furent chargés par la société médico-psychologique d'étudier cette affaire. Après avoir examiné le dossier avec la plus grande attention, pendant plusieurs mois, et avoir eu ensemble de nombreuses conférences, ces docteurs rédigèrent enfin un rapport très net et extrêmement considérable, concluant à l'état de folie hystérique de la dame espagnole et à l'innocence absolue des condamnés. A la suite de ce rapport, ces hommes furent graciés, réintégrés, réhabilités. L'un des médecins a même été investi depuis de très hautes fonctions officielles. »

Ceux qui, comme nous, étaient en état de lire les journaux, il y a cinquante ou soixante ans, peuvent se rappeler l'émotion extraordinaire que causa, dans la France entière, l'affaire La Roncière, dont on trouve les détails dans tous les recueils des causes célèbres.

Un jour, Marie de M..., âgée de seize ans, fille du commandant en chef de l'école de cavalerie de Saumur, accusa Émile de La Roncière, lieutenant de lanciers et fils d'un lieutenant-général, de s'être introduit dans sa chambre, au milieu de la nuit, et d'avoir cherché à lui faire violence. A la suite de divers incidents qu'il serait trop long de rapporter ici, le Parquet fut saisi de l'affaire. La Roncière fut emprisonné et, après une longue instruction, comparut devant la Cour d'assises. Il avait pour défenseur Mᵉ Chaix d'Est-Ange, un des premiers avocats du barreau de Paris. De leur côté,

les parents de la jeune fille s'étaient portés partie
civile, et leur cause était soutenue par l'illustre Berryer
et Odilon Barrot. La haute situation des parties en
cause, l'éloquence de leurs avocats, tout contribuait à
provoquer au plus haut point l'attention publique. Vainement M° Chaix d'Est-Ange chercha à démontrer,
d'après les faits constatés par l'instruction elle-même,
que la jeune fille était affectée de mouvements nerveux
très prononcés, présentant à la fois les caractères de la
catalepsie et du somnambulisme, et qu'elle n'en était
pas à son coup d'essai en fait d'inventions aussi mensongères que romanesques ; d'où il concluait que
Marie de M... était peut-être une hallucinée, en proie
en tout cas à une névrose, étrange sans doute, mais
certaine. Sur quoi le Dr Legrand du Saulle ajoute :
« Cette affection que M° Chaix d'Est-Ange déclarait
indéfinissable en 1835, tout en attestant sa réalité,
nous la connaissons aujourd'hui : c'est l'hystérie. »

Par malheur pour l'accusé, il avait de fâcheux antécédents ; des incartades de jeunesse l'avaient brouillé
avec sa famille ; l'opinion publique était tout à fait
prévenue contre lui et émue de pitié en faveur de la
prétendue victime. Le jury, subissant à son insu ce
courant d'opinion, subjugué d'ailleurs par l'éloquence
entraînante de Berryer, déclara La Roncière coupable,
et la Cour le condamna à dix ans de réclusion qu'il
subit à Clairvaux. Pendant ce temps, la science avait
marché, et quatorze ans après, sur le rapport d'Odilon
Barrot lui-même, alors garde des sceaux, qui avait
contribué à cette condamnation, La Roncière fut réha-

bilité. Dans cette circonstance, la justice s'était trompée. (Legrand du Saulle.)

« A côté de l'hystérique perverse, calomniatrice, dangereuse, il y a, dit le Dr Legrand du Saulle, l'hystérique inoffensive, non moins malade, non moins profondément atteinte dans ses facultés cérébrales, mais chez laquelle le dérangement intellectuel prend une tournure particulière, et consiste dans une piété exagérée et dans une dévotion sans borne, aboutissant à l'extase. Celle-ci, au lieu de la frapper, comme l'autre, d'une peine excessive, à l'abri de laquelle son étrange état mental devait la placer, on la canonise ! Au lieu de l'envoyer en prison, on lui confère l'auréole ! Erreur dans les deux cas : la seconde n'est, hélas ! pas plus une sainte que la première n'est une criminelle vulgaire... Bien des *saintes* et des *bienheureuses* n'étaient autre chose que de simples hystériques. »

Nous avons cité ce passage de M. Legrand du Saulle pour montrer dans quelles grossières erreurs peuvent tomber des gens qui se donnent cependant pour savants, quand ils parlent de la religion. « On voit, nous disait à cette occasion un médecin, aussi bon chrétien qu'habile praticien, que Legrand du Saulle n'a pas la moindre idée de la sainteté et des conditions requises pour la canonisation des saints. Quant aux personnes d'une piété exagérée, qui négligent les devoirs les plus essentiels de leur état pour se livrer à des pratiques singulières de dévotion, loin de les vénérer comme des saintes, les gens sensés les regardent comme des folles ou des cerveaux mal équilibrés. Il n'y a que des ignorants ou des gens sans jugement qui se laissent tromper par leur conduite bizarre. »

Enfin, au dernier degré, les désordres cérébraux observés chez les hystériques ne consistent pas seulement dans une perversion des facultés affectives et dans des singularités intellectuelles significatives. A la bizarrerie de caractère, à la mobilité de l'humeur, à une tendance maladive qui porte l'hystérique à rechercher le bruit, à occuper de sa personnalité le monde qui l'entoure, s'ajoute un trouble profond des fonctions intellectuelles, on a affaire au véritable délire, à la folie.

Les désordres cérébraux qui constituent la folie hystérique s'accompagnent souvent des symptômes de troubles organiques que nous avons précédemment décrits : insensibilité générale ou partielle, contractures, convulsions, etc., qui constituent les grandes attaques et qui coïncident fréquemment, en effet, avec la folie hystérique. (LEGRAND DU SAULLE.)

Ces phénomènes, toutefois, n'en sont pas un accompagnement obligé. Comme l'a justement remarqué Briquet, le délire peut être le fait dominant et constituer en quelque sorte à lui seul toute l'hystérie. Morel va même plus loin. D'après lui, la folie hystérique a d'autant plus de chances de s'établir que les autres phénomènes morbides propres à la maladie sont moins saillants. « Dans les nombreuses observations de folie hystérique que je possède, dit-il, il a suffi de quelques crises qui se sont produites dans le jeune âge pour faire naître une fatale prédisposition à déli-

rer ultérieurement, dans le sens des actes extravagants
que je viens de signaler comme formant un des caractères essentiels de la folie hystérique. Rien n'est plus
variable que les conditions dans lesquelles elle se
développe ; l'âge auquel elle apparaît, les causes prédisposantes et immédiates qui en facilitent ou en provoquent l'éclosion, les conditions du milieu qui sont
propres à l'engendrer et à lui imprimer telle ou telle
allure, sont variables à l'infini... Si la folie hystérique
se montre surtout dans la jeunesse, il est possible cependant de la rencontrer à un âge avancé. Morel en a
rapporté un exemple remarquable.

« Je fus un jour, dit-il, appelé dans un couvent où
l'on recevait quelques femmes malades comme pensionnaires. Parmi elles se trouvait une vieille demoiselle de soixante-cinq ans qui avait mis toute la communauté en émoi par des cris et des vociférations. Je
la trouvai blottie dans un coin de sa chambre, les
cheveux épars, et à peu près nue ; elle quittait sa position pour sauter sur les meubles, grimpait après les
murs, et demandait à grands cris que l'on chassât le
diable qu'elle avait dans le corps. Je la fis transporter
à l'asile des aliénés, où des grands bains, des antispasmodiques et quelques potions ramenèrent le calme
dans l'état nerveux de cette hystérique, qui avait déjà
eu plusieurs accès semblables de folie. La première
attaque avait eu lieu à la suite d'un mariage manqué,
et, depuis, cette demoiselle était toujours restée souffrante, névropathique et soumise à de véritables accès
hystériques. »

Le plus souvent, le trait dominant du délire consiste dans des manies désordonnées. La malade surprise, quelquefois au milieu d'une période de santé relative et de calme, d'autres fois à la suite d'une attaque ou d'une série d'attaques, se livre aux actes les plus déraisonnables, tout à coup, sans motif, par une sorte de spontanéité qui n'est pas l'un des caractères les moins intéressants du désordre moral.

« Mme M..., raconte Legrand du Saulle, a une tante aliénée ; un de ses oncles s'est suicidé, et le fils de ce dernier s'est brûlé la cervelle pour un motif des plus futiles. Ainsi héréditairement prédisposée, elle eut des convulsions dans son enfance, une impressionnabilité incroyable jusqu'à l'âge de la puberté, qui fut marquée par des troubles nerveux graves, sous forme d'attaques, de spasmes, etc... Pendant une période de quelques années, elle se montra d'une douceur de caractère et d'une égalité d'humeur que tout le monde admirait. Elle se maria, et peu de temps après on vit éclater de nouveaux accès convulsifs, suivis de troubles durables de l'intelligence que des médecins consultés n'hésitèrent pas à rapporter à l'hystérie, et qui s'aggravèrent sous l'empire d'hallucinations ; elle se plaignait de maux de tête intenses.

« Elle était dans cet état, lorsque, en 1843, elle déroba, une première fois, des objets de la valeur la plus minime, rubans, dentelles, épingles, que le lendemain elle porta ostensiblement dans une réunion publique. A quelque temps de là, elle commit un vol dans des circonstances analogues. A Paris, où elle alla sur ces entrefaites, elle se montra extravagante, incohérente dans ses propos, en contradiction avec elle-même, prêchant l'économie et se laissant aller à des prodigalités inutiles.

« Six mois après, elle commet un vol pour lequel elle est poursuivie. C'est après une nuit d'insomnie pendant laquelle elle s'est plainte de maux de tête, de soif, d'inquiétude dans tous les membres, qu'elle est obsédée du désir de soustraire quelque chose. Elle se lève à 7 heures du matin, se rend au magasin où elle a l'habitude de faire ses achats, et, apercevant une pièce d'alpaga, elle s'en empare, non sans résister quelque temps à cette tentation fatale, ni sans éprouver de terribles angoisses. A peine est-elle sortie du magasin, après avoir caché le larcin sous son manteau, qu'elle est poursuivie par l'idée de restituer ce qu'elle vient de dérober. Elle revient sur ses pas, hésite, tremble et finalement retourne chez elle. Là, elle invite deux lingères à lui confectionner une robe avec cette étoffe, bien qu'elles fussent à même d'en reconnaître la provenance. Croyant son vol découvert, elle supplie les intéressés de lui garder le secret, revient à plusieurs fois chez eux pour s'assurer de leur silence, et, malgré leurs promesses formelles à cet égard, se montre de plus en plus tourmentée. En même temps, elle se livre à des pratiques religieuses avec un redoublement d'ardeur... Apprenant que des poursuites sont dirigées contre elle, elle essaye d'attenter à ses jours. » L'appréciation de ces faits dans leur ensemble, ne laisse aucun doute dans l'esprit du médecin expert.

En effet, Mme M... avait toujours fait preuve, dans ses moments lucides, d'une moralité absolue. Sa bonté, sa générosité, l'élévation de son caractère, étaient reconnus de tout le monde. Elle jouissait de la considération générale et se trouvait dans une position de fortune qui la mettait bien au-dessus du besoin... Pour sacrifier ainsi, en un moment, sa dignité personnelle, la tranquillité et l'honneur de ses enfants, qu'elle affectionnait beaucoup, et commettre enfin des vols de si peu de valeur et si peu dissimulés, il fallait qu'elle fût soumise à une impulsion maladive plus forte que sa volonté. Elle était donc irresponsable. »

Il ne faut pas cependant s'attendre à rencontrer chez les hystériques ces impulsions irrésistibles, trop fréquemment observées dans l'épilepsie, et qui poussent souvent les malades, avec une extrême violence, aux plus redoutables méfaits. Sans doute il n'est pas rare que la volonté, si profondément atteinte dans l'hystérie, fléchisse et laisse libre carrière à cette singulière tendance qui porte les hystériques à commettre des extravagances. Mais tout se borne le plus souvent à des actes ridicules. Il est assez rare que les choses aillent jusqu'au crime, comme nous l'avons déjà dit. Il s'agit là d'un besoin invincible d'étreindre violemment des objets, de frapper, de déchirer des vêtements, de mordre ou tout simplement d'injurier, de chercher querelle, de taquiner, d'exciter l'impatience ou la colère ; ou bien, c'est une étrange propension à proférer, au milieu d'une conversation d'ailleurs sensée et convenable, des mots absurdes et grossiers, des paroles obscènes ou impies. (Legrand du Saulle.) Le Dr Roslau a vu une demoiselle hystérique fort pieuse qui, assez fréquemment et toujours involontairement, laissait échapper des blasphèmes dont elle était elle-même scandalisée. Le Dr Itard parle d'une dame qui, au milieu d'une conversation qui l'intéressait vivement, tout à coup, sans pouvoir s'en empêcher, interrompait ce qu'elle disait ou ce qu'elle écoutait, par des cris bizarres et par des mots encore plus extraordinaires qui faisaient un contraste déplorable avec son esprit et ses manières distinguées. Ces mots étaient, pour la plupart, des juremements grossiers, des épithètes obscènes, et, ce qui n'était pas moins embarrassant pour les auditeurs que pour elle, l'expression crue des jugements ou des opinions peu favorables qu'elle portait sur quelques-unes des personnes présentes.

Cependant, si les hystériques ont plus de tendance à se livrer à des actes excentriques et désordonnés qu'à commettre des délits sérieux ou des crimes, il n'en est pas moins vrai que le vol, l'incendie et les attentats criminels les plus invraisemblables et les plus imprévus, sont quelquefois l'œuvre de ces malades.

Une jeune fille douce, docile, n'ayant jamais donné lieu à la moindre plainte de la part de ses maîtres, après avoir travaillé dans les champs avec une de ses compagnes qu'elle aime beaucoup, lui cherche tout à coup dispute et, quand la pauvre enfant ne lui répond que par des paroles inoffensives, se précipite sur elle et la frappe de son couteau, de sa faucille et de son sabot, jusqu'à ce qu'elle soit morte. Alors elle fuit à travers

les champs, sans s'apercevoir que ses mains et ses vêtements sont ensanglantés.

Traduite devant la cour d'assises et interpellée de
compléter sa défense, elle répond qu'elle était malade,
le jour du malheur, que le sang lui était monté à la
tête, qu'elle ne savait ce qu'elle faisait. — Il faut qu'on
sache que cette jeune fille qui a tué son amie, un an
auparavant, à la nuit tombante, avait annoncé la subite
résolution de quitter ses maîtres ; elle partit, sans qu'on
pût la retenir, courant la campagne deux jours et deux
nuits, couchant derrière les haies, et ne rentra que le
troisième jour, sans indiquer le motif de son absence
ni de son retour. — Elle n'en fut pas moins condamnée
aux travaux forcés à perpétuité, à l'exposition et à la
flétrissure. (TRÉLAT.)

« Albertine M..., rapporte le Dr Pitres, est âgée de
vingt-huit ans. C'est une enfant trouvée ; par conséquent, nous ignorons quelle part doit être faite à l'hérédité dans l'origine des troubles nerveux dont elle est
atteinte. Élevée à l'hospice des Enfants trouvés de Bordeaux, elle est entrée, à l'âge de dix-neuf ans, comme
cuisinière chez un certain M. A..., où elle est restée
trois ans, souvent tracassée par son maître et se querellant fréquemment avec lui.

« Un jour, à la suite d'une querelle plus violente que
les autres, elle résolut d'en finir. Elle acheta un pisto-
let, le chargea de deux balles : « Une pour lui, dit-elle,
« l'autre pour moi, » puis revint à la maison bien décidée à tuer son maître et à se tuer elle-même. Mais
quelques paroles aimables de M. A... suffirent pour

ébranler ses résolutions. On se réconcilia. Toutefois l'émotion avait été très vive et Albertine eut, le jour même, la première grande attaque convulsive.

« L'idée du suicide, d'une rupture tragique, à propos de querelles sans importance, le changement brusque de résolutions paraissant définitivement arrêtées, sont des faits communs chez les hystériques. Il en est peu qui n'aient, une fois ou l'autre, tâché de se suicider. Je vous en montrerai trois dans le service qui ont fait des tentatives de ce genre pour des raisons futiles en apparence. » (PITRES.)

Chez les hystériques, la tendance au suicide est assez fréquente ; elle apparaît tout à coup, sans se rattacher à rien ; c'est une secousse, une sorte de vertige accidentel, une impulsion, dans toute l'acception du mot, qui fait explosion avec une soudaineté effrayante. Le Dr Morel rapporte qu'une jeune fille de dix-neuf ans, devenue hystérique sous l'influence du dépit que lui causa un mariage ajourné, au milieu d'une crise formidable causée par un caprice de sa mère, se mit à délirer avec fureur, s'échappa des mains de ceux qui l'entouraient et se dirigea rapidement vers une fenêtre ouverte qu'elle aurait franchie, si l'on n'était parvenu heureusement à empêcher ce suicide.

Legrand du Saulle parle d'une autre malade qui, à différentes reprises, a cherché à s'empoisonner avec des allumettes chimiques, à s'étrangler avec un cordon de sonnette, et qui manifeste toujours le désir de se donner la mort.

Mme J..., raconte le Dr Taguet, a toujours eu une

imagination exaltée, amie du mystère et du merveilleux. Étant en pension, elle n'hésite pas à commettre
un sacrilège pour faire parler d'elle. Elle enfonce le
tabernacle de la chapelle et s'empare de l'hostie. Mais,
en ce moment, un pas résonne sur les dalles, son cœur
l'abandonne, elle perd connaissance et roule sur les
marches de l'autel. L'affection nerveuse dont elle est
atteinte, semble dater de cette époque. Depuis ce temps,
elle se laisse aller aux emportements de son imagination et à des tentatives réitérées de suicide.

« Une jeune fille, raconte M. Delasiauve, d'une intelligence vive, qu'une éducation soignée et de nombreux
voyages ont développée, a cherché à se donner la mort,
en se jetant dans la Seine et en essayant de s'étrangler.
Rien d'uniforme dans sa manière d'être ; elle est tantôt
triste, tantôt gaie avec excès ; elle bavarde, chante et
est turbulente ; ou bien morne et fâcheuse, elle s'irrite, s'accuse, se désespère... Elle se confine dans sa
cellule, se tapit dans son lit, déborde en imprécations
et, si la surveillance fait défaut, elle accomplit sur elle-
même les mutilations les plus affreuses. Quelquefois
elle se cache, fait la morte, ou simule de se pendre ;
d'autres fois elle se plaint de tout et de tous, cherche
des motifs de querelle, injurie, éclate en sanglots, se
roule sur les dalles, se frappe la tête contre les murs.
Une fois, elle se blesse le poignet, en brisant les vitres
de sa fenêtre ; une autre fois, elle se déchire le cou avec
ses mains. Dans un accès de rage effrénée, elle s'arrache, avec un morceau de verre ou avec ses dents, les
chairs de l'avant-bras et se fait une plaie énorme. »

14

« «En 1852, raconte encore Legrand du Saulle, j'ai
connu, à la maison de Charenton, une jeune demoiselle anglaise, hystérique très exaltée, qui, à l'âge de
onze ans, avait essayé de se couper la gorge avec un
rasoir et qui ne cherchait même pas à en dissimuler
les horribles cicatrices. Bien résolue à en finir avec la
vie, il était évident que la malade recommencerait ses
tentatives de suicide. Aussi, lorsque sa famille demanda
sa sortie, M. Calmeil, mon chef de service, dut s'y opposer formellement. L'ambassadeur d'Angleterre inter-
vint auprès du préfet de police, et toutes les difficultés
furent levées. Deux mois après, Miss W... avait pu
prendre sur ses deux sœurs un tel ascendant qu'elle
les décida à mourir avec elle ; les trois jeunes filles
s'asphyxièrent. »

Pour notre part, rapporte à son tour le Dr Gilles de
la Tourette, nous avons connu une hystérique qui, un
jour, s'introduisit furtivement dans un laboratoire de
chimie, et y déroba un flacon de cyanure de potas-
sium : elle alla ensuite se mettre au lit, où on la trouva
morte quelques instants après : le flacon vide était
resté près d'elle.

Tous les journaux du mois de mai 1895 ont rapporté le fait suivant : « Juliette L..., âgée de douze ans,
demeurant chez ses parents, est d'un caractère très difficile ; elle ne peut supporter aucune observation et
entre dans des colères épouvantables. Au moindre reproche que ses parents lui font, elle quitte la maison et
s'en va toujours tout droit devant elle. A quatre reprises
différentes elle a fui et n'a été retrouvée errant dans

Paris que deux ou trois jours après. Mardi dans l'après-midi, Juliette était restée seule avec son jeune frère, âgé de six ans. Une discussion s'engagea entre les deux enfants, et, à un moment donné, la fillette, au comble de l'exaspération, quittait la maison de ses parents et se dirigeait vers la Seine. Arrivée place du Châtelet, elle descendit sur la berge, quai de la Mégisserie, et, avant que des personnes qui se trouvaient là pussent s'y opposer, elle se jeta à l'eau.

« Un garde municipal qui se trouvait sur le ponton des bateaux-omnibus se jeta très courageusement à l'eau et put la ramener inanimée sur la berge. Conduite à l'Hôtel-Dieu, après avoir reçu des soins au poste de secours, Juliette a promis à ses parents, qui étaient venus la réclamer, de ne pas recommencer de tentative désespérée. » (*Soleil*, 30 mai.)

Comme les hystériques échouent souvent dans l'accomplissement de ce funeste dessein, il y en a qui prétendent que ces tentatives de suicide ne sont pas sérieuses, que les hystériques n'ont pas d'autre but que d'attirer l'attention publique, de faire du bruit, d'inquiéter leur entourage, de contrister leurs amis, de torturer leurs parents, pour vaincre les résistances qu'on oppose à leurs désirs ; mais qu'elles s'arrangent toujours de manière à être empêchées de mettre leur projet à exécution. (TAGUET.) « Un trait commun les caractérise, disait Tardieu, c'est la simulation instinctive, le besoin invétéré et incessant de mentir, sans but et sans objet, uniquement pour mentir. Une fois engagées sur cette pente, rien ne saurait les arrêter. L'hystérique ment dans la mort, comme elle ment dans toutes les circonstances de sa vie ; elle est dans son rôle. » Nous croyons avec Gilles de la Tourette que cette opinion est erronée, et les faits que nous venons de citer en sont la preuve. Il est vrai que, tout entière à son idée de suicide, l'hystérique ne dissimule pas son dessein, qu'elle en fait même parfois étalage, et c'est, la plupart du temps, une des causes qui fait qu'on intervient pour l'empêcher. Mais ces idées de suicide ne sont pas toujours simulées, ni ces tentatives toujours vaines.

On sait que les magnétisations, trop souvent répétées, engendrent fréquemment l'hystérie chez les personnes nerveuses, déjà prédisposées. Une jeune servante sur laquelle son maître, grand amateur d'hypnotisme, avait fait de nombreuses expériences, finit par avoir des crises d'hystérie si multipliées, qu'elle fut obligée de quitter sa place et de rentrer dans son village. Dans une de ces crises, elle déclara qu'elle irait se jeter dans la Loire et que personne ne pourrait l'en empêcher. En effet, deux mois après, des paysans rencontrèrent cette infortunée et lui demandèrent où elle allait : « Je vais me noyer, » répondit-elle. Ils prirent cette parole pour une plaisanterie, et ils la laissèrent aller. Mais elle avait dit vrai, et le lendemain on retirait son cadavre de la Loire. (CHARPIGNON.)

De plusieurs faits qu'il a observés, il ressort bien clairement pour le Dr Pitres que le suicide des hystériques est en général le résultat d'une détermination soudaine, irréfléchie, mais que rien n'autorise à le considérer comme une comédie grossière jouée par des simulatrices, pour se rendre intéressantes ou pour alarmer leur entourage.

« Si les tentatives de suicide faites par les hystériques n'entraînent pas plus souvent la mort, c'est parce qu'ordinairement elles ne sont pas préméditées. Les mélancoliques qui veulent mourir, choisissent, long-temps à l'avance, le moment et les moyens favorables à l'exécution de leur projet. L'hystérique ne réfléchit pas. Pour une contrariété futile, pour un chagrin qu'une personne mieux équilibrée supporterait courageuse-ment, elle prend la résolution de se tuer, et aussitôt elle avale le poison qu'elle trouve sous la main ou se jette à l'eau. Le lendemain, elle est enchantée d'avoir échappé à la mort, elle rit de sa sottise, quitte à recom--mencer à la première occasion avec la même sincérité et la même imprévoyance dans le choix des moyens. Que faut-il penser des faits de ce genre? A mon avis, ils s'expliquent mieux par la puérilité du caractère que par le désir de jouer sciemment des comédies ridicules ou scélérates; car les hystériques sont de grands enfants qui se déterminent d'après des sentiments fugaces, et qui passent, d'un instant à l'autre, de la gaieté à la tris-tesse, de la douceur à la violence, de l'amour à la haine, ou *vice versa.* » (PITRES.)

C'est surtout quand l'hystérique a pris quelqu'un en aversion qu'elle devient redoutable et cause les plus grands chagrins; car elle a toutes les audaces. « Inca-pable de modifier ses vivacités passionnelles, dit Gilles de la Tourette, elle peut tout oser pour faire réussir ses combinaisons, ses plans et ses machinations. Rien ne l'arrête. Si elle n'obtient pas ce qu'elle désire, on la voit porter contre les hommes les plus honorables et les plus innocents, des accusations monstrueuses, et l'art avec lequel elle ourdit sa trame, abuse trop souvent les supérieurs. » Nous avons vu précédemment que les attentats à la pudeur étaient le plus souvent l'objet de ses plaintes et que les médecins et les ecclésiastiques, obligés par leur état de se trouver seuls avec elle, étaient surtout exposés à de semblables imputations. Legrand du Saulle en cite de nombreux exemples qui montrent de quoi sont capables des jeunes filles exaltées, et avec quelle réserve il faut accueillir le témoignage des hystériques, naturellement portées à tout exagérer, soit en bien ou en mal, et à prendre trop leurs hallucinations pour des réalités. Nous ne croyons pas devoir les rapporter ici, par considération pour la classe de personnes auxquelles nous nous adressons principalement.

« Il ne faut pas perdre de vue, ajoute Legrand du Saulle, que la grande attaque d'hystérie est assez communément précédée ou suivie d'une période de délire plus ou moins prolongée. Durant cette période, l'hystérique ne s'appartient pas ; elle est dominée par des hallucinations, en proie quelquefois à des impulsions irrésistibles... C'est déjà de la folie passagère, transitoire, il est vrai, mais qui n'est pas moins la folie, entraînant à sa suite l'irresponsabilité des actes. »

« Le jeudi 27 juin 1893, rapporte *le Soleil,* la Cour d'assises de la Seine jugeait une ancienne fille de brasserie, Blanche Delort, qui, abandonnée par son mari, un sieur Rabet, à cause de son inconduite, lui avait tiré, le 2 janvier dernier, à Vincennes, un coup de revolver dont il mourut.

« L'affaire était déjà venue à la session précédente, mais une crise nerveuse de la prévenue, que le Dr Floquet déclara être une crise de grande hystérie, obligea la Cour à renvoyer à une autre session les débats de ce procès.

« L'accusée, une petite femme au corps grêle et fluet, un paquet de nerfs, s'est bornée à nier la préméditation de son crime, prétendant qu'elle avait agi dans un moment d'affolement, et que, d'ailleurs, elle ne se souvenait plus des circonstances exactes du drame.

« A son occasion, une intéressante question a été soulevée au cours du procès : celle de la responsabilité des hystériques.

« Dans l'intervalle de ses deux comparutions devant le jury, la femme Rabet a été soumise à l'examen de MM, les Drs Brouardel, Motet et Garnier, qui ont conclu à la responsabilité atténuée de l'accusée. Ces éminents praticiens sont venus développer leurs conclusions à la barre, et ils ont expliqué que l'hystérie donne, en général, à la personne qui en est atteinte, une telle irritabilité qu'elle n'est plus capable de résister aux impulsions qui la sollicitent. « Suivant nous, « ont-ils ajouté, l'intelligence de la femme Rabet est « très bornée ; il y a eu, en quelque sorte, arrêt dans « le développement de ses facultés intellectuelles ; mais « elle n'est pas, à proprement parler, atteinte de « démence. »

« A peine avaient-ils terminé leurs explications que l'inculpée a été en proie à une nouvelle crise. Elle s'est roulée dans le banc des accusés, secouée de mouvements nerveux et de spasmes. Il a fallu cinq gardes pour emporter son corps raidi, qui se tordait en arc de cercle.

« Une demi-heure après, la crise passée, les débats ont pu continuer.

« Après un réquisitoire modéré de M. l'avocat général Laffon et une éloquente plaidoirie de Mᵉ Henri Robert, la femme Rabet a été acquittée.

« Elle est immédiatement reprise d'une crise d'hystérie. »

Mais, après les grandes crises d'hystérie, il n'est pas rare de voir la malade revenir à un état normal, ou à peu près normal, qui lui laisse la libre disposition de ses facultés. Cette hystérique, qui tout à l'heure, au moment de la crise nerveuse, était irresponsable au premier chef, dominé qu'était son esprit par les idées délirantes les plus étranges, raisonne maintenant, juge et apprécie les choses comme tout le monde. C'est que, comme l'a justement dit un auteur, « l'hystérie, qui touche si profondément aux facultés affectives, respecte l'intelligence ; la raison assiste à la ruine du cœur ». L'hystérique a souvent, le plus habituellement même, gardé une impressionnabilité excessive, une vivacité de sensation remarquable ; mais, au demeurant, le trouble des facultés intellectuelles est peu prononcé ; il ne l'est pas assez, à coup sûr, pour que l'hystérique ne jouisse pas d'un discernement suffisant pour guider sa conduite, et les facultés affectives, en dehors des crises, ne sont pas tellement troublées que la malade ne puisse opposer aux excitations du dehors, aux mauvais penchants, une suffisante résistance.

Ainsi, de ce qu'une femme est hystérique, il n'en faut pas conclure qu'elle soit nécessairement irresponsable ; une même malade peut encore, suivant les heures, jouir de la responsabilité à peu près entière ou de l'irresponsabilité la plus absolue... Le plus souvent, l'hystérie entraîne avec elle une atténuation de culpabilité : c'est que, si les facultés intellectuelles, comme nous l'avons vu plus haut, conservent habituellement leur intégrité dans la névrose, le trouble des facultés affectives est, le plus ordinairement, poussé assez loin pour exercer une puissante influence dans l'accomplissement des actes incriminés. Chez la plupart des hystériques, la liberté n'est pas morte, mais elle est malade. Il n'y a pas irresponsabilité absolue, mais la responsabilité est assez atténuée pour entraîner le bénéfice des circonstances atténuantes. (LEGRAND DU SAULLE.)

Disons, en terminant ce chapitre, que l'hystérie peut évoluer d'une façon tout à fait irrégulière, se traduisant un jour par des manifestations graves, et présentant le lendemain une rémission plus ou moins prolongée, à la suite de laquelle réapparaissent les accidents pour disparaître ensuite de nouveau... Les intermissions peuvent se prolonger parfois fort longtemps. On en a vu qui avaient duré dix, quinze et même vingt ans. Puis les phénomènes disparus renaissaient tout à coup, sous l'influence des causes qui en avaient antérieurement déterminé l'apparition.

Rappelons enfin que, dans beaucoup de cas, il suffit d'une frayeur, d'une surprise, d'une contrariété, d'une émotion vive, pour amener une crise de grande hystérie ou d'hystérie épileptiforme chez une malade qui, jusqu'alors, n'avait présenté que quelques vapeurs, de légers spasmes, un peu d'insensibilité passagère. Le Dr Pitres en cite plusieurs exemples qui montrent avec quelle prudence et quelles précautions il faut traiter les jeunes filles prédisposées à cette névrose.

« L'hystérie d'origine émotive, dit-il, est surtout fréquente chez les femmes. Les chagrins violents, les frayeurs, les contrariétés, les colères, les ébranlements psychiques, de quelque espèce qu'ils soient, peuvent, chez les sujets prédisposés, donner naissance à des accidents hystériques.

« Marie M... a fait ses débuts dans l'hystérie à la suite d'une violente frayeur. Elle avait alors dix-sept ans et habitait la campagne. Un montreur d'ours vint à passer dans le village ; elle alla voir les exercices et se faufila dans la foule des spectateurs jusqu'à ce qu'elle fût au premier rang. L'ours, en dansant, passa si près d'elle, que le museau glacé de l'animal frôla la joue de la jeune fille. Marie eut peur et s'enfuit précipitamment chez elle, et, à peine arrivée, tomba sans connaissance sur son lit, en proie à des convulsions et à une agitation délirante des plus vives. Depuis lors, les attaques se sont reproduites un grand nombres de fois, et toujours le délire qui les accompagne roule sur la frayeur causée par le contact de l'ours.

« Théophile S... a eu sa première attaque convulsive à seize ans. Elle était dans une maison d'éducation dirigée par des religieuses. Une de ses maîtresses étant morte, elle demanda à passer la nuit dans la chambre mortuaire. Malgré l'émotion que lui causait le voisinage d'un cadavre, elle s'endormit profondément. Vers le milieu de la nuit, une religieuse lui frappa sur l'épaule. Théophile, croyant que c'était la morte qui venait la réveiller, poussa un grand cri, et eut sur le champ une grande attaque de nerfs qui ne dura pas moins de cinq à six heures.

« Marie A... était sur le point de faire sa première communion. Elle avait caché à son confesseur ses habitudes vicieuses. Au milieu d'un sermon dans lequel le prédicateur parlait avec véhémence des tourments de l'enfer, elle fut épouvantée par le souvenir de ses fautes, perdit connaissance, et eut, dans l'église même, sa première attaque convulsive.

« C'est à l'âge de seize ans que se montrèrent chez Élisabeth R... les premiers accidents hystériques sérieux. Voici dans quelles circonstances : Élisabeth assistait à une classe d'histoire et de géographie ; la maîtresse parlait des éruptions volcaniques : elle racontait comment les villes d'Herculanum et de Pompéï avaient été ensevelies sous les laves et les cendres. Un grand tableau placé dans le fond de la classe représentait le Vésuve vomissant des torrents de flammes ; Élisabeth fut très émue et eut aussitôt des convulsions et du délire. Elle s'enfuit épouvantée, croyant voir du feu partout. Son agitation fut telle qu'on dut la placer, pendant quelque temps, dans un asile d'aliénés.

« Amélie H... était âgée de vingt-un ans et jouissait, en apparence, d'une bonne santé, quand un jeune homme qu'elle aimait beaucoup la demanda en mariage ; sa mère s'y opposa. Il en résulta une querelle violente entre la mère et la fille, querelle à l'occasion de laquelle Amélie eut une grande crise de nerfs, suivie d'une paralysie du côté gauche, de vomissements de sang et d'une interminable série d'accidents hystériques.

« A peu près la même chose est arrivée à Alix S..., à l'âge de dix-sept ans.

« Jeanne M... avait vingt ans, quand ses parents la sommèrent d'épouser un jeune homme qu'elle n'aimait pas. Elle refusa obstinément. Pour vaincre sa résistance, on employa en vain la persuasion et la violence. Un jour, après une querelle bruyante, ses parents irrités la mirent à la porte de chez eux. Aussitôt après, Jeanne eut une attaque convulsive à grand fracas qui dura deux heures, et depuis lors elle a toujours été plus ou moins souffrante d'accidents hystériques variés.

« Dans tous les cas que je viens de citer, l'hystérie a débuté immédiatement après l'émotion. Quelquefois il y a entre la cause et l'effet un intervalle d'un ou plusieurs jours. A l'âge de quatorze ans, Anaïs L... était en apprentissage dans un magasin de nouveautés. Un dimanche matin, elle alla à l'église avec une de ses compagnes. Un homme, placé à son côté, tomba tout à coup foudroyé par une attaque d'apoplexie. Anaïs fut très émue par le spectacle de cette mort subite. Elle n'eut cependant aucun accident immédiat ;

mais l'image du mort était sans cesse présente à son esprit : elle y pensait le jour, elle y rêvait la nuit. Le samedi suivant, à 9 heures du matin, en arrivant à son atelier, elle éprouva un grand mal d'estomac, et sentit comme deux mains qui lui serraient la taille, au point de l'étouffer ; puis elle perdit connaissance, en proie à des convulsions qui durèrent jusqu'à deux heures de l'après-midi. A partir de ce jour, des attaques analogues se sont reproduites à des intervalles variables, tantôt sans cause connue, tantôt sous l'influence d'une émotion ou d'une contrariété. » (PIIRES.)

Dans toutes les agglomérations humaines, il y a un certain nombre de personnes nerveuses plus ou moins prédisposées à l'hystérie et susceptibles de devenir franchement hystériques, sous l'influence de causes accidentelles banales.

Lorsque plusieurs jeunes filles se trouvent réunies dans un pensionnat, un couvent, un atelier, une salle d'hôpital, il arrive assez souvent, si l'une d'elles vient à avoir des accidents hystériques, que plusieurs autres deviennent sujettes, immédiatement ou peu de temps après, à des accidents semblables à ceux qui ont frappé la première. Il n'est pas besoin, pour expliquer ces petites épidémies, d'invoquer la contagion : il suffit de se rappeler que la prédisposition à l'hystérie est commune, que, chez les sujets prédisposés, toute émotion morale peut donner lieu à l'explosion des symptômes de la névrose, et que la vue d'une malade en proie à des attaques convulsives ou à des accès de délire, est, après tout, un spectacle assez émouvant pour frapper très vivement l'imagination des personnes qui en sont témoins.

« Au moyen âge, les idées religieuses absorbaient tous les esprits. L'art fournissait partout l'expression plus ou moins terrifiante du démon... Aussi, à cette époque, la plupart des hystériques étaient des démoniaques : leurs délires, leurs hallucinations, roulaient presque toujours sur des sujets religieux. Aujourd'hui, les idées dominantes sont d'une autre nature : les entraînements du cœur, les affections contrariées tiennent beaucoup plus de place dans les préoccupations morales des jeunes filles que les sentiments mystiques. Les manifestations psychiques de l'hystérie se sont modifiées en conséquence. Mais il n'y a là qu'une différence apparente ; la maladie est restée la même. » (PITRES.)

On ne saurait trop le répéter, c'est dans la mauvaise direction des goûts et des sentiments de leur enfance et de leur jeunesse que les femmes prennent cette funeste exaltation nerveuse qui dégénère si facilement en une véritable perversion morbide de la sensibilité et en une affection hystérique. C'est pour prévenir autant que possible ces fâcheux résultats que des personnages éminents et d'habiles médecins nous ont vivement engagé à indiquer la conduite à tenir avec les enfants du premier âge, c'est-à-dire depuis la naissance jusqu'à l'âge de douze à quatorze ans. Mais la matière est si vaste, et il y a tant de choses à dire sur ce sujet, que nous en sommes effrayé. C'est cependant ce que nous allons essayer de faire dans les chapitres suivants.

CHAPITRE III

Conduite à tenir avec les enfants du premier âge.

I

LA MÈRE

La naissance d'un enfant est toujours un événement sérieux. Il n'est pas une mère qui ne veuille le bonheur de ce petit être encore sans intelligence et qui ne rêve pour lui un brillant avenir; mais, chose déplorable, la plupart du temps elle n'a pas la moindre idée, ou tout au moins elle n'a qu'une idée confuse, de ce qu'elle doit faire pour lui assurer une existence heureuse. Elle est intelligente, instruite; elle a lu une multitude de livres futiles, des centaines de romans peut-être; jamais elle n'a parcouru un livre sur l'éducation des enfants et sur les devoirs d'une mère. Fénelon a composé sur l'éducation des filles un petit traité, vrai chef-d'œuvre de raison, de grâce et d'esprit pratique, dont les préceptes conviennent aussi bien aux garçons du premier âge qu'aux jeunes filles. Toutes les mères et les maîtresses devraient l'avoir lu et relu, de manière à le savoir par cœur; et non seulement elles ne l'ont jamais lu, elles n'en connaissent pas même le titre. Il en est de même des ouvrages concernant l'éducation de la première enfance. Faut-il s'étonner après cela que la plupart des enfants soient si mal élevés et deviennent pour leurs parents une source d'ennuis et de chagrins, quand ils n'en font pas la honte et le désespoir.

Dès le berceau, l'enfant réclame de sa mère une vigilance continuelle. Que dis-je? Il n'est pas encore né que déjà il doit être l'objet de son attention et de ses préoccupations. C'est une opinion généralement répandue parmi le peuple et qui ne paraît pas déraisonnable, que l'enfant reçoit le contre-coup de toutes les impressions physiques ou morales éprouvées par la mère pendant sa grossesse, et que les taches de formes et d'aspect variables, simulant une framboise, une fraise, de la groseille, etc., etc., qui se montrent parfois sur la figure, le cou ou sur d'autres parties du corps, ont quelque ressemblance avec des objets que la mère a passionnément désirés ou qui ont fait sur elle une forte impression pendant qu'elle était enceinte. De là le nom d'*envies* que le vulgaire leur donne. Beaucoup de médecins, il est vrai, soutiennent que cette opinion est erronée et que l'imagination n'est pour rien dans la production de ces taches. Toutefois il est à remarquer qu'aucun d'eux n'indique quelle en est la cause première.

Quoi qu'il en soit, tous admettent que les émotions psychiques de la mère ont une grande influence sur l'âme de l'enfant. Or la femme enceinte devient ordi-

nairement très impressionnable ; son caractère change
parfois complètement, et elle se livre aux fantaisies les
plus bizarres. Si elle n'a pas pris de bonne heure l'habitude de se dominer, si elle n'est pas soutenue par le
sentiment de la religion et du devoir, elle devient souvent difficile, querelleuse, colère, violente, insupportable dans son intérieur. L'enfant héritera des passions de sa mère et en conservera toute sa vie les
funestes influences. « Aussitôt qu'une femme s'aperçoit qu'elle est enceinte, elle doit donc, dit le Dr Bossu,
s'abstenir de tout ce qui sort de la modération et de
la prudence : point d'exercices fatigants, point d'émotions vives, ni de veilles prolongées. »

Cette observation n'avait point échappé aux anciens
philosophes. Aristote insiste beaucoup sur le régime
que les femmes doivent suivre pendant leur grossesse.
Car les enfants, dit-il, ne ressentent pas moins les impressions de la mère qui les porte, que la qualité des
fruits ne dépend de la terre qui les nourrit. Il veut
qu'elles s'efforcent d'être calmes d'esprit, mais qu'elles
se gardent bien de rester inactives. Comme la prome-
nade en public n'était guère en usage pour les femmes
de son temps, il demande que le législateur ordonne
aux femmes enceintes de se rendre chaque jour au
temple, pour implorer les dieux qui président aux
naissances. (COMPAYRÉ.)

Si un philosophe païen s'exprime ainsi, on ne sera
pas surpris d'entendre Mgr Dupanloup s'écrier : « Avec
quel respect religieux, avec quelle ineffable sollicitude,
une femme chrétienne pense à cette jeune âme qui

15

touche de si près à la sienne et à ce faible corps qui ne fait qu'un encore avec elle-même ! Quel amour et quels pieux ménagements pour cette nouvelle et seconde vie qu'elle sent en elle ! Quelle gravité sainte, quelle délicatesse, quelle réserve, quelle sagesse, quel calme de toutes les passions, afin que la vie de cet enfant se forme sans secousse violente dans la profonde paix d'une âme tranquille, afin qu'un sang doux et pur circule dans ses veines, et qu'il soit ainsi prédisposé autant que possible, à des mœurs paisibles et vertueuses. »

Si l'enfant qui n'est pas encore né exige tant de précautions de la part de sa mère, à peine est-il sorti de son sein qu'elle doit redoubler de soins et de vigilance. Il serait bien à désirer qu'elle pût l'allaiter elle-même, c'est le premier devoir d'une mère saine de corps, d'esprit et de cœur; c'est le vœu de la nature ; c'est le meilleur moyen pour elle-même de s'épargner presque sûrement toutes sortes d'accidents et de maladies, et pour son enfant de lui procurer l'aliment qui lui convient le mieux, parce que le lait de la mère est plus approprié à l'état de ses organes que le lait d'une femme étrangère, et ensuite parce que les soins maternels sont toujours plus empressés et plus soutenus que ceux d'une nourrice mercenaire.

C'est ce que faisait un jour observer un philosophe païen à une dame dont la fille venait d'accoucher et qui se disposait à faire appeler une nourrice, sous prétexte de ménager la santé de sa fille. « Ah ! Madame, s'écria-t-il, laissez, je vous prie, à votre fille l'honneur d'être tout à fait la mère de son fils ; car c'est n'être mère qu'à moitié de mettre un enfant au monde et, après l'avoir porté neuf mois dans son sein, de l'écarter aussitôt loin de soi et de lui refuser son lait au moment même où, par ses premiers cris, il implore le secours de sa mère. »

- Toutefois, si la mère était trop faible ou prédisposée à la phtisie pulmonaire, si elle était alcoolique ou sujette à des crises hystériques, de l'avis de tous les médecins, il ne faudrait pas hésiter à confier le nouveau-né à une bonne nourrice, dont le choix mérite toute l'attention des parents.

II

LA NOURRICE

Beaucoup de personnes ne se doutent pas, et nous avons été longtemps de ce nombre, de l'influence de l'allaitement sur la constitution et le caractère de l'enfant. C'est cependant un fait qu'on ne peut révoquer en doute et qui n'avait pas échappé à l'attention des anciens, si habiles observateurs de la nature. « Depuis longtemps, dit Sylvius, j'ai observé que les enfants sucent, avec le lait de leurs nourrices, leur tempérament aussi bien que leurs inclinations, et qu'à ces deux égards ils tiennent autant de leurs nourrices que de leurs mères. »

« Cette considération n'est-elle pas assez puissante,

dit Descuret, pour déterminer les mères à nourrir elles-mêmes leurs enfants, pourvu qu'elles ne soient affectées d'aucune maladie constitutionnelle, ni d'aucune passion invétérée doublement transmissible avec leur lait?

« Mais lorsque des parents se trouvent dans la triste nécessité de confier leur enfant aux soins d'une étrangère, ils doivent donc, non pas la prendre au hasard, comme cela se fait journellement, mais la choisir d'après l'avis d'un médecin éclairé, qui examinera si sa constitution et son caractère peuvent neutraliser ou, du moins, contrebalancer les prédispositions fâcheuses qu'apporte le nourrisson. Une bonne nourrice doit être jeune, habituellement bien portante. Quant aux qualités morales, qui exercent une si grande influence sur la santé comme sur le caractère de l'enfant, on doit tenir à ce qu'elle ait des mœurs pures, qu'elle ne soit adonnée, ni à la colère, ni aux boissons alcooliques qui la provoquent. Outre que ces vices se transmettent avec le lait, je connais plusieurs exemples d'enfants morts de convulsions pour avoir pris le sein de leurs nourrices quand elles étaient ivres, ou peu d'instants après qu'elles s'étaient livrées à un accès de colère. Dans l'espace de quatre années, une jeune femme perdit subitement ses deux enfants et un nourrisson pour leur avoir donné le sein immédiatement après un violent emportement... Enfin je terminerai en recommandant, avec mon savant confrère le Dr Donné, de ne prendre pour nourrice une fille-mère que dans des cas tout à fait exceptionnels. »

CHAPITRE IV

De l'Éducation en général.

L'enfant est composé d'un corps et d'une âme. Le corps a ses organes comme l'âme a ses facultés, et des soins qu'on leur donne, de la direction qu'on leur imprime et des habitudes qu'on leur laisse prendre, dépend en grande partie le bonheur de l'enfant pour le reste de ses jours; car l'Esprit-Saint l'a dit : « L'homme suivra constamment la voie où il sera entré aux jours de son adolescence, et lors même qu'il aura vieilli il ne s'en écartera pas... Les dérèglements de la jeunesse pénétreront jusque dans la moelle de ses os et dormiront avec lui dans la poussière du tombeau. » Mais à qui incomberont ces soins délicats et incessants que réclame, dès le premier jour, l'enfant qui vient de naître ? Pour s'en former une idée exacte, il faut distinguer dans la vie humaine différentes phases ou époques qui se succèdent les unes aux autres : l'enfance, l'adolescence, la jeunesse, l'âge viril, l'âge mûr, la vieillesse et la décrépitude. L'enfance s'étend de la naissance à la puberté, c'est-à-dire jusqu'à l'âge de treize à quatorze ans, et elle se partage en deux portions à peu près égales.

Tous les physiologistes et les moralistes s'accordent

à dire que les soins de la première enfance, de beaucoup les plus importants, au jugement de J.-J. Rousseau, sont presque exclusivement du domaine de la mère. Car qui mieux qu'une mère peut deviner et comprendre les besoins de son enfant? « Cette première éducation, donnée par une mère tendre et vertueuse, disait Napoléon III, a tout autant d'influence sur notre avenir que les qualités naturelles les plus précieuses. »

Sans doute, il ne faut pas le dissimuler, cette double éducation du corps et de l'âme, pour être bien faite, demande des soins innombrables. C'est pour une mère la tâche la plus multipliée et la plus laborieuse, pleine de détails minutieux et pénibles. Mais, si cette tâche lui impose parfois des fatigues et des sacrifices, elle en est bien dédommagée par le bonheur qu'elle goûte à chaque instant.

« Il y a dans la première enfance, dit un auteur anonyme, de ravissants mystères qu'une mère seule peut comprendre. Chaque jour, chaque heure amène une nouvelle jouissance. Ce que personne ne voit, une mère le voit; ce que personne n'entend, une mère l'entend : un fil sympathique unit ses idées à celles de son enfant; rien n'est encore développé dans ce jeune cerveau que déjà elle presse le travail de la pensée, et cherche à le rendre plus rapide. De là vient qu'on la voit parler à son enfant, rire avec lui, le mêler, pour ainsi dire, à tout ce qu'elle fait, et l'interroger comme si elle attendait une réponse...

« Les premiers mois de la première enfance, sans charmes pour les étrangers, se revêtent pour la mère d'un si puissant intérêt, qu'elle arrive, presque sans s'en apercevoir, à un des plus doux moments de sa vie, lorsque l'intelligence jusque-là engourdie, s'éveillant peu à peu, avant même que la parole vienne à son secours, amène le sourire sur les lèvres de son enfant et vient animer son regard ; lorsqu'elle entend un premier mot sortir de sa bouche et qu'elle guide son premier pas. »

Est-il possible qu'une mère dédaigne toutes ces jouissances et que, sous prétexte de ménager sa santé, elle abandonne à une étrangère, indiscrète et souvent déréglée, le soin de son enfant ? — « Elle oublie donc, dit Fénelon, que c'est l'âge où se font les impressions les plus profondes, et qui, par conséquent, a la plus grande influence sur tout l'avenir d'un enfant, dont l'âme est comme une terre vierge qui conserve toujours quelque chose des premières semences qu'on lui a confiées ? »

Mais que dire d'une mère qui, pour se livrer avec plus de liberté aux plaisirs et aux folles joies du monde, néglige cette première éducation que rien ne peut suppléer ? Un jour, un bon curé pressait une jeune mère de veiller avec plus de soin sur son enfant, et de ne pas le laisser vagabonder tout le jour avec d'autres enfants grossiers et de mœurs suspectes. — «. Que voulez-vous ? répondit la mère, c'est trop ennuyeux d'avoir constamment un gamin suspendu à sa robe. — Ah ! répliqua le curé, cela vous ennuie de vous occuper de votre enfant ? Eh bien ! s'il ne vous fait pas verser toutes les larmes de vos yeux, j'en serai étonné. » Il ne se trompait pas. A douze ans, Edmond, abandonné jusque-là à toutes ses fantaisies, n'écoutait plus personne ; à quatorze ans, il était devenu indomptable et se faisait renvoyer de tous les collèges ;. à vingt ans, il battait son père et sa mère ; à vingt-cinq ans, il mourait épuisé par des excès de tout genre, après avoir ruiné ses parents, qui avaient aliéné une grande partie de. leurs biens pour payer ses folies et lui épargner des condamnations infamantes.

Heureuse donc la mère qui, comprenant mieux ses obligations, forme de bonne heure son enfant à la douceur, à la modération, et fait passer dans son cœur, avec le lait dont elle le nourrit, le germe de toutes les vertus dont chaque jour elle lui donnera l'exemple.

« Si peu que le naturel des enfants soit bon, dit Fénelon, on peut les rendre ainsi dociles, patients, fermes, gais, tranquilles ; au lieu que, si on néglige le premier âge, ils deviennent ardents et inquiets pour toute leur vie, leur sang se brûle, les habitudes se forment, le corps, encore tendre, et l'âme, qui n'a encore aucune pente vers aucun objet, se plient vers le mal ; il se fait comme une espèce de second péché originel qui est la source de mille désordres, quand ils sont plus grands. »

L'éducation a pour but d'affaiblir le penchant au mal et de fortifier le penchant au bien, et consiste bien moins, suivant Esquirol, dans ce que l'enfant apprend que dans les bonnes habitudes de l'esprit et du cœur qu'il contracte. Aussi doit-elle commencer dès le berceau. « Sous le vain prétexte qu'un enfant n'est pas raisonnable, dit l'auteur du *Comte de Valmont,* il ne faut pas attendre l'âge où il devrait l'être pour lui apprendre à le devenir. C'est dès ses premiers jours et, pour ainsi dire, sur les genoux de sa mère, qu'il doit apprendre à connaître ce qui est bien et ce qui est mal. » Combien de fois une bonne mère, une mère pieuse, n'a-t-elle pas trouvé dans son cœur et dans les inspirations de sa piété, des secrets d'éducation, mille fois plus efficaces que toutes les théories des docteurs ! C'est au foyer domestique, c'est auprès de sa mère que l'enfant trouvera cette école de pureté, de justice, de bonté, de vertu, de sagesse, de douceur, et qu'il puisera les premiers éléments de toute sa vie intellectuelle et morale. (DUPANLOUP.) Et pour peu qu'on l'observe attentivement, on est stupéfait du discernement exquis qu'une sorte d'instinct ou, disons mieux, une raison naissante sait faire entre ce qui est juste et raisonnable et ce qui est humeur ou caprice. Tant il est vrai, à en juger par ces premières étincelles de raison, qu'elle est susceptible de soins et de culture dès les premiers instants.

Donc former l'enfant, c'est l'accoutumer, dès le premier jour, à faire ce qu'il devra faire toute sa vie. C'est lui faire atteindre tout le développement, toute l'élévation, toute la force, toute la beauté dont les facultés physiques et intellectuelles, morales et religieuses, sont susceptibles. C'est donner à son *corps* la vigueur, la souplesse, l'agilité, nécessaires au bon service de l'âme : mais cela, on le comprend, c'est peu de chose encore ; les païens eux-mêmes trouvaient que l'homme n'est vraiment beau que quand la beauté et la force de l'âme sont en harmonie avec la beauté et la force du corps : *Mens sana in corpore sano.*

Donc former l'homme, c'est encore, c'est surtout donner à son *esprit* toutes les belles connaissances, toutes les nobles doctrines qui seront l'ornement et la lumière de sa vie ; c'est faire acquérir à son intelligence toute sa force et toute son étendue ; c'est développer en lui le jugement, le goût, la mémoire par des exercices convenables. En un mot, former l'homme, c'est faire de l'enfant un homme, c'est-à-dire lui donner un corps sain et fort, un esprit pénétrant et exercé, une raison droite et ferme ; c'est fortifier son caractère, affermir sa volonté, éclairer sa conscience et inspirer à son cœur des sentiments généreux. D'où il résulte qu'il y a pour l'enfant une double formation : la formation du corps et la formation de l'âme : l'éducation *physique* et l'éducation *morale.*

CHAPITRE V

Éducation physique.

Platon conseillait de prendre soin du corps comme de l'âme, afin que, semblables à deux coursiers vigoureux attelés au même char, ils puissent l'un et l'autre concourir à le traîner avec une égale force. Nous dirons peu de chose des soins que réclame le corps. En général les parents ne les négligent pas, ils tombent plutôt dans l'excès contraire. Cependant, comme l'âme est unie au corps par les liens les plus étroits et que l'état de l'un influe singulièrement sur l'état de l'autre, il est indispensable d'entrer dans quelques détails.

I

Quand le corps est bien constitué, il suffit de le laisser se développer en liberté et de ne pas le traiter avec trop de mollesse. « A mesure que ses forces s'accroissent, endurcissez l'enfant, dit Montaigne, aux vicissitudes de l'air, à la sueur et au froid, au vent, au soleil et aux hasards qu'il lui faut mépriser;

ôtez-lui toute délicatesse au vêtir et au coucher, au manger et au boire; accoutumez-le à tout ». Sous prétexte d'empêcher leur enfant de souffrir du froid, des parents le chargent de vêtements. Ils ignorent que les enfants, étant dans une agitation continuelle et ayant le sang fort chaud, n'ont jamais froid qu'aux extrémités du corps et le supportent à merveille; il est très rare de les entendre s'en plaindre. « Dans les villes, on étouffe les enfants à force de les tenir renfermés et vêtus. Ceux qui les gouvernent en sont encore à savoir que l'air chaud les affaiblit, leur donne la fièvre et les tue. »

A quoi l'auteur du *Comte de Valmont* ajoute : « Lavez l'enfant, baignez-le à l'eau chaude, à l'eau froide, en le faisant passer par degrés de l'une à l'autre. Préparez-le de bonne heure, par la force de l'habitude, à se mouiller les pieds sans péril, comme par l'usage, on se lave les mains sans danger. Qu'il se lève de bon matin et prenne plutôt sur le soir tout le sommeil dont il a besoin ; que son corps s'exerce en liberté ; qu'il soit rarement assis ; qu'il marche souvent et sache faire un long trajet ; qu'il coure, qu'il saute, qu'il nage, qu'il danse, qu'il lutte sous vos yeux ; que ses exercices tendent à le rendre non seulement mieux fait, mais aussi plus fort et plus agile. »

Locke, qui s'est tant occupé de l'éducation, disait à peu près la même chose. « Laissons à la nature, écrivait-il, le soin de façonner le corps, comme elle le trouve à propos ; par suite, pas de vêtements étroits ; la vie en plein air, au soleil ; des enfants élevés comme

des paysans, aguerris au chaud et au froid, jouant tête
nue, pieds nus, ou du moins, ce qui revient au même,
avec des souliers si minces, que, lorsqu'ils mettent les
pieds dans l'eau, elle passe à travers. » (MORÈRE.)

Il est probable que la plupart des parents trouveront de pareils conseils absurdes, ou pour le moins
impraticables. Mais si une mère trop faible, comme il
y en a tant aujourd'hui, élève son enfant avec mollesse, pour de petites douceurs qu'elle lui procure
dans le moment, elle lui prépare mille privations et
mille peines dans tout le cours de sa vie. Elle le rend
faible, délicat, susceptible des moindres impressions,
sensible à l'excès, et incapable de supporter le poids
de la fatigue, des maladies et des revers. Pour le sauver de quelques rhumes dans son enfance, elle lui
prépare de loin des fluxions de poitrine, des pleuré-
sies, des insolations, et la mort, étant grand. (J.-J. Rousseau.) Une dame du monde, grande, forte, bien constituée, avait été élevée si mollement qu'elle n'osait
pas s'éloigner de son château, même pour quelques
heures, sans emporter avec elle une masse de vêtements de rechange, tant elle était sensible aux moindres changements de température. Elle mourut, ayant
à peine trente ans, victime de ses précautions exagérées. Qu'on se garde donc bien de laisser prendre à
l'enfant des habitudes dont il aura à gémir et à souffrir toute sa vie. C'est cette molle éducation qui, à
force de délicatesse et de soins, effémine un enfant,
le dispose à l'indolence, à la légèreté, qui n'en font
dans la suite qu'un être méprisable et inutile.

« Les médecins, dit M. de Laprade, constatent chaque jour, surtout dans la population cultivée, l'effrayante multiplication des maladies nerveuses et des nombreuses variétés de la névrose. Les névralgies, les rhumatismes, les paralysies, les ramollissements de la moelle et du cerveau, sont infiniment plus fréquents qu'autrefois. La principale cause de cet épuisement du système nerveux provient de la surexcitation qu'on lui imprime aux dépens de la vie musculaire... L'exercice musculaire, le grand air, le repos d'esprit, sont indispensables pour maintenir l'équilibre entre la vie cérébrale et la vie organique. C'est surtout dans l'enfance et dans l'adolescence que le système nerveux doit être ménagé et les organes fortifiés par l'exercice des membres et la vie au grand air. Tous les hommes de science que nous avons consultés contresigneraient cette sentence de l'éminent hygiéniste Fonsagrive : l'humanité s'en va par le cerveau ; elle peut être sauvée par les muscles ; mais il n'y a pas de temps à perdre. »

Les enfants se plaisent à être toujours en mouvement. On a beau les menacer s'ils ne restent pas tranquilles, ils ne peuvent demeurer en place. Si on les y oblige, ils souffrent plus de cette contrainte que de toute autre peine. Aussi est-ce une très forte punition des fautes qu'ils commettent que de les obliger à rester assis ou dans un endroit où ils ne pourront remuer. Mais quelle faute c'est de ne vouloir rien souffrir des enfants et, sans motifs graves, de les condamner à une immobilité et à un silence insupportables pour eux! « Laissez-les donc jouer, disait autrefois Fénelon avec une certaine vivacité à ces parents, à ces instituteurs impatients qui reprochent toujours aux enfants, de faire trop de bruit, mais ne comprenez-vous pas que cet âge a besoin avant tout de bruit, d'espace, de soleil, de mouvement. Il suffit de les voir pour le comprendre ; c'est leur nature, c'est leur vie. »

Laissez-les libres de jouer comme ils l'entendent, sans vous mettre en peine de leur procurer de nouveaux amusements ; ils en inventent assez d'eux-mêmes, il suffit de les laisser faire. Vouloir, même par bonté et afin qu'ils s'amusent davantage, leur imposer certains jeux, c'est s'exposer à s'entendre dire, comme il arriva à M⁏ᵍʳ Dupanloup : « Si vous saviez comme ça nous ennuie de nous amuser comme ça! » Un divertissement imposé n'est plus un plaisir. Voyez les enfants de deux à trois ans ; s'ils ne sont pas accoutumés à être l'objet d'attentions incessantes, ils se suffiront à eux-mêmes, pendant des heures entières, avec des jouets très simples. (DUPANLOUP.)

Mais si les amusements, les jeux, l'agitation, le mouvement, les exercices du corps sont indispensables pour fortifier la santé de l'enfant, il faut bien se garder, quand il arrive à l'adolescence, de lui permettre des divertissements qui ne sont pas de son âge et qui ne conviennent qu'à des hommes faits, il perdrait bientôt le goût de l'étude et d'une vie tranquille. Nous avons connu un jeune homme bien né, intelligent, d'un bon naturel, mais un peu gâté par sa mère, comme la plupart des fils uniques. Il avait à peine treize ans que déjà il avait voiture, cheval, fusil et chiens; il passait le temps des vacances à la chasse, aux courses ou dans des réunions mondaines. Aussi était-ce pour lui un vrai supplice quand, au mois d'octobre, il lui fallait quitter cette existence mouvementée pour se renfermer dans une classe. Bientôt la vie du collège lui devint insupportable. Incapable d'aucune application soutenue, il n'était pas encore en rhétorique qu'il renonça à continuer ses études pour se livrer en toute liberté à ses divertissements favoris. Il était tombé dans l'excès, et s'il s'était fait un corps robuste, il avait trop négligé le côté de l'intelligence.

Pour en revenir à notre sujet, nous dirons avec Mgr Dupanloup que sans une constitution forte l'homme le plus intelligent et le plus laborieux est réduit à l'impuissance. Triste jouet des maladies, il se trouve arrêté à chaque pas dans la carrière. Les lettres, les sciences, les arts, les métiers les plus humbles comme les professions les plus élevées, rien n'est possible sans le secours d'une bonne santé.

L'éducation physique a pour but de conserver, d'affermir ou de réparer cette santé si précieuse, et voilà pourquoi elle ne doit être ni trop molle, ni trop dure. Une éducation molle rend délicat et énerve le corps, loin de le fortifier; mais, d'un autre côté, une éducation physique trop dure ou négligée aurait les plus graves et les plus funestes inconvénients.

II

D'après Mgr Dupanloup, si expert dans ces questions, plusieurs choses contribuent à une bonne santé.

1° *Le bon air*. — Les médecins expérimentés n'hésitent pas à dire que le bon air est la première condition de la bonne santé et de la vie, même avant la bonne nourriture : *Aer pabulum vitæ*. En effet, c'est le bon air qui fait le bon sang, qui nourrit et fortifie les organes, tandis que le mauvais air corrompt la meilleure nourriture. On remarque que les enfants élevés à la campagne sont généralement plus forts et plus robustes que les enfants des villes. Mais enfin, si la nécessité oblige les parents à demeurer en ville, qu'ils occupent, autant que possible, une maison tournée à une exposition favorable et bien aérée, que les appartements soient assez vastes, que l'enfant y respire un air pur, fréquemment et constamment renouvelé.

2° *La nourriture*. — Quand l'enfant a atteint l'âge d'environ deux ans, il est temps qu'on l'habitue à manger à des heures réglées. Quatre ou cinq repas par jour sont bien suffisants. Ce n'est pas un mal qu'il éprouve le sentiment de la faim : ce qu'il mangera lui paraîtra meilleur, et la digestion s'en fera mieux. Ne le laissez pas obéir au moindre désir ni au premier caprice.

Il est bon aussi d'accoutumer les enfants à ne pas choisir leurs mets et à n'avoir de répugnance pour aucun. Une femme d'une grande vertu, Mme Acarie, exigeait que ses enfants ne dissent jamais leur goût. Une de ses filles, qui n'avait que dix ans, fit un jour paraître un peu de dégoût pour un mets qu'on avait servi ; sa mère lui en fit donner pendant quinze jours. L'enfant fut si bien guérie de sa délicatesse, que dans la suite aucune nourriture ne lui déplut. Sa seconde fille aimait beaucoup les fruits ; pour lui apprendre à se réprimer, sa mère lui redemandait quelquefois ceux qu'elle venait de lui donner, ou, si elle s'apercevait qu'elle les mangeait trop vite, elle les faisait enlever en souriant. (CHARPENTIER.)

Il faut que la nourriture soit saine et abondante, sans profusion toutefois et sans vaine délicatesse. Il ne doit s'y trouver rien de recherché ni de haut goût. (DUPANLOUP.) « La nourriture la plus simple, dit M. Charpentier, est celle qui convient le mieux à l'enfant. Au lieu de cela, que fait-on généralement, surtout chez les classes aisées de la société? On habitue les enfants à manger des friandises tant que dure la journée ; aux heures des repas, on les gorge d'une multitude de mets irritants, on surexcite leur cerveau, en leur donnant du vin pur, des liqueurs, du café. On blase ainsi de bonne heure leur palais ; on leur crée un appétit et des goûts factices ; puis, quand on a fortement développé ce penchant qu'ils ont naturellement pour le plaisir de manger ; quand, par une nourriture excessive, on a fatigué leur estomac, on se plaint des nombreuses indispositions qui les affectent ; on a des enfants faibles, malingres, d'une santé délicate. — Pères et mères de famille, accoutumez donc vos enfants à des aliments simples et communs, l'appétit leur tiendra lieu de tout assaisonnement. Le pain sec et l'eau valent mieux que les gâteaux et les sucreries. Ne les laissez pas longtemps à table ; ne les faites pas assister, tout le temps, à des repas prolongés ; enfin que vos leçons et vos exemples leur fassent contracter les habitudes de la sobriété. Vous aurez ainsi des enfants dont la santé robuste fera votre joie.

Voici la manière dont Louis XIV et Fénelon traitaient le duc de Bourgogne et ses frères. Ces curieux détails ne seront pas sans intérêt, nous en sommes persuadé, pour la plupart de nos lecteurs.

« Ils vivent d'une manière très commune... Le matin, ils ne mangent que du pain sec et boivent un grand verre d'eau rougie ou d'eau pure, à leur choix. Trois fois par semaine on leur sert du ragoût, mais au dîner seulement. Les autres jours, ils ne mangent que du bœuf au dîner, avec un poulet rôti ou une perdrix. Pour le souper, il est toujours égal : ils ont, ou un gigot de mouton, ou une longe de veau, ou un aloyau, avec quelque gibier sans ragoût.

« A leur collation, ils ne mangent, non plus que le matin, qu'un morceau de pain sec et boivent un verre d'eau. Ils boivent du vin à dîner et à souper ; mais deux coups seulement. Jamais ils ne boivent ni bière, ni cidre, ni vin de liqueur, ni d'eaux rafraîchissantes d'aucune espèce. »

Combien de parents aujourd'hui trouveraient un pareil régime trop simple et trop sévère pour leurs enfants !

3° *La vie réglée*. — Une vie simple et laborieuse, uniforme et cependant variée, est une des conditions les plus importantes pour entretenir une bonne santé. Cet ordre importe surtout pour les repas, pour les études, pour le sommeil et pour les récréations. Les divers exercices, bien déterminés et toujours aux mêmes heures, donnent aux habitudes physiques, aux organes et à leurs fonctions, à tout le corps enfin, quelque chose de calme, de tranquille, de réglé qui ménage les forces et affermit la santé, en éloignant tous les excès et en faisant trouver à chaque chose un charme constant et un plaisir sans cesse renouvelé. (Dupan-loup.)

4° *Les exercices du corps*. — Si la marche, la course, le saut, la lutte, en un mot la gymnastique sous toutes ses formes, sont très utiles aux enfants pour les rendre agiles, forts et robustes, on peut dire qu'ils sont indispensables pour tous ceux qui sont prédisposés aux maladies nerveuses, si l'on veut en atténuer les tristes effets. Nous avons vu tout à l'heure comment étaient nourris les enfants de France, les petits-fils de Louis XIV. Voici à quels durs exercices on avait cru devoir les accoutumer. « Ils sont tels, ajoute Fénelon, qu'aucun bourgeois de Paris ne voudrait permettre qu'on impose un pareil régime à ses enfants. » — « Jamais ils ne se couvrent quand ils sont dehors, à moins qu'ils ne soient à cheval ou qu'il ne pleuve. Car quelque chaud, quelque froid ou quelque vent qu'il fasse, ils sont presque toujours la tête nue, et ils y sont déjà tellement accoutumés, qu'ils ne peuvent plus mettre leur chapeau et qu'ils n'en ressentent pas la moindre incommodité. Dans leurs promenades, qui arrivent régulièrement tous les jours, quelque temps qu'il fasse, ils marchent. ils courent tout autant qu'ils veulent et se mettent assez souvent en sueur, sans qu'on leur fasse jamais changer de chemise. Et jusqu'ici, grâce à Dieu, il ne leur est encore arrivé aucun accident ; ils sont, au contraire, d'un tempérament si robuste, qu'ils ne se plaignent jamais de la moindre incommodité. Il arrive quelquefois qu'ils sont enrhumés, mais ils n'en courent pas moins, à moins que leurs rhumes ne soient trop considérables, et l'on ne s'en embarrasse jamais. »

Des enfants soumis à un pareil régime, à moins d'accidents extraordinaires, ne seront jamais des hystériques, si à cette éducation physique on ajoute une bonne éducation morale.

CHAPITRE VI

Éducation morale.

FORMATION DU CŒUR

Que serait-ce après tout qu'un corps sain, robuste et bien fait, sans un esprit droit et sensé? Que servirait à l'homme d'avoir des forces s'il ne savait pas en faire un bon usage? Or, quoi qu'en ait dit J.-J. Rousseau, ce n'est pas vers le bien, mais vers le mal, que se portent ses premiers penchants. « J'ai vu le cœur de l'homme, dit le Seigneur, et j'ai vu qu'il était enclin au mal dès son adolescence. » — « Les enfants, dit La Bruyère, sont hautains, dédaigneux, colères, envieux, curieux, intéressés, paresseux, volages, timides, intempérants, menteurs, dissimulés. Ils ne veulent point souffrir le mal et aiment à en faire..... » — « L'homme au fond est une bête sauvage. Nous ne la connaissons que domptée, apprivoisée, dit Shopenhauer; en cet état qui s'appelle civilisation. Aussi reculons-nous d'effroi devant les explosions accidentelles de sa nature. Que les verrous et les chaînes de l'ordre légal tombent n'importe comment, que l'anarchie éclate, c'est alors qu'on voit ce qu'est l'homme. » (MARTIN.) Nous en avons eu la preuve en 1871, quand les habitants de Paris, qui se regardent comme les gens les plus intelligents du monde, fusillèrent des hommes inoffensifs et incendièrent les plus beaux monuments de la ville, pour le plaisir de les brûler.

Mais si l'enfant en venant au monde apporte en lui le germe de tous les vices, il n'y a pas de nature si mauvaise, si stérile, si disgraciée qu'elle paraisse, qui n'ait son riche fonds de qualités précieuses que l'éducation doit cultiver et développer ; mais aussi, dans toute nature d'enfant, sans en excepter les plus heureuses, il y a, à côté des bonnes qualités, toute cette famille pullulante de défauts sans nombre qu'il faut corriger et réprimer, et, grâce à Dieu, quelque multipliés que soient les germes mauvais cachés dans une âme d'enfant, ils ne rendent jamais impossible son éducation.

Platon avait constaté cette vérité : « L'homme, disait-il, ne naît pas bon, mais il peut le devenir par l'éducation. »

Le duc de Bourgogne, fils du grand Dauphin et petit-fils de Louis XIV, en est une preuve bien frappante. Autant son père était d'une nature molle et flexible, autant il était violent et emporté. « Cet enfant, dit Saint-Simon dans ses *Mémoires*, naquit terrible, et dans sa première jeunesse fit trembler ; dur, colère jusqu'aux derniers emportements contre les choses inanimées ; impétueux avec fureur, incapable de souffrir la moindre résistance sans entrer dans des fougues à faire craindre pour sa vie, opiniâtre à l'excès, passionné pour tous les plaisirs, la bonne chère, la

chasse avec fureur, la musique avec une sorte de ravissement, et le jeu encore où le danger avec lui était
extrême ; enfin livré à toutes les passions et trans-
porté de tous les plaisirs ; souvent farouche, naturellement porté à la cruauté ; barbare en railleries ; ne
regardant les hommes que comme des atomes avec
qui il n'avait aucune ressemblance, quels qu'ils fussent ; à peine les princes ses frères lui paraissaient
intermédiaires entre lui et le genre humain, quoiqu'on
eût toujours affecté de les élever tous trois dans une
égalité parfaite... » De cet enfant si terrible, si dur, si
fier, si emporté, Fénelon, par sa douce fermeté et son
habileté, fit un homme si bon, si doux, si modeste et
si accompli, que Voltaire n'a pu s'empêcher de lui
donner cet éloge :

Sous son règne la France eût été trop heureuse.

Aussi le savant Leibnitz ne craignait pas d'affirmer
qu'on réformerait le genre humain, si on réformait
l'éducation de la jeunesse ; car c'est l'éducation qui
fait la grandeur des peuples et maintient leur splendeur, qui prévient leur décadence et au besoin les
relève.

Nous avons déjà dit en quoi consiste l'éducation :
c'est cultiver, exercer, développer, fortifier et polir les
facultés physiques, intellectuelles, morales et religieuses qui constituent dans l'enfant la nature et la
dignité ; donner à ces facultés leur parfaite intégrité,
les établir dans la plénitude de leur puissance et de

leur action. Par là former l'homme et le préparer à
servir sa patrie dans les diverses fonctions sociales
qu'il sera appelé un jour à remplir pendant, sa vie
sur la terre, et ainsi dans une pensée plus haute, préparer l'éternelle vie, en élevant la vie présente. Telle
est l'œuvre, tel est le but de l'éducation. (DUPANLOUP.)

Un Père de l'Église nous a laissé ce mot sur l'éducation : « Qu'y a-t-il de plus grand, dit-il, que de diriger une jeune âme et de la former à la vertu ; de
lui donner en quelque sorte son empreinte ; de lui
parler pour l'éclairer et l'émouvoir, de l'attirer et de
la conduire ; de la ramener, quand elle s'échappe ; de
la redresser, quand elle fléchit ; de la réveiller, quand
elle s'endort ; de la soutenir, quand elle se lasse ? »
Cette influence patiente et continue laisse à la longue
des traces impérissables et donne à l'âme sa physionomie particulière. Voilà pourquoi l'Église tient tant
à l'éducation de tous les enfants, et spécialement de
ceux qui semblent les plus incapables de la recevoir.
Elle ne recherche pas les enfants les plus intelligents,
les plus fortunés et les plus aimables ; mais les plus
disgraciés à tous égards : les vagabonds, les plus pauvres entre les pauvres. Qui ne connaît les prodiges
opérés par le zèle et la charité de Dom Bosco ?

L'art de l'éducation, comme tous les autres arts,
a son idéal, ses règles et ses modèles, ses peines et
ses joies, ses succès et ses mécomptes ; car ce n'est au
fond que l'art réfléchi d'intervenir à son heure dans
les instincts naturels pour les gouverner et les conduire
à leur fin. Comment réussir dans cette tâche si l'on

ne connaît pas les besoins de l'enfant pour les satisfaire, ses aptitudes pour les exciter, les limites de ses
forces pour s'y conformer? Mais comment acquérir
l'empire nécessaire sur un être aussi capricieux, aussi
mobile, que l'enfant, si l'on ne sait pas à quels principes d'action il obéit spontanément? Comment manier
sans la froisser, sans la briser, cette délicate petite
machine, si l'on n'en a pas d'avance analysé les res-
sorts? (COMPAYRÉ.) Ce qui faisait dire à un saint Père :
Ars artium regimen animarum : la conduite des
âmes est l'art des arts, l'art par excellence.

I

Si, envisagée à ce point de vue, l'éducation est
indispensable aux jeunes gens, elle n'est pas moins
nécessaire aux jeunes filles. « N'ont-elles pas aussi des
devoirs à remplir, dit Fénelon, et des devoirs qui sont
les fondements de la société humaine? Ne sont-ce pas
les femmes qui ruinent et qui soutiennent les maisons, qui règlent tout le détail des choses domestiques, et qui, par conséquent, décident de tout ce qui
touche de plus près à la société humaine? Une femme
judicieuse, appliquée et pleine de religion, est l'âme
de toute une maison ; elle y met l'ordre pour le bien
temporel et pour le salut. Les hommes mêmes, avec
toute leur autorité, ne peuvent effectuer aucun bien
dans la famille, si les femmes ne leur aident à l'exécuter. Qui peut la diriger avec un soin plus exact que les
femmes, qui, outre leur autorité naturelle et leur assi-

duité, ont encore l'avantage d'être nées soigneuses, attentives au détail, industrieuses, insinuantes et persuasives ? Est-ce que ce ne sont pas les femmes qui sont chargées de l'éducation des enfants, des garçons jusqu'à un certain âge, des filles jusqu'à ce qu'elles se marient ou qu'elles se fassent religieuses ; de la conduite des domestiques, du détail de la dépense et des moyens de faire tout avec économie et honorablement? Les hommes peuvent-ils espérer pour eux-mêmes quelque douceur dans la vie, si leur plus étroite société qui doit être celle de leur femme, se tourne en amertume ? Les enfants, que deviendront-ils, si les mères les gâtent dès leurs premières années? Les occupations des femmes ne sont donc guère moins importantes pour le bien social que celles des hommes, puisqu'elles ont une maison à régler, un mari à rendre heureux, des enfants à bien élever.

« Enfin il faut considérer, outre le bien que font les femmes quand elles sont bien élevées, le mal qu'elles causent quand elles manquent d'une éducation qui leur inspire l'amour de leurs devoirs. Il est constant que la mauvaise éducation des femmes fait plus de mal que celle des hommes, puisque les désordres des hommes viennent souvent de la mauvaise éducation qu'ils ont reçue de leurs mères et des passions que d'autres femmes leur ont inspirées dans un âge plus avancé. » Les grands principes d'après lesquels l'éducation des garçons doit être dirigée conviennent donc aussi parfaitement à l'éducation des filles.

II

Pendant les premières semaines de son existence,
l'enfant n'a, pour ainsi dire, qu'une vie végétative : tous
ses besoins se bornent à prendre de la nourriture et à
dormir ; dès qu'il est rassasié, il s'endort, parfois même
sur le sein de sa mère. « Mais comme il digère avec
une rapidité extraordinaire, dit Descuret, et que son
estomac ne saurait rester longtemps inactif, le besoin
de nourriture ne tarde pas à se faire sentir de nouveau,
et, pour peu qu'on le laisse pâtir, il fait bientôt connaître par ses gémissements, le besoin qu'il éprouve
impérieusement. C'est ce besoin d'alimentation qui
excite en lui les accès de jalousie auxquels il se livre,
dès sa première année, plus fréquemment qu'on ne le
pense. C'est surtout quand sa nourrice lui retire le
sein pour le donner à un autre enfant, qu'on voit ses
traits se contracter et ses bras débiles chercher à écarter cet importun rival qui vient lui disputer la source
où il puise sa vie...

« Mais bientôt il s'opère en lui un travail secret
dont il n'a pas conscience, et qui ne se manifeste que
par les résultats. Bientôt les objets environnants viennent éveiller son attention, il étend ses petites mains,
il veut tout saisir et tout porter à sa bouche, comme
plus tard, vers la fin de sa première année, il voudra
tout briser. »

Il a à peine quelques mois, il n'obéit encore qu'à la
stimulation du besoin, et déjà ses instincts se manifes-

tent : les mauvais beaucoup plus tôt que les bons. Il
ne parle pas encore, et déjà il se montre colère, égoïste,
jaloux ; il a déjà sa volonté qu'il cherche à imposer à
tout ce qui l'entoure. Ainsi il n'a pas tardé à remarquer qu'on accourait aussitôt qu'il pleurait ; il n'oubliera pas un moyen si simple de se faire obéir, et, dès
qu'il voudra quelque chose, il poussera des cris per-
çants jusqu'à ce qu'il ait obtenu ce qu'il désire. Si on
lui cède, tout est perdu. Sans doute il y aurait de la
cruauté à ne pas pourvoir à ses besoins légitimes, mais
ce serait une déplorable faiblesse de céder à ses
caprices. Le meilleur moyen de prévenir ou de guérir
cette habitude, c'est de n'y pas faire attention. Personne n'aime à prendre une peine inutile, pas plus les
enfants que les autres. Ils sont obstinés dans leurs tentatives, mais si vous avez plus de constance, d'opiniâtreté qu'eux, ils se rebutent et n'y reviennent plus.
C'est ainsi qu'on leur épargne des pleurs et qu'on les
accoutume à n'en verser que quand la douleur les y
force. (MORÈRE.)

« Savez-vous, disait J.-J. Rousseau, le plus sûr
moyen de rendre votre enfant malheureux toute sa vie ?
c'est de l'accoutumer à tout obtenir, car ses désirs
croissent incessamment par la facilité de les satisfaire.
D'abord il voudra la canne que vous tenez ; bientôt il
voudra votre montre ; ensuite il voudra l'oiseau qui
vole ; il voudra l'étoile qui brille ; il voudra tout ce
qu'il verra : comment ferez-vous pour le satisfaire ? »
On a vu des enfants élevés de cette manière, s'arracher
les cheveux, s'égratigner le visage et entrer dans une

telle fureur qu'ils tombaient en convulsion, si l'on tardait à leur obéir et à satisfaire leurs volontés les plus bizarres et les plus déraisonnables : tristes préludes des maladies nerveuses qui se développeront inévitablement à l'âge de l'adolescence et de la jeunesse. Je ne sais quel auteur parle d'une mère qui ne voulait pas qu'on contrarie son fils, de peur de troubler sa digestion et de le rendre malade.

Accordez de suite et avec plaisir à votre enfant ce qui est raisonnable, sans vous faire prier, sans mettre de conditions ; mais ne lui accordez jamais ce qu'il demande avec impatience ou en pleurant. L'enfant est très opiniâtre dans ses tentatives ; il pleurera tout un jour s'il s'aperçoit que vous ne voulez pas qu'il pleure, mais si vous avez plus de constance que lui d'opiniâtreté, s'il voit qu'il n'obtient rien ni par la violence ni par les pleurs, et que vous n'avez pas même l'air d'y faire attention, il se rebutera et n'y reviendra plus. Que tous vos refus soient donc inviolables, qu'aucune importunité ne vous ébranle, et que le *non*, une fois prononcé, soit comme un mur que l'enfant tenterait vainement de renverser.

C'est ainsi que vous le rendrez patient, égal, résigné, paisible même quand il n'a pas ce qu'il aurait voulu, car il est dans la nature de l'homme de se révolter contre l'arbitraire, le caprice et le mauvais vouloir ; il se résigne assez facilement à endurer avec patience les maux qu'il ne peut empêcher. En travaillant ainsi à former sa raison, vous façonnerez en même temps son caractère, d'où dépend son bonheur et celui des personnes qui auront à vivre avec lui. (Morère.)

Pour réussir, il faut commencer par rendre l'enfant docile. L'obéissance doit être la base de toute éducation ; sans elle il est impossible de rien faire d'un enfant. Il doit la pratiquer avant même qu'il sache ce que c'est qu'obéir. Les enfants ne sont désobéissants qu'autant qu'on veut bien qu'ils le soient. Il n'en est aucun qui ose résister, soit à ce qu'on lui ordonne, soit à ce qu'on lui défend, quand il est sûr d'en être châtié. Il ne faut pas qu'il balance, la plus légère désobéissance doit être punie. Pliez sa volonté dans toutes les occasions ; accoutumez-le même doucement à être refusé, à être privé des choses pour lesquelles il a témoigné trop d'ardeur, afin qu'il apprenne à modérer ses désirs : cela est d'une grande conséquence pour la suite. *(École des mœurs.)*

Il est donc de la plus grande importance de réprimer les passions naissantes aussitôt qu'elles apparaissent et de ne pas attendre à les combattre que par l'habitude elles soient devenues une seconde nature. Si la médecine peut modifier, changer même la constitution d'un sujet par un régime longtemps continué, on peut aussi, par le même moyen, corriger les plus mauvais instincts, surtout lorsqu'on s'attache à les combattre de bonne heure et qu'on ne leur a pas donné le temps de dégénérer en des passions indomptables. (Descuret.)

Mais est-ce là la grande préoccupation des parents ? Avec la mollesse et l'énervement des mœurs de notre

temps, loin de chercher à découvrir les défauts de
leur enfant, c'est à peine s'ils consentent à les reconnaître quand on les leur signale. Aveuglés par leur
tendresse, ils ne voient en lui qu'une petite perfection, ils l'adulent de toutes les manières. Puis,
après l'avoir traité comme une précieuse idole et s'en
être amusé pendant les premières années; quand les
caprices de l'idole sont de plus en plus difficiles à
satisfaire ; quand l'enfant trop adulé devient ingouver-
nable et que cette prétendue perfection se montre telle
qu'elle est, absolument insupportable, on s'empresse
de s'en débarrasser, en mettant la fille au couvent, ou
le garçon au collège, et on confie à d'autres le soin de
poursuivre une éducation si déplorablement commencée. (DUPANLOUP.)

Si l'on voit des enfants sans respect, sans affection,
sans reconnaissance pour les auteurs de leurs jours,
les parents ne sont-ils pas les premiers coupables ?
Les désordres des hommes viennent souvent de la
mauvaise éducation qu'ils ont reçue de leurs mères.
(FÉNELON.)

Qu'on ne s'y trompe pas, c'est dès les premiers
jours de sa vie qu'on doit se préoccuper de l'éducation de l'enfant : tous les sages, tous les hommes
expérimentés, tous les maîtres de la morale, les païens
eux-mêmes, l'ont proclamé ; parce que cette éducation
première est le fond, la base de tout ce qui recevra
plus tard son développement et son application dans
le cours de sa vie. Si de très bonne heure on s'occupe
avec soin des enfants, l'action et les enseignements

des parents ont alors une grande influence. Au contraire, si on les néglige et si on laisse contracter de mauvaises habitudes, il n'y a presque plus de remède qui puisse guérir le mal. (DUPANLOUP.) Voilà pourquoi un poète disait :

Principiis obsta : sero medicina paratur
Cum mala per longas invaluere moras.

L'esprit de l'enfant, disait quelqu'un, est comme une tige flexible qu'on peut diriger dans tous les sens, mais qu'on brisera plutôt que de la courber quand elle sera devenue un grand arbre. De même qu'une pâte molle, écrivait Plutarque, reçoit sans résistance toutes les formes qu'on veut lui donner, de même les principes que l'on donne à l'esprit encore tendre de l'enfant s'y impriment facilement et y laissent des traces profondes. Il faut donc veiller avec le plus grand soin à ne rien dire, à ne rien faire devant lui qui ne soit juste et raisonnable, et, sans aucun effort, et, pour ainsi dire, tout naturellement, il prendra l'habitude d'agir raisonnablement. Mais il ne peut recevoir cette éducation que dans un milieu sain, lorsqu'il grandit parmi des personnes habituées elles-mêmes à dominer leurs penchants, à résister aux séductions du plaisir et à diriger leur vie sans faiblesse vers le but du devoir. Car rien ne vaut la séduction de l'exemple, et, comme l'a dit quelqu'un, si les paroles touchent, les exemples entraînent.

17

III

Le foyer domestique doit être pour l'enfant qui commence à apprendre à vivre, une école de vertu, de sagesse, de respect. C'est dans ce sanctuaire béni qu'un père et une mère doivent former son caractère, sa conscience et ses mœurs. (Morère.) Mais s'il en est ainsi, n'a-t-on pas lieu d'être effrayé en songeant aux conditions dans lesquelles, la plupart du temps, se fait l'éducation au sein de la famille? Comment des enfants seraient-ils simples, modestes, doux et vertueux, si leurs parents se livrent devant eux à des habitudes de faste, de luxe, à des accès de colère et à toutes sortes de désordres?

Les païens eux-mêmes gémissaient de ces funestes résultats. « Plût au ciel, s'écriait Quintilien, qu'on n'eût pas à nous imputer à nous-mêmes de perdre les mœurs de nos enfants ! Faut-il s'étonner s'il leur échappe quelque impertinence ou quelques-uns de ces mots qu'on se permettrait à peine dans les orgies d'Alexandrie? Ce ne sont que de fidèles échos de ce qu'ils ont entendu. Chaque jour ils sont témoins de notre luxure ; tous nos festins retentissent de chants obscènes et nous y étalons sous leurs yeux, des spectacles qu'on aurait honte de nommer. Les malheureux ! ils apprennent tous les vices avant de savoir ce que c'est que le vice ! Faut-il s'en étonner? Les parents n'accoutument les enfants ni à la sagesse ni à la modestie, mais à une dissipation, à une licence

qui engendre bientôt l'effronterie et le mépris de soi-
même. »

Juvénal a écrit sur ce sujet une de ses plus belles
satires. « Il est, dit-il, bien des vices déshonorants et
capables de flétrir à jamais les plus heureux caractères,
que les parents eux-mêmes enseignent et passent à
leurs enfants. Tel leur transmet son goût pour le jeu,
tel autre sa gourmandise; un autre sa cruauté à l'égard
des esclaves, un autre son avarice; presque tous la
passion des richesses et des plaisirs effrénés et sans
scrupules. Et le maître se voit bientôt dépassé par son
disciple... Car quiconque allume les passions dans un
jeune cœur a lâché les rênes à des coursiers fougueux.
En vain il voudrait les retenir; méconnaissant sa voix,
ils emportent loin des bornes et le char et le maître. »

Plût à Dieu, dirons-nous à notre tour, que dans
notre France catholique, on ne pût adresser à des
parents de pareils reproches ! « Si la vanité, l'orgueil,
l'insubordination, l'indélicatesse, la corruption, l'impiété, sont aujourd'hui si répandues et si difficiles à
guérir, n'est-ce pas, dit Descuret, en grande partie
la faute de la mauvaise éducation que l'on donne aux
enfants ? A peine en effet leur intelligence commen-
ce-t-elle à s'ouvrir qu'on apprend à la jeune fille à
s'estimer et à se croire plus que les autres, parce
qu'elle a une robe neuve, une coiffure élégante, de
beaux pendants d'oreilles ou d'autres vains ornements.
On vante inconsidérément devant un petit garçon sa
force, son agilité, la beauté de ses traits, son amabilité, son intelligence, et on le rend fat et orgueilleux

pour toute sa vie ; on en fait un être rempli de lui-même et qui ne veut plus rien écouter. »

Et cependant combien de personnes qui ont la sottise ou l'imprudence d'admirer tout ce que disent ou ce que font les enfants ! Les yeux d'une mère surtout ne sont pas comme ceux des autres ; elle trouve dans ses enfants des beautés, des qualités et des perfections que personne n'y découvre. Quand les enfants s'aperçoivent qu'on les regarde avec complaisance, qu'on observe ce qu'ils font, qu'on les écoute avec plaisir, ils s'imaginent n'avoir rien que d'extraordinaire et d'admirable, ce qui les rend ridicules ou présomptueux.

« Que peut penser un enfant de lui-même, dit à ce sujet l'auteur d'*Émile*, quand il voit autour de lui tout un cercle de gens sensés l'écouter, l'agacer, l'admirer, attendre avec un lâche empressement les oracles qui sortent de sa bouche et s'extasier en poussant des cris de joie à chaque impertinence qu'il dit ? La tête d'un homme raisonnable aurait bien de la peine à tenir à tous ces faux applaudissements. Jugez de ce que deviendra la sienne. »

Rien de plus déplorable et qui nuise plus au développement de leurs bonnes qualités que de gâter ainsi les enfants, et « il y a bien des manières de les gâter, dit Mgr Dupanloup : on gâte leur esprit, en leur donnant des louanges inconsidérées et en leur inspirant un orgueil sans bornes ; on gâte leur caractère en les laissant faire toutes leurs volontés ; on gâte leur cœur en s'occupant d'eux sans cesse, en les adu-

lant et les idolâtrant. Certains enfants gâtés semblent
témoigner par leurs manières tendres et aimables une
reconnaissance affectueuse qui trompe les parents et
les fait redoubler d'attentions. Ce sont ce qu'on
nomme de jolis enfants, gracieux, complaisants, flatteurs. Il n'y a pas de souplesse insinuante, de bas-
sesses agréables dont ils n'aient le secret pour obtenir
de vous ce qu'ils désirent. Les plus habiles y sont
souvent trompés. On s'en amuse ; quelquefois on
s'en vante ; on les flatte ou on les laisse flatter par
tout le monde ; on se prête à toutes leurs fantaisies
et on nourrit comme à plaisir leurs passions les plus
dépravées. Mais que l'on exige d'eux quelque travail
ou quelque sacrifice, immédiatement la scène change ;
les grâces trompeuses de l'enfant s'effacent, la tendresse apparente du cœur se perd ; tout à coup on
découvre en eux avec effroi une désolante sécheresse
d'âme, une dépravation profonde , et, en fin de
compte, ces jolis enfants deviennent véritablement
effroyables. On s'aperçoit alors, mais trop tard, qu'il
n'y a pas d'êtres plus durs, plus méchants, plus hautains, plus violents, plus égoïstes, plus ingrats, plus
odieux que les enfants gâtés par la mollesse.» (MARTIN.)
Et ce qu'il y a de plus triste, c'est qu'au témoignage
de Mgr Dupanloup, qui en avait fait lui-même la triste
expérience, il est presque impossible de les corriger.
Que peut, en effet, disait Sénèque, devenir un enfant
à qui l'on a jamais rien refusé, dont la mère a sans
cesse essuyé les larmes, subi tous les caprices, et lui
a donné raison contre tout le monde ?

« Un enfant, raconte Bernard Pérez, maladif, gâté, volontaire, se trouvait en wagon à côté de moi. Sa mère lui donna un morceau de poulet à manger ; la peau ne lui plaisant pas, il l'enlève et la donne à sa mère en lui disant : « Tiens, mange la peau. » Quelques instants après, il mangeait un grappillon de raisin, et quelques grains dont il ne voulait pas furent aussi présentés à sa mère. Que l'égoïsme naturel à l'homme ait été de naissance assez fort chez cet enfant, nous ne le nierons point ; mais on ne l'aurait pas vu arriver, en peu de temps, à une telle grossièreté, si l'on avait eu soin de la réprimer dès sa première manifestation, et d'imposer à l'enfant, d'une manière suivie, des procédés tout différents ; si, par exemple, la première fois qu'il a choisi le meilleur morceau, on l'avait réprimandé, et si on l'avait habitué à offrir aux autres ce qu'il trouvait de meilleur. Ce petit sacrifice, d'abord très pénible, lui aurait coûté moins d'efforts et aurait fini par entrer en habitude. »

Rien ne peut donner une idée de ce que deviennent les enfants gâtés par la mollesse. L'indulgence qu'on a surtout pour les fils uniques et la liberté dont ils jouissent, sont des sources inévitables de violence et de de corruption. Rien ne dispose plus à la colère, à la violence et à toutes les affections nerveuses qu'une éducation molle et efféminée. (Dupanloup.)

IV

Ici il nous faut aborder un sujet aussi délicat que pénible à traiter, nous voulons parler de la corruption précoce des enfants, aujourd'hui si commune, puisque, d'après le témoignage du R. P. Debreyne, célèbre médecin de la Grande-Trappe, « aucun vice n'est à la fois et plus fréquent et plus funeste à la jeunesse, et qu'on le rencontre dans tous les âges, depuis l'enfant encore couché dans son berceau jusqu'au vieillard décrépit gisant sur son grabat ». Qu'on me permette, en cette occasion, d'invoquer l'exemple et les paroles du savant évêque d'Orléans : « J'aurai des choses sévères à dire, écrit-il dans son traité *de l'Éducation.* J'étonnerai sans doute plus d'une mère ignorante des périls de son cher enfant et trop confiante peut-être sur une innocence qui, depuis longtemps, n'est plus. Mais puisque je suis amené à traiter ici un tel sujet, il faut que j'aie le courage de dire les vérités nécessaires, et de les dire à tous ceux qui ont besoin de les entendre, aux enfants, aux supérieurs, aux maîtresses, aux parents eux-mêmes. »

Et pour qu'on ne puisse pas nous accuser d'exagération, nous nous contenterons de reproduire les enseignements des hommes les plus compétents et dont le témoignage fait autorité.

Le Dr Pitres, doyen de la Faculté de médecine de Bordeaux, qui s'est spécialement occupé des affections nerveuses, déclare dans son ouvrage sur *l'Hystérie*

que, parmi les personnes qu'il a soignées, un grand
nombre avaient contracté, dès leur enfance, des habitudes vicieuses qui avaient beaucoup contribué au
développement de cette triste maladie.

Voici ce qu'écrivait à Mgr Dupanloup un homme
de grande vertu et de grande expérience : « Je suis
chaque jour, comme médecin, à portée de voir que
dès l'âge de un à deux ans la plupart des enfants
contractent de détestables habitude funestes plus
tard à leur innocence et à leur santé. L s observations
faites à cet égard aux parents, même c étiens, sont
presque toujours accueillies avec mépris. »

Nous en avons fait nous-même l'expérience. Il y a
une quarantaine d'années, on admit dans un orphelinat dont nous nous occupions, une enfant de quatre
ans, nommée Eugénie. A notre grande surprise, cette
enfant n'était pas propre ; chaque nuit elle salissait
ses draps. On attribua d'abord cette infirmité à une
faiblesse de tempérament ; on lui fit prendre des fer-
rugineux et des fortifiants, tout fut inutile. A la fin,
une de ses compagnes plus âgée qui prenait soin d'elle,
nous dit qu'Eugénie avait de singulières manières et
peut-être de mauvaises habitudes. Nous avions de la
peine à le croire. Cependant on en parla à un vieux
docteur, ancien major d'un régiment de dragons ; « ce
n'est pas impossible, nous répondit-il, mais si vous
voulez vous en assurer, placez-la à l'hospice de la
ville voisine, il y a là une vieille sœur qui s'est toujours occupée des enfants et qui est très habile à découvrir les habitudes vicieuses. On suivit son avis.

Au bout d'un mois il revint. « Renvoyez cette enfant, nous dit-il, elle est corrompue jusque dans la moelle des os : elle est tellement pervertie, qu'elle serait dangereuse, même pour de grandes personnes. Renvoyez-la, ou elle perdrait toutes vos enfants. » On le fit, et quand on la rendit aux personnes qui s'en étaient occupées, elles nous répondirent avec hauteur et une espèce de dédain que c'était un faux prétexte pour nous défaire de cette enfant. Plus tard elles apprirent à leur dépens ce qui en était.

« Au reste, dit Mᵍʳ Dupanloup, quand le mal a atteint un jeune cœur, on s'en aperçoit bien vite à de tristes et lugubres symptômes. Quel changement soudain s'est opéré dans cet enfant ! Il était gai, ouvert, et tout à coup le voilà triste, inquiet, sombre, défiant, dissimulé. Ce n'est plus ce candide sourire, ce front épanoui, ce cœur qui se montrait, cette âme qui se dilatait ; quelque chose a passé sur cette physionomie et y a jeté comme un voile ; quelque chose est là dans ce cœur qui le resserre, quelque chose qu'il ne veut pas laisser voir, comme un honteux secret qu'il cache. Je ne sais pas ce que peut avoir ma fille, disait un jour une mère affligée et inquiète, je ne la comprends pas : autrefois elle était aimable pour son père et pour moi ; elle ne cherchait qu'à nous faire plaisir ; aujourd'hui elle n'est plus la même, elle est taciturne, maussade, violente ! La pauvre mère ne se doutait pas que le désordre était entré dans le cœur de son enfant. (CHARPENTIER.)

Bientôt l'habitude se forme, terrible habitude qui

triomphe de la volonté, de la raison, de l'honneur, de
la foi, de la conscience, de tout. Hélas! qui ne le
sait? Rien au monde n'est difficile à corriger dans un
enfant comme les habitudes secrètes de l'impureté.
Mais on n'outrage pas impunément la nature ; la nature outragée se venge, et ses vengeances sont terribles ; bientôt la santé reçoit une atteinte mortelle.
Déjà le frais coloris de ce jeune visage a disparu et
fait place à une pâleur accusatrice : ses yeux s'éteignent, des rides précoces sillonnent déjà son front,
tout son tempérament s'use et dépérit ; la vie s'en va
et la mort arrive. Vieillard de vingt ans, le voilà qui
penche vers son tombeau. Tels sont les fruits du vice
pour tant de malheureux enfants ; une mort préma-
turée ou du moins une vie débilitée, une santé à
jamais altérée.

Plus d'une fois dans l'exercice de notre ministère,
nous avons rencontré des hommes de cinquante, de
soixante ans, mariés, pères de famille, qui étaient restés les esclaves de cette passion dégradante. « Je
meurs, nous disait l'un deux ; mais c'est ma faute,
j'ai trop abusé de moi-même. » Nous avons connu un
malheureux jeune homme qui s'était livré à cette habitude honteuse avec une telle fureur que sa santé et
son intelligence en étaient profondément altérées. Dans
les moments de calme, il se rendait parfaitement
compte de sa position, et alors il maudissait ceux qui
l'avaient corrompu. « Si un tel qui m'a perverti était
là, s'écriait-il, je le tuerais! » Il devint fou furieux :
il fallut l'enfermer ; et ce jeune homme, qui aurait pu

mener dans le monde une vie heureuse et honorée, mourait, il n'y a pas longtemps, après avoir passé près de cinquante ans dans une maison de fous.

Les habitudes vicieuses ne sont pas moins funestes à l'intelligence qu'à la santé. L'esprit perd sa vigueur et sa fécondité, sa délicatesse et sa grâce. Plongé dans la boue des sens, il s'émousse, il s'engourdit, il croupit dans la paresse et la torpeur. L'enfant impudique ne travaille plus, n'étudie plus, n'a plus en lui ni force morale ni élan pour la vertu ou pour la science. (Dupanloup.) L'intelligence, la volonté, le cœur, le caractère, tout est amoindri, vicié, perverti. « Voyez-vous ces jeunes gens qui se promènent en flâneurs dans les rues de nos cités universitaires, perpétuels étudiants n'obtenant jamais l'indispensable diplôme? Que leur manque-t-il? L'intelligence? Ils en avaient. Mais leur volonté affaiblie ne leur permettait pas de se captiver sous la loi du travail. Ils passent des années et encore des années, sans pouvoir atteindre le but convoité. Ils dépensent en orgies la fortune de leurs parents. Ceux-ci se plaignent, se désolent; mais ces jeunes licencieux n'ont point de cœur. » (Charpentier.)

« J'ai vu dans ma vie bien des jeunes gens, disait le P. Lacordaire, et, je vous le déclare, je n'ai jamais rencontré de tendresse dans un jeune homme débauché. Je n'ai jamais rencontré d'âmes aimantes que les âmes qui ignoraient le mal ou qui luttaient contre lui. » C'est ce qu'affirmait de son côté l'auteur d'Émile : « Oui, disait-il, je le soutiens et je ne crains pas d'être démenti par l'expérience, un enfant qui a conservé jusqu'à vingt ans son innocence, est à cet âge le plus généreux, le meilleur, le plus aimant et le plus aimable des hommes. Mais j'ai toujours vu que les enfants corrompus de bonne heure étaient devenus méchants et cruels. Ils ne connaissent ni pitié ni miséricorde ; ils sacrifieraient père, mère, et l'univers entier au moindre de leurs plaisirs. Jouir est tout pour eux, le reste n'est rien. »

Parmi les nombreux exemples que l'on trouve dans tous les livres de médecine, nous nous contenterons d'en citer un seul rapporté par le R. P. Debreyne et depuis par le Dr Legrand du Saulle, et qui fait frémir. Il s'agit d'une petite fille livrée au désordre dès l'âge de quatre ans. Cette enfant, dont les premières années s'étaient passées chez son aïeule, femme respectable et pleine de religion, avait environ sept ans quand elle revint auprès de ses parents. Pendant les premiers mois qu'elle fut de retour, on remarqua qu'elle était triste, qu'elle ne s'amusait pas comme les enfants de son âge, et ne caressait jamais ni son père ni sa mère. Elle maigrissait à vue d'œil, et l'on cherchait en vain la cause de cet amaigrissement, quand un jour, pressée de questions, elle avoua la triste vérité. Ses parents désolés employèrent tous les moyens en leur pouvoir pour tâcher de déraciner cette funeste habitude : remontrances, caresses, présents, médicaments, enseignements religieux, tout fut inutile. Les châtiments ne réussirent pas mieux que les présents et les caresses. Un jour, son père, voulant la corriger, la frappa rudement. L'enfant ne versa pas une larme et répondit froidement : « Ces coups ne me font rien, vous me couperiez le cou que je ne changerais pas. »

Mais un penchant bien plus horrible encore ne tarda pas à se manifester. Cette petite fille fut prise d'un immense désir de donner la mort à ses parents pour avoir sa liberté. Et ce désir, elle l'exprimait avec une franchise épouvantable, ainsi que les regrets d'avoir manqué les occasions de le satisfaire. Aussi se promettait-elle de saisir avec empressement celles qui pourraient se présenter désormais. Les choses en vinrent à ce point que les parents durent, pour leur sûreté, s'enfermer chaque nuit, leur fille n'ayant pas dissimulé l'intention qu'elle avait de les assassiner pendant leur sommeil. A la fin, il fallut la faire enfermer dans une maison spéciale par mesure administrative.

Rien n'a fait sur nous une plus vive impression que le portrait qu'a tracé des malheureuses victimes de cette passion dévorante l'auteur de l'*Essai sur l'indifférence*. « Le premier effet, effet irrésistible des habitudes voluptueuses, est de lier les puissances de l'âme et d'en exclure toute autre pensée que celle des vils plaisirs dont elle s'est rendue l'esclave. Distrait par des désirs sans cesse renaissants, obsédé d'impurs fantômes, l'esprit perd sa vigueur et sa fécondité ; tout s'altère et dépérit, la mémoire s'éteint, le caractère s'énerve, le cœur se dessèche. On ne sait plus aimer, ni compatir, ni répandre les délicieuses larmes de l'attendrissement. Le visage s'empreint d'une expression dure et repoussante. Des traits heurtés et morts annoncent que la source des doux sentiments est tarie.

On dirait que la vie tout entière s'est réfugiée dans les organes. Mais les organes mêmes s'usent bientôt : les infirmités, les maladies, les souffrances, accourent en foule.

« J'ai vu de ces malheureuses victimes d'une passion dévorante offrir, à la fleur de l'âge, la dégoûtante image d'une complète décrépitude : le front chauve, les joues hâves et creuses, le regard plein d'une tristesse stupide, le corps chancelant et comme courbé sous le poids du vice ; épuisées de vie, de pensées, de sentiment, déjà hideusement en proie à la dissolution ; à leur aspect on croyait entendre les pas du fossoyeur venant enlever le cadavre. »

Il arrive même un moment où le jeune voluptueux se dégoûte de la vie et cherche à s'ensevelir sous les ruines de son corps, comme un roi détrôné sous les ruines de son palais. (LAMENNAIS.) Voici ce que disait un jour à quelques amis, dans la noire mélancolie qui le dévorait, un homme qui avait épuisé tout ce que peuvent donner la naissance, la gloire et la fortune, lord Byron. « Les fleurs et les fruits des plaisirs sont passés ; les épines, les vers, la pourriture, voilà tout ce qui m'en reste. Je ne trouve plus de plaisir dans la volupté, et j'en traîne les chaînes. Ma vie est un enfer. Mourons donc et cherchons dans le sein de la terre un repos que le monde n'a pu nous donner. » Quelques mois après il était mort, à l'âge de trente-six ans.

Combien de malheureux parents n'auraient pas à déplorer la mort volontaire d'un fils tendrement aimé, s'ils avaient su de bonne heure le prémunir par leurs avis, et surtout par leurs exemples, contre les dangereuses maximes de l'incrédulité et contre les excès qui en sont la suite ! N'est-ce pas à cette corruption précoce et à ce manque de foi religieuse qu'on doit attribuer ces nombreux suicides de jeunes enfants qui, à chaque instant, viennent épouvanter notre société et désoler les familles ?

Que pourrions-nous dire de plus fort pour montrer aux parents avec quelle prudence et quelle sollicitude ils doivent veiller sur leurs enfants, sur leurs sociétés et sur leurs fréquentations ? « Mères ! mères de famille, s'écriait Mgr Dupanloup, veillez, veillez sur vos enfants, dans votre maison, à vos côtés ! car là même, près de vous, et pour ainsi dire sous l'ombre de vos ailes, le mal peut les saisir et les dévorer ! Près de vous, autour de vous, chez vous, il y a des périls. Ayez les yeux ouverts non seulement sur les compagnons ordinaires de leurs jeux, mais aussi sur les cousins et cousines avec qui les familiarités, pour être plus faciles, n'en sont souvent que plus dangereuses. C'est par là ordinairement, qu'ils s'apprennent le mal les uns aux autres. J'irai plus loin, au risque d'étonner et de scandaliser certaines personnes. Je dirai, et non, sans cause, veillez même sur les frères et les sœurs. Voilà pourquoi saint François de Sales, écrivant à Mme de Chantal, lui faisait cette recommandation : « Que cha-
« cun de vos enfants ait son petit lit, et que non seule-
« ment le petit garçon dorme seul, mais aussi chacune
« de vos petites filles. »

C'est surtout quand il s'agit de la pureté des mœurs,

que pendant l'éducation du premier âge qu'une mère
doit redoubler de zèle et entourer ses enfants des précautions les plus attentives. « Croyez en ma vieille
expérience, disait un homme qui s'était occupé de
l'éducation des enfants pendant toute sa vie, ne confiez vos enfants qu'à des personnes dont la sagesse
vous est bien connue. » Des enfants ont été corrompus
par des nourrices, des domestiques et des servantes.
Aussi, rapporte l'auteur du *Comte de Valmont,* parmi
les quelques domestiques que Mme de Weimur em-
ployait auprès de ses enfants, il n'y en avait aucun
dont elle ne voulût être sûre comme d'elle-même. C'est
qu'elle savait que, trop souvent corrompus et corrup-
teurs, la plupart des domestiques communiquent la
contagion dont ils sont infectés aux enfants qui les fré-
quentent. Par leurs discours, par leurs lâches flatteries et par leurs pernicieux exemples, ils gâtent ces
esprits flexibles, pervertissent ces âmes pures et innocentes, et leur apprennent souvent ce qu'elles devraient
toujours ignorer. *(École des mœurs.)*

« Un jour, raconte Mgr Dupanloup, une mère, au désespoir de ce que son fils était renvoyé d'une maison
d'éducation pour une faute honteuse, s'emporte et dit
au supérieur : « Si mon fils sait le mal, c'est chez
« vous qu'il l'a appris; je vous l'avais confié pur. » —
Mais le Supérieur, malheureusement pour elle, était
fondé à lui répondre : « Non, Madame, ce n'est pas
« ici que votre fils a appris le mal. Vous avez encore
« chez vous, à l'heure qu'il est, un domestique qui a
« toute votre confiance : c'est lui qui a perdu votre

« fils. Interrogez vous-même votre enfant. » Veillez
donc, ô mères! méfiez-vous, et n'oubliez jamais ce
mot d'une mère prudente : « Il y a des membres de
« ma famille à qui je ne voudrais pas confier ma petite
« fille. »

V

Mais c'est en vain que l'on prendra toutes les précautions imaginables, si l'on n'a pas inspiré de bonne
heure à l'enfant, avec l'horreur du mal, la crainte et
l'amour de Dieu : il arrivera toujours un moment où
il déjouera la vigilance la plus attentive et cédera à
ces inclinations mauvaises que tout homme apporte en
venant au monde, s'il n'est pas retenu par un motif
plus puissant que celui de l'honneur et de la raison.
La religion seule peut y mettre un frein; car c'est
elle qui est appelée spécialement à former le cœur et
la conscience; c'est elle qui élève, éclaire et fortifie
l'âme, en ajoutant les lumières de la foi à celles de la
raison; c'est elle enfin qui prescrit à l'homme ce qu'il
doit faire et pratiquer pour s'élever jusqu'à cette fin
sublime et éternelle pour laquelle il est fait. (Du-
PANLOUP.)

Mais où en sommes-nous aujourd'hui sous ce rapport? Quelle place la religion occupe-t-elle réellement
dans l'éducation de la jeunesse française? Elles sont
devenues bien rares sur le sol de notre patrie, ces
antiques familles dont les pères gardaient le dépôt
sacré de la foi, dont les mères savaient ajouter à leurs

18

leçons l'exemple et l'encouragement des plus solides vertus, dont les enfants enfin, dès leur plus jeune âge, allaient dans les bras de la religion recevoir les premiers enseignements de la sagesse et mettre à l'abri leur innocence !

A ces jours de piété, de vertu, de bonheur, qui ne sait quels jours ont succédé? De toutes parts l'impiété triomphante a étendu ses déplorables conquêtes. Aujourd'hui, la plupart des hommes repoussent avec dédain les lumières de la foi et s'enfoncent obstinément dans les plus épaisses ténèbres de l'irréligion. Né au sein de cette nuit désastreuse, l'enfant grandit dans un oubli profond du ciel, dans le mépris de la religion et dans la haine de ses ministres.

Voyez-vous ce jeune homme flânant à travers les rues de nos cités, quel respect a-t-il? Qui a l'air plus impudent, plus effronté que lui? Et, je le demande, comment en serait-il autrement? Le nom redoutable de Dieu, il ne l'entend proférer souvent autour de lui qu'au milieu des blasphèmes, et, s'il le faut, l'enfer saura bien lui envoyer quelque grossier précepteur d'impiété pour lui dire que Dieu n'est qu'un vain nom, le ciel une chimère, la conscience un préjugé, la religion une tyrannie, et les ministres de l'Évangile surtout des hommes farouches, ennemis de tout bien, et dont le cœur ne s'attendrit jamais.

« Que de fois, à la vue de ces jeunes fronts si tôt flétris par le vice et de ces regards si tôt pleins d'iniquité et d'orgueil, je me disais à moi-même : mais c'est donc le génie du mal qui a épié le premier éveil de

leur raison naissante pour l'égarer, leur premier souffle
pour le corrompre! Il faut que j'en fasse l'aveu avec
confusion et douleur, le plus souvent tous mes efforts
ont été sans succès contre une corruption si préma-
turée et si profonde. » (DUPANLOUP.)

Qu'on ne s'y trompe pas, tous les devoirs religieux
sont de ceux dont l'accomplissement est le plus nécessaire à l'éducation. La crainte et l'amour de Dieu, la
reconnaissance pour ses bienfaits, le respect de son
nom, le sentiment d'une juste et profonde dépendance
devant lui, sont pour les parents des sentiments et des
devoirs sacrés sans lesquels l'éducation de l'âme, de
la conscience, du cœur, de la volonté, de la haute
intelligence, est impossible. « Qu'avant tout, disait
Bossuet, dès sa plus tendre jeunesse et pour ainsi dire
dès le berceau, l'enfant apprenne premièrement la
crainte de Dieu, qui est le plus fort appui de la vie
humaine. » On sait que Newton, cet illustre savant
qui pénétra si profondément dans la connaissance des
lois qui régissent l'univers, avait tant de respect pour
le nom de Dieu, qu'il ne l'entendait jamais prononcer
sans se découvrir.

Une mère vertueuse se félicitera toujours d'avoir
travaillé elle-même à inspirer de bonne heure à ses
enfants l'amour et la crainte de Dieu. En agissant
ainsi, ce n'était pas seulement le bonheur de la vie
future qu'elle leur assurait, c'était aussi l'honneur et
le bonheur ici-bas. « La piété est utile à tout, écrivait saint Paul à son disciple Timothée, elle a des
promesses pour la vie présente aussi bien que pour

la vie future. » — « Chose admirable, s'écriait Mon-
tesquieu, la religion, qui ne semble avoir d'objet que
la félicité de l'autre vie, fait encore notre bonheur en
celle-ci ! »

Après de pareils témoignages, qui pourrait croire
que l'éducation religieuse est complètement négligée
dans nos collèges universitaires, ou, pour mieux dire,
qu'elle n'y existe pas. « Je me souviens avec terreur,
s'écriait M. de Gasparin à la tribune de la Chambre
des députés, de ce que j'étais au sortir de cette éducation nationale; je me souviens de ce qu'étaient tous
ceux de mes camarades avec lesquels j'avais des relations : nous n'avions pas même les plus faibles com-
mencements de la foi et de la vie évangélique. »
M. Chambolle ajoutait dans la séance du 15 juin 1853 :
« Il est des vérités morales qu'il est nécessaire de répandre dans les collèges... vous en connaissez les
élèves ; vous les avez interrogés ; je les ai interrogés
aussi. Eh bien ! quand on leur adresse certaines questions, ils savent à peine ce qu'on veut leur dire. » Si
des hommes éminents s'exprimaient ainsi, il y a cinquante ans, que diraient-ils aujourd'hui où il est défendu dans nos écoles primaires de prononcer le nom
de Dieu et de donner le moindre enseignement religieux, où il est banni dans nos lycées de l'éducation
de la jeunesse? Et cela ne date pas d'hier. Il y a près
de soixante ans, un jeune abbé était professeur dans
un établissement universitaire ; ses élèves étaient des
jeunes gens de dix-huit à vingt ans, et comme ils lui
témoignaient une respectueuse déférence, il en profi-

tait pour leur donner, quand l'occasion s'en présentait, quelques avis pratiques pour la conduite de la
vie. Ces avis n'étaient pas du goût d'un vieux voltai-
rien assez haut placé qui chercha sournoisement à les
empêcher. Quelques semaines avant la fin de l'année
scolaire, un inspecteur vint visiter la maison. Après
avoir interrogé les élèves, il prit le jeune abbé : « Je
ne suis pas mécontent de votre classe, vos élèves ont
bien répondu ; mais il paraît que de temps en temps
vous leur tracez des règles de conduite ; vous avez
tort ; cela n'est pas permis ; vous êtes chargé d'enseigner les belles-lettres, le grec et le latin ; l'éducation
ne vous regarde pas, c'est l'affaire du père de famille. » Or, comme les pères de famille ne s'en occu-
paient pas le moins du monde, il s'en serait suivi que
ces jeunes gens seraient restés sans aucune éducation
au moment où ils en auraient eu le plus de besoin.
Aussi l'abbé répondit à l'inspecteur : « Je n'accepte-
rai jamais, Monsieur, une pareille règle de conduite
que je trouverais déshonorante pour la robe que je
porte. » Et il envoya immédiatement sa démission au
recteur.

Que voulez-vous que devienne un enfant élevé sans
religion ? Si dès ses premières années il a vu son père
en négliger toutes les pratiques ; s'il l'a entendu se
moquer des grandes vérités de la foi, tourner en ridicule la piété de sa mère, il marchera sur ses traces.
Son père s'était moqué de Dieu, il se moquera de
son père, et dissipera dans des orgies les trésors que
son père avait amassés par des moyens plus ou moins

honnêtes. « Buvons, mes amis, disait un de ces jeunes
fous, mon imbécile de père a des écus, nous les ferons
danser. » Pendant six mois, les journaux ont raconté
les scandaleuses aventures et la triste fin d'un malheureux jeune homme qui était possesseur, à l'âge
de dix-huit ans, de plus de vingt millions, et qui restera connu dans les *Mémoires* du temps, sous le nom
du *Petit Sucrier*.

Est-il possible que des parents ne comprennent
pas qu'un enfant sans religion sera un enfant sans
pitié et sans affection pour eux? J'ai été, pendant
quelque temps, aumônier dans une maison des *petites
sœurs* des pauvres. Celui qui remplissait les fonctions
d'enfant de chœur et qui me servait la messe, était
un beau vieillard de près de quatre-vingts ans, aimable,
intelligent, poli, gracieux; il était facile de voir qu'il
avait reçu une excellente éducation. Un jour, causant
familièrement avec lui, je lui demandai son nom.
« Je m'appelle *X...*, me répondit-il, je pourrais dire
de X..., ajouta-t-il tout bas, mais je suis aujourd'hui
trop pauvre pour conserver la particule. » Il appartenait à une des grandes familles de France; un de ses
proches parents avait été ministre. Il avait été ruiné
par des spéculations malheureuses. Cependant il restait encore à chacun de ses deux fils de cinq à six
mille livres de rente. Malgré cela, ils ne rougirent pas
de faire entrer leur père chez les *petites sœurs* : l'un
prétextant qu'il était garçon et n'avait pas de ménage ;
l'autre, qu'il avait femme et enfants et qu'il ne pouvait pas se charger de son père. Qui sait si un jour,

quand ses enfants auront grandi, et qu'à son tour il sera devenu vieux et infirme, ils ne suivront pas l'exemple qu'il leur a donné ?

« Un homme, raconte M. Charpentier, vivant dans l'aisance et n'ayant qu'un fils unique eut la barbarie d'envoyer son vieux père à l'hôpital. Ce pauvre vieillard ayant demandé quelques vêtements qui lui furent refusés, supplia qu'au moins on lui donnât pour le garantir du froid une mauvaise couverture qu'on laissait au grenier. Par un reste de pitié elle lui fut accordée, et le jeune fils fut chargé de la lui remettre. Mais il ne lui en porta que la moitié. Son père, honteux lui-même de la conduite de son fils, crut devoir lui en faire un reproche. « Papa, répondit l'enfant, j'ai « gardé l'autre moitié pour vous, quand vous serez à « l'hôpital. »

Que les parents qui ne veulent pas s'exposer à entendre de pareilles paroles, s'appliquent donc à prêcher par leurs exemples la religion à leur petite famille. L'enfant qui a vu, dès ses plus tendres années, son aïeul, son père, sa mère, ses frères, ses sœurs, agenouillés chaque soir devant l'image de Jésus crucifié, n'oubliera jamais les pieuses traditions du foyer domestique. Dans la maison des *petites sœurs des pauvres* où nous exercions le saint ministère, il y avait des hommes de tout pays, de toute condition. Les hommes nés en province qui avaient été élevés chrétiennement, avaient toujours *conservé* quelque sentiment religieux. L'un d'eux nous disait : « Il y avait plus de soixante ans que je n'étais allé à la messe.

J'étais maréchal-ferrant, et le dimanche matin était le jour où le travail était le plus pressant ; mais je n'ai jamais laissé passer un jour sans faire le signe de la croix, en disant : Mon Dieu, je me recommande à vous. C'était toute ma prière. » Les hommes nés à Paris ou dans les grandes villes, élevés par des parents sans religion, avaient souvent passé plus de soixante ans sans penser une seule fois à Dieu, si ce n'est peut-être pour le maudire et blasphémer son saint nom, quand il leur arrivait quelque accident. Leur conduite avait répondu à leur croyance, ils avaient donné dans tous les excès.

Que l'on s'applique donc, répétons-nous encore une fois, à graver profondément dans le cœur de l'enfant la crainte et l'amour de Dieu, l'horreur du mal et une confiance sans borne dans la divine Providence. Peut-être dans l'effervescence des passions ou le tumulte des affaires il paraîtra avoir oublié ces grandes vérités ; mais quand les passions seront apaisées, quand les vaines illusions de ce monde seront dissipées, il y reviendra et y cherchera force et consolation.

Après la révolution de 1830, on supprima dans tous les régiments les aumôniers militaires, et aujourd'hui encore, c'est à peine si l'on peut obtenir que quelques prêtres accompagnent un corps d'armée partant pour une expédition lointaine. Eh bien ! malgré la licence des camps, un des plus grands chagrins qu'éprouvent les soldats atteints par la mitraille ou par la maladie, tous les rapports en font foi, c'est de mourir sans l'assistance du prêtre. Quoi de plus touchant que l'épi-

sode rapporté dans la *Vie du général de Sonis?* Dans
le cours d'une expédition sur les frontières du Maroc,
un petit corps d'armée fut décimé par le choléra ; le
lieutenant-colonel Fénin en fut atteint, et bientôt, se
sentant mourir, il ne cessait de répéter : « Un prêtre !
Je veux un prêtre ! » Hélas ! il n'y en avait ni à
l'état-major de la première division ni au quartier
général, et le prêtre qu'on avait envoyé chercher bien
loin n'arrivait pas. Alors, imitant le chevalier Bayard,
qui, frappé à mort, se confessait à son écuyer, le
pauvre malade s'adresse à M. de Sonis et lui dit :
« Capitaine, je vais vous faire ma confession, et quand
le prêtre arrivera, si je ne puis plus parler, vous la lui
répéterez. » Douloureusement ému de cette triste situation, le colonel de Montalembert ne put s'empêcher de
s'écrier : « C'est un crime et une honte qu'une armée
de quinze mille chrétiens soit ainsi privée de tout
secours religieux par le gouvernement de la France,
quand ces hommes meurent pour elle sur une terre
barbare ! »

Quelques jours après, le jeune colonel tombait à son
tour victime du redoutable fléau ; mais du moins il
eut la consolation d'être assisté à ses derniers moments
par le prêtre appelé en toute hâte pour le lieutenant-
colonel Fénin.

O mère ! si vous voulez assurer le bonheur de votre
enfant et pour le temps et pour l'éternité, et votre
propre bonheur, accoutumez-le à joindre ses petites
mains devant l'image de notre divin Sauveur, en pro-
nonçant avec amour les doux noms de Jésus et de

Marie, et quand, après une vie plus ou moins agitée, étendu sur un lit de douleurs, il sentira sa fin approcher, il lèvera les yeux vers le ciel d'où il attend son secours, et les dernières paroles qui s'échapperont de ses lèvres mourantes seront celles que vous lui aurez apprises aux jours de son enfance : Jésus ! Marie !

Que de choses nous aurions encore à dire sur l'éducation des enfants du premier âge, car la matière est inépuisable, puisque, d'après un philosophe, c'est sur cette première éducation que repose toute la conduite de la vie. Si nous avons si longuement insisté sur ce point, c'est que nous sommes désolé en voyant la déplorable éducation que reçoivent la plupart des enfants. Il nous reste maintenant à parler de leur instruction qui n'est pas beaucoup plus raisonnable et mieux entendue que l'éducation.

CHAPITRE VII

Éducation intellectuelle.

FORMATION DE L'ESPRIT. — INSTRUCTION.

Si une bonne éducation forme le cœur, l'instruction forme l'esprit ; mais l'une et l'autre doivent avoir la religion pour base. Sans la religion, l'éducation n'est souvent qu'un masque qui sert à dissimuler les vices les plus grossiers ; sans la religion, l'instruction n'est qu'une vaine pâture donnée à la curiosité et à l'orgueil, elle exalte outre mesure l'intelligence au détriment du caractère et de la conscience. Combien de gens abusent tous les jours de l'instruction qu'ils ont reçue pour commettre avec plus de facilité et d'habileté, toutes sortes d'attentats contre les particuliers ou contre la société !

Et cependant aujourd'hui il semble que l'instruction est tout et que le reste n'est rien. Comme c'est par l'instruction, et par l'instruction seule, qu'on arrive aux places et que la plupart des jeunes gens veulent être fonctionnaires, on s'imagine qu'on ne peut la commencer trop tôt. Il y a une cinquantaine d'années, on se passionna pour les études précoces. Il n'était pas rare de voir des enfants, des petites filles surtout, sa-

chant lire à trois ans et écrire à quatre ; les mères en
étaient très fières. On commence à revenir de cet en-
gouement ; on a reconnu que pour avoir voulu aller
trop vite, les sujets se sont essoufflés, ont perdu haleine,
et sont restés en chemin avant d'atteindre le but. Au
témoignage des hommes les plus compétents et des
professeurs les plus éminents de l'Université, le niveau
des études a singulièrement baissé depuis qu'on a
adopté cette méthode, et va toujours en diminuant.

« Ce niveau est présentement si bas, écrivait, il
n'y a pas longtemps, le professeur de philosophie d'un
des plus importants lycées de France, que c'est une
question de savoir s'il peut baisser encore. Partout,
même à Paris, où nos habitudes de centralisation ex-
pédient, chaque année, les plus brillants sujets de la
province, la moyenne des classes est déplorablement
faible. A Paris, entre les cinq ou six premiers et le
reste de la classe, il y a un abîme ; il y en a un autre
entre les dix suivants et ce qu'on appelle la queue de
la classe. Or cette queue est interminable, si bien
qu'entre le vingtième et le soixantième il n'y a pas de
différence sérieuse ; le soixantième est un zéro, le
vingtième est un infiniment petit... » — « Ces appréciations se vérifient de la manière la plus irréfragable
et la plus triste aux épreuves du baccalauréat. Les
Facultés ne sont pas bien méchantes, et cependant la
proportion des candidats refusés pour n'avoir pas su
faire passablement une version est vraiment formidable... Quant aux épreuves orales, je prie Dieu de
toute mon âme qu'il n'y amène jamais un spectateur

allemand ou anglais, ou du moins qu'il épargne à mon amour-propre national la douleur et l'humiliation de m'y trouver à côté de lui. Je n'ai pas le courage d'en dire davantage ; on peut aller voir... » (DUPANLOUP.)

On a tout effleuré et on n'a rien approfondi, et de toutes ces études précipitées et superficielles, il n'est absolument rien resté. « Qu'on se défie donc beaucoup, disait Quintilien, de ces esprits précoces qui n'arrivent presque jamais à maturité. On les reconnaît à leur facilité à faire de petites choses ; secondés d'une certaine audace, ils font voir ce qu'ils peuvent en ce genre ; mais ce qu'ils peuvent ne s'étend pas bien loin ; leur force est toute superficielle ; elle ne s'appuie pas sur de profondes racines. Ils ressemblent à ces semences tombées à fleur de terre qui lèvent incontinent et dont les tiges amaigries ne produisent que des épis vides avant le temps de la moisson. Tout à coup les progrès de ces enfants s'arrêtent, et le charme s'évanouit. » (MORÈRE.) Qu'on se défasse donc de la manie de créer des petits prodiges de cinq à sept ans, qui seront des enfants médiocres à quinze ou vingt. Combien d'enfants j'ai vus condamnés à ne rien faire pendant les plus belles années de leur jeunesse, de quatorze à dix-huit ans, parce que de six à dix ans on les avait accablés de travail et épuisés ! (DUPANLOUP.)

Mais ces études fussent-elles aussi solides qu'elles sont futiles, il faudrait encore y renoncer, dans la crainte d'inspirer à ces enfants des habitudes de vanité, de suffisance, de présomption et d'orgueil qu'ils conserveront toute leur vie, qui les rendront insupportables à tout le monde et qui ne seront pas moins funestes à leur tempérament.

C'est ici le lieu de recommander, avec le D^r Al. Donné, la plus grande réserve relativement au développement prématuré de l'intelligence et des facultés. Trop d'empressement à cet égard peut apporter des perturbations graves dans leur état physique, leur cerveau étant déjà surexcité par le grand nombre d'acquisitions involontaires qu'ils font et qu'ils doivent faire. Aussi m'élèverai-je fortement contre l'usage très répandu aujourd'hui, d'apprendre à lire aux enfants dès l'âge de trois ans. Il n'y a aucun bénéfice à commencer de si bonne heure cette partie de leur instruction ; c'est risquer de troubler, au profit d'un développement partiel de l'intelligence, sans avantage d'ailleurs pour l'instruction définitive, l'équilibre de l'économie et de la constitution. Profitons du petit nombre d'années qu'il nous est permis de consacrer aux soins de l'organisation physique des enfants ; ne perdons pas un moment de ce temps précieux ; employons-le sans partage à fortifier le jeu des organes, à constituer une bonne santé, sans laquelle il n'y aura plus tard de jouissance réelle ni complète possession des facultés intellectuelles. Qu'est-ce qu'une ou deux années perdues pour le peu d'instruction que l'on acquiert à quatre ou cinq ans? Les enfants bien portants et bien dirigés auront promptement regagné ce temps si utilement employé d'ailleurs pour la santé. (Morène.)

Les médecins observent que dans un enfant trop appliqué les nerfs agissent trop peu sur le corps, et comme leur action est absolument nécessaire à l'augmentation de ses forces, obliger un enfant à s'appliquer beaucoup, c'est achever de détruire sa santé, jeter chez lui le germe de tous les maux de nerfs, et lui préparer une vie douloureuse.

« Un célèbre médecin de ce siècle avait depuis longtemps entendu parler avec admiration des vastes connaissances que possédait un enfant dans l'âge le plus tendre. L'occasion se présenta de le voir et de l'entretenir ; il en profita pour lui faire des questions sur l'histoire, la physique, l'anatomie, la géométrie, l'astronomie et les mathématiques. La justesse des réponses que lui fit l'enfant sur toutes les matières et la subtilité avec laquelle il leva les doutes que le médecin lui proposa, le remplirent d'étonnement. Mais ayant jeté un coup d'œil sur la structure de son corps, sur la longueur de ses cheveux et sur l'expression des muscles de son visage, il comprit que l'irritation qu'on avait faite aux fibres du cerveau avait déterminé toutes les forces à se porter vers la tête. Et comme il est de la dernière importance que ces forces se distribuent également dans tous les organes pour contribuer à leur développement, il crut devoir conseiller au père de cet enfant de discontinuer, au moins pour quelques années, une éducation si précoce, s'il ne voulait pas que son fils reste faible, délicat et maladif pendant toute sa vie. D'ailleurs, ajoutait-il, ordinairement ces enfants précoces ne jouissent pas longtemps des connaissances qu'on veut leur inculquer. J'en ai vu plusieurs qui, après avoir fait l'étonnement de gens d'esprit dans leur jeune âge, étaient devenus stupides et hébétés par la suite. » *(École des mœurs.)*

Le fils d'un instituteur, instruit de bonne heure par son père, avait terminé sa rhétorique à quinze ans, et il s'était maintenu parmi les dix premiers d'une classe de quarante élèves ; mais ce travail au-dessus de son âge avait épuisé ses forces, et ce jeune homme, dont on avait admiré l'intelligence et la facilité, ne fit plus tard qu'un médiocre maître d'école.

Mgr Dupanloup avait donc bien raison de dire qu'il est beaucoup plus important de ménager la faiblesse de l'enfant que de tirer de lui tout ce qu'il peut produire. Il en est des enfants comme de ces plantes que l'on force pour en obtenir des fruits avant la saison ; la plante meurt ou reste improductive. Le grand principe qui domine tout ici, c'est que l'éducation doit suivre la nature et l'aider. Jamais la contraindre violemment ou la forcer. « J'ai vu, ajoutait-il, des jeunes gens heureusement doués et que ces excès de travail avaient réduits à l'impuissance et à l'imbécillité intellectuelle pour toute leur vie. »

« Je connais, écrivait jadis Plutarque, des pères qui pour trop aimer leurs enfants en sont réellement les ennemis. Ambitieux de leur voir faire les progrès les plus rapides et obtenir en tout une supériorité extraordinaire, ils les surchargent d'un travail forcé dont le poids les accable. Il en résulte un découragement qui leur rend l'étude odieuse. Le développement physique, intellectuel, moral et religieux, est nécessairement une œuvre de temps et de patience. »

Après notre dernière révolu..., dans une fureur d'égalité démocratique, on proclama que tous les enfants devaient recevoir la même instruction. On ne tarda pas à reconnaître que cette utopie était tout à fait irréalisable, les enfants n'ayant ni la même intelligence, ni la même facilité, ni la même position. A cette occasion, un auteur fait une observation très juste : parce qu'un enfant a eu quelques succès à l'école, les parents le croient un génie capable des plus hauts emplois. On le met dans un bureau ; on en veut faire un demi-savant, un demi-monsieur, et ils ne réfléchissent pas que le monde est rempli de ces demi-savants qui deviennent des impies ; de ces demi-messieurs qui meurent de faim. (CHARPENTIER.)

Que ne suit-on sur ce point les sages avis de Fénelon, qui ne conviennent pas moins aux garçons qu'aux filles. On doit considérer pour l'éducation des uns et des autres la condition où ils sont nés, les lieux où ils doivent passer leur vie, l'état qu'ils choisiront selon les apparences. Prenez garde qu'ils ne conçoivent des espérances au-dessus de leur fortune et de leur position sociale. Il y a peu de gens à qui il n'en coûte cher pour avoir trop espéré ; ce qui les aurait rendus heureux, s'ils avaient embrassé la profession paternelle, n'aura plus rien que de triste et de dégoûtant, s'ils envisagent une position plus élevée.

« Si une fille doit vivre à la campagne, de bonne heure tournez son esprit aux occupations qu'elle y doit avoir et ne lui laissez point goûter les amusements de la ville, montrez-lui les avantages d'une vie simple et

19

active. Si à la ville elle est d'une condition médiocre, ne la mettez point en relations avec les gens de la cour. Ce commerce ne servirait qu'à lui faire prendre un air ridicule et disproportionné ; renfermez-la dans les bornes de sa condition et donnez-lui pour modèles les personnes qui y réussissent le mieux ; formez son esprit pour les choses qu'elle doit faire toute sa vie ; apprenez-lui l'économie d'une maison bourgeoise, ce qui regarde l'éducation des enfants, enfin le détail des autres occupations dans lequel vous prévoyez qu'elle devra entrer quand elle sera mariée. »

Si au contraire elle se détermine à se faire religieuse, sans y être poussée par ses parents, tournez dès ce moment toutes ses aspirations vers l'état où elle aspire ; faites-lui faire des épreuves sérieuses, sans attendre le noviciat, qui est une espèce d'engagement d'honneur par rapport au monde. Accoutumez-la au silence, à la pauvreté, à l'obéissance même dans les choses contraires à son humeur et à ses habitudes, afin qu'elle puisse déjà apprécier combien on est heureux de renoncer à tout ce que le monde estime, pour s'attacher uniquement à Jésus-Christ.

Ainsi, d'après Fénelon, la science des femmes comme celle des hommes doit se borner à s'instruire par rapport à leurs fonctions ; la différence de leurs emplois doit faire celle de leurs études. Si une femme curieuse trouve que c'est donner des bornes bien étroites à sa curiosité, c'est qu'elle ne comprend pas l'importance et l'étendue des choses dont on lui propose de s'instruire. Quel discernement, en effet, ne lui faut-il pas pour connaître le naturel et le génie de chacun de ses enfants et la manière de se conduire avec eux ? Car c'est elle qui est chargée de l'éducation de ses enfants : des garçons, jusqu'à un certain âge ; des filles, jusqu'à ce qu'elles se marient ou se fassent religieuses. Quelle prudence ne doit-elle pas avoir pour acquérir et conserver sur eux l'autorité, sans perdre la confiance ! Enfin n'est-ce pas elle qui est chargée de l'administration de l'intérieur de la maison, de la direction des domestiques, du règlement de la dépense, de manière à faire tout honorablement et avec économie ? En faudrait-il davantage pour lui faire sentir l'étendue des connaissances dont elle a besoin pour s'acquitter convenablement de toutes ses obligations ?

Une mère de famille instruite et occupée des soins de son ménage n'a d'ordinaire qu'une curiosité médiocre et dédaigne d'apprendre une foule de choses qui passionnent les petits esprits et dont elle apprécie l'inutilité. Au contraire, la femme qui n'a reçu qu'une éducation superficielle et mal entendue s'abandonne aux divagations d'une imagination toujours errante. Faute d'aliment solide, sa curiosité se tourne avec ardeur vers les objets vains et dangereux... Elle se passionne pour des romans, pour des comédies, pour des récits d'aventures chimériques où l'amour profane est mêlé... Toute remplie des histoires tendres et merveilleuses qui l'ont charmée dans ses lectures, elle est étonnée de ne point trouver dans le monde de vrais personnages qui ressemblent à ces héros ; elle voudrait vivre comme ces princesses imaginaires qui

sont dans les romans toujours charmantes, toujours
adorées, toujours au-dessus de tous les besoins. Quel
dégoût pour elle de descendre de l'héroïsme jusqu'au
plus bas détail du ménage et du pot-au-feu ! (FÉNELON.)

Il est une autre erreur qui n'est pas moins commune : parce qu'un enfant est riche, parce qu'il appartient à une famille haut placée, il faut qu'il apprenne
le latin et le grec et reçoive une haute éducation intellectuelle. Mais en est-il capable? C'est ce dont on ne
se préoccupe guère. Dirigé avec soin et intelligence, il
aurait pu acquérir une instruction passable ; avec l'in-
curie dont il est l'objet, il est fatalement condamné
à l'ignorance et à la stupidité. Perdu au milieu de
soixante, quatre-vingts et quelquefois cent élèves en-
tassés dans une classe, est-ce que ce malheureux a
une possibilité quelconque d'étude et de succès? Qui
s'en occupe, qui peut s'en occuper? Le professeur le
plus zélé est obligé lui-même de le laisser languir dans
la plus incroyable négligence de tout travail. Il ne lui
demande qu'une chose, c'est de ne pas remuer et de
se taire. Une immobilité silencieuse, voilà pour lui les
conditions de la paix et de l'existence. De dix à vingt
ans, après avoir essuyé la poussière de tous les bancs,
après avoir traversé péniblement d'année en année les
salles classiques depuis la huitième jusqu'à la seconde,
il arrive enfin à la rhétorique sans avoir appris les
éléments les plus vulgaires de ce triste latin, de ce
triste grec qu'on l'a condamné à étudier pendant les
plus belles années de sa vie, passant les longues heures
de ses tristes journées à pâlir sur des auteurs qu'il

n'entend pas et qu'il ne peut pas entendre, à lire ou
du moins à avoir forcément sous les yeux des livres
qu'il ne comprendra jamais, à écrire des devoirs où il
n'y a aucun sens, et cela à l'époque où toutes les facultés les plus actives de son esprit devraient se développer en lui! Comment ne voit-on pas que c'est lui
faire subir la tyrannie la plus brutale qui fut jamais?
(DUPANLOUP.) Faut-il s'étonner si, une fois affranchi de
la tutelle d'un père ou d'un maître sévères, un enfant
a conçu une sorte d'horreur pour l'étude et pour les
livres qui lui ont causé tant d'ennuis?

L'éducation du grand Dauphin, fils de Louis XIV,
est demeurée en ce genre un monument d'une triste
et mémorable célébrité. D'une intelligence bornée,
mais d'une nature molle et flexible, il se prêtait, sans
résistance, à tout ce qu'on exigeait de lui. « A cinq ou
six ans, écrivait Mme de Maintenon, il savait mille mots
latins, et pas un seul quand il fut maître de lui. » C'est
parce qu'il ne comprit pas tout d'abord le peu d'intelligence de son élève et qu'il ne sut pas se mettre
à sa portée que Bossuet échoua complètement dans son
éducation. « La manière rude avec laquelle on le for-
çait d'étudier, dit Mme de Caylus, lui donna un si grand
dégoût pour les livres, qu'il prit la résolution de n'en
jamais ouvrir quand il serait son maître, et il a tenu
parole. » — « Agé de plus de quarante ans, rapportent les *Mémoires* du temps, il passait des journées
entières appuyé sur ses coudes, les yeux fixés sur une
table nue. » Sa jeunesse s'était ainsi écoulée sous les
enseignements de Bossuet. « Ce n'est pas sans doute,

ajoute Mgr Dupanloup, l'instituteur qui manqua à l'élève, mais l'élève à l'instituteur. Bossuet ne s'en aperçut pas assez tôt. Le fils de Louis XIV avait une nature vulgaire, il fut trop magnifiquement cultivé ; des soins si élevés et une culture si forte l'étouffèrent. Bossuet était trop grand pour lui, et ce grand homme fut ici trompé par son génie même ; il ne sut pas descendre jusqu'à cette faible intelligence pour lui faire faire ce dont elle était capable, et le Dauphin resta dans un état de médiocrité déplorable qu'il conserva jusqu'au terme de son insignifiante carrière. »

Mais, dira-t-on peut-être, que faire de ces enfants incapables qui n'ont absolument aucun goût, aucune aptitude pour l'étude des lettres et des sciences ? La réponse est bien simple. Il faut étudier leur nature, chercher à découvrir ce dont ils sont capables et les y appliquer, en donnant à leur éducation tout le développement possible dans un milieu qui ne les étouffe pas. En dehors des règles communes et des systèmes généraux d'éducation, on peut en adopter d'autres qui ont aussi leur valeur. Il n'y a pas d'enfant, quelque dénué qu'il soit, qui n'ait quelque aptitude pour certaines choses. Tel homme qui n'aurait été qu'un littérateur plus que médiocre, un poète insipide, un savant du dernier ordre, pourra devenir, grâce à une direction et à une méthode bien entendues, un administrateur habile et un homme de bon sens qui occupera dans la société une place honorable.

Cependant il n'est pas rare, dit Mgr Dupanloup, de voir des parents exiger, sous prétexte de faire avancer leurs enfants qui savent à peine lire et écrire, qu'on mette à la fois entre leurs mains des grammaires française, grecque et latine, qu'on leur donne en même temps des notions d'histoire, de géographie, de botanique, etc., et des maîtres, pour conserver des élèves, céder aux instances les plus déraisonnables des parents. C'est alors qu'on établit des classes de huitième, de neuvième et même de dixième, dans lesquelles ces pauvres enfants languissent des années et se dégoûtent pour toujours de toute application sérieuse. C'est cependant avec cette instruction nulle et une éducation plus déplorable encore que plus des trois quarts des élèves quittent les lycées. Que peuvent-ils faire? que peuvent-ils devenir, sinon, s'ils ont quelque fortune, mener la vie de Paris, c'est-à-dire partager leur existence entre le Jockey-club, le boulevard des Italiens, le jeu effréné, les foyers des théâtres, les chevaux, les courses, les chasses et des avilissements qu'on ne peut pas dire?

Ce sont surtout les petites filles de quatre à cinq ans qui sont les victimes de la vanité de leurs mères. Comme elles sont ordinairement plus avancées, plus intelligentes et d'un caractère plus docile que les petits garçons de cet âge, on en abuse pour les surcharger de travaux qui ne conviennent qu'à des enfants de douze à quinze ans. Quelques-unes résistent à la fatigue; mais alors elles deviennent vaniteuses, remplies d'elles-mêmes, nerveuses, irritables, et, pour peu qu'elles y soient prédisposées, hystériques à vingt ans. Quant aux autres, elles succombent sous le fardeau, s'étiolent comme des plantes forcées, et perdent tout goût pour les choses sérieuses. Incapables de s'occuper de leur ménage et de la direction de leur maison, elles partagent leur vie entre les soins de leur toilette, la lecture des romans à la mode et les visites mondaines. Heureuses encore quand elles ne forment pas de liaisons dangereuses qui ne tardent pas à dégénérer en scandales.

Que de fois nous avons vu des maîtresses gémir des ridicules exigences de ces femmes orgueilleuses, qui jouent, pour ainsi dire, à la poupée avec leurs petites filles et qui s'imaginent que tout doit céder à leurs caprices, parce qu'elles tiennent le haut du pavé et qu'elles exercent une grande influence dans leur petite bourgade ! Voici le conseil que nous donnions aux maîtresses qui n'osaient pas leur résister en face : après avoir exposé, avec beaucoup de douceur et de ménagement, qu'à son avis on ne pouvait pas pousser trop fort un enfant sans s'exposer à fatiguer sa tête et sans nuire à sa santé, la maîtresse ajoutait modestement : « Au reste, Madame, si vous ne voulez pas vous en rapporter à moi, consultez votre médecin, vous verrez ce qu'il vous dira, et nous nous conformerons à ses prescriptions. » Presque toujours le médecin abondait dans le sens de la maîtresse, et tout était dit.

Il faut donc avant tout s'appliquer à découvrir ce dont un enfant est capable, puis ne pas trop le presser, laisser affermir ses organes, ménager sa santé et le former peu à peu, selon les occasions qui se présentent d'elles-mêmes.

I

Mais à quel âge faut-il commencer l'instruction des enfants? Sous ce rapport, les anciens étaient beaucoup plus raisonnables que nous. Chez les Grecs et chez les Romains, l'enfant jusqu'à sept ans restait confié aux soins de sa mère ou de ses nourrices. Pendant ces premières années, les jeux, les exercices du corps pour développer ses forces physiques et la discipline morale constituaient le fond de son éducation. Les jeux étaient à peu près les mêmes que chez nous : les petites filles avaient des poupées; les garçons avaient des tambours, des chevaux de carton, des toupies. Il y avait des jeux communs aux deux sexes, la balançoire, le cerceau, la course, et les jeux de cache-cache. (Mo-RÈRE.)

A sept ans, chez les Grecs, on envoyait les enfants à des espèces d'écoles qu'on appelait didascalées, où on leur apprenait à lire, à écrire et à parler correctement leur langue. Platon allait même plus loin, il recommandait de ne mettre des livres entre les mains des enfants qu'à l'âge de dix ans. Non pas que ce grand philosophe prétendît que jusqu'à cet âge on devait négliger complètement la culture de l'intelligence, il était trop sage pour donner un pareil conseil. En effet, s'il faut éviter avec soin d'écraser l'enfant sous le poids de connaissances trop fortes pour son âge, il faut bien se garder, sous prétexte de ne pas le fatiguer, de négliger tout à fait le soin de son intelligence et de ne pas la préparer tout doucement à une culture plus étendue. Lorsqu'un enfant est arrivé à un certain âge sans avoir rien appris et sans jamais s'être appliqué à rien, il est très difficile de lui inspirer le goût de l'étude. Tout ce qui est sérieux lui paraît triste, tout ce qui demande une attention suivie le fatigue. Il n'a plus d'attrait que pour des plaisirs ou des amusements frivoles. (FÉNELON.) Il faut donc profiter habilement de tous les moyens de développer les facultés; mais il faut que cette première instruction soit extrêmement simple; j'oserai presque dire qu'elle ne le sera jamais assez. (DUPANLOUP.)

Chez les Romains, les soins de l'éducation se partageaient entre le père et la mère. Le père initiait les garçons aux connaissances pratiques de la vie, aux devoirs et aux droits des citoyens, et leur inspirait la crainte des dieux. On lit dans Plutarque que Caton le Censeur, qui gouverna Rome avec tant de gloire, éleva lui-même son fils dès le berceau et avec un tel soin qu'il quittait tout pour être présent quand on le levait, qu'on le baignait, qu'on l'habillait, qu'on le faisait manger. Nous voyons Cicéron instruire lui-même son fils, et l'empereur Auguste enseigner les éléments des sciences à sa fille et à ses petits enfants, qu'il avait toujours autour de lui. A défaut du père, la mère le suppléait : Véturie éleva Coriolan; Cornélie, mère des Gracques, dirigea elle-même l'éducation de ses enfants et les regardait comme son plus bel ornement. Anthuse, mère de saint Jean Chrysostome, restée veuve après deux ans de mariage, instruisit elle-même son fils jusqu'à sa vingtième année. Ce ne fut qu'à cet âge qu'il entra à l'école de Libanius, le plus célèbre rhéteur de son temps, pour prendre des leçons d'éloquence. Ce philosophe païen, l'ayant interrogé sur son éducation, s'écria, tout émerveillé de l'étendue de ses connaissances et de la rectitude de son jugement : « O dieux de la Grèce, quelles femmes parmi les Chrétiens ! »

D'après les hommes les plus expérimentés, jusqu'à l'âge de sept à huit ans, l'instruction devrait être purement orale. L'enfant interroge sans cesse, sa curiosité n'a pas de bornes ; il vous poursuivra de ses questions jusqu'à vous ennuyer et peut-être même vous embarrasser ; ne le rebutez pas, profitez au contraire de ces dispositions naturelles pour lui donner des notions exactes sur chaque chose et pour exercer et orner sa mémoire qui, au jugement de Plutarque, est comme le réservoir et le trésor des sciences. « C'est là, dit Fénelon, qu'il faut faire un amas de bons matériaux, qui, quand le temps en sera venu, s'assembleront d'eux-mêmes. » Répondez précisément à ses questions et laissez-le en faire d'autres à son gré. Si par hasard il vous en fait une à laquelle, pour une raison ou pour une autre, vous ne savez trop que répondre, dites-lui que vous lui expliquerez cela une autre fois. Mais ne le trompez jamais.

Il n'est pas rare cependant de voir des hommes qui se croient de l'esprit et qui ne sont que des sots abuser du besoin de s'instruire qu'éprouve l'enfant, pour faire à ses questions des réponses absurdes et se moquer ensuite de sa crédulité. Un enfant de trois

ans, très intelligent, avait un jour remarqué que la
lune était toute ronde ; il fut bien surpris, quelques
jours après, de voir qu'il n'en paraissait plus que la
moitié. Il en demanda la raison à une personne qu'il
aimait beaucoup et en qui il avait une grande confiance : elle lui répondit d'un air sérieux qu'une grosse
bête en avait mangé la moitié. L'enfant la crut. Comme,
quelques instants après, elle riait de sa simplicité, le
père, très mécontent, lui fit de vifs reproches et lui
déclara sèchement que désormais il ne lui confierait
plus son enfant. Nous avons déjà dit combien il était
dangereux de raconter aux enfants des histoires effrayantes de revenants, de sorciers, de loups-garous,
qui les rendent peureux pour le reste de leur vie. Nous
avons eu pour professeur de philosophie un homme
d'une haute intelligence, un des plus brillants élèves
de la célèbre école de Saint-Acheul, au temps de sa
splendeur, qui n'aurait pas osé descendre seul, la nuit,
dans la cour du séminaire où nous étions plus de deux
cents jeunes gens de vingt ans. Il se moquait lui-
même de ses vaines terreurs qui provenaient des
contes qu'on lui avait faits dans son enfance et dont le
souvenir lui causait encore une si forte impression la
nuit, qu'il ne pouvait s'en défendre, et qu'il se serait
trouvé mal s'il avait voulu la braver.

Les enfants aiment les récits merveilleux, les faits
extraordinaires et les scènes touchantes. Les vaillants
exploits, les combats émouvants, les dévouements su-
blimes, voilà ce qui attire et fixe leur attention. Qu'on
en profite pour orner leur esprit des traits les plus

saillants de l'histoire sainte et de l'histoire profane, et qu'on les accoutume en même temps à apprécier ces faits et à discerner ce qu'ils ont de bon et ce qu'ils ont de blâmable. Qu'au lieu de ces récits fabuleux qui ne servent qu'à frapper leur imagination et à leur inspirer une fausse pitié, on leur raconte la chute d'Adam, la mort d'Abel, la punition du genre humain par le déluge, l'histoire de Joseph. Quoi de plus propre à exciter dans leur âme la crainte de Dieu, le mépris de la jalousie, l'horreur du péché et la confiance dans la divine Providence?

Il suffit souvent de la lecture d'un passage intéressant d'un livre pour leur donner le désir de s'instruire. Un enfant de sept à huit ans avait trouvé chez un de ses voisins un *Télémaque* dans lequel il y avait un certain nombre de gravures représentant des guerriers. Il aurait bien voulu connaître leur histoire, mais personne dans la maison n'avait lu l'ouvrage et ne pouvait le renseigner. Alors il s'appliqua à apprendre à lire avec une extrême ardeur, et quand il y fut parvenu, il lut et relut tant de fois l'ouvrage de Fénelon qu'il le savait presque par cœur, à l'exception toutefois des discours de Mentor, qu'il trouvait ennuyeux; ce qui prouve, pour le dire en passant, que les faits et les exemples touchent beaucoup plus que les discours et les remontrances.

Aujourd'hui qu'on trouve partout en abondance des livres de toute espèce, on aura de la peine à croire qu'au commencement du siècle, on ne voyait guère dans les campagnes et dans les bourgades que des

livres de piété. J'en ai fait moi-même l'expérience.
Dans la petite ville où je suis né, ville très commer-
çante, de quatre mille habitants, je cherchais vainement à me procurer quelques ouvrages convenables à
mon âge. Un des vicaires de la ville eut l'obligeance
de me prêter les *Oraisons funèbres* de Bossuet ; c'était,
me dit-il, le seul livre intéressant qu'il eût dans sa
bibliothèque ; tous les autres étaient des ouvrages de
théologie ou des sermonnaires. J'avais à peine dix
ans. Je lus quelques discours, mais je n'eus pas la
force d'aller jusqu'au bout.

Maintenant les livres ne manquent pas, mais il y a
un grand choix à faire. Beaucoup sont très dangereux,
tels que les romans à la mode, les revues remplies de
nouvelles émouvantes, de scènes passionnées, parfois
de détails obscènes, propres à exalter l'imagination, à
fausser l'esprit, à corrompre le cœur et à conduire à
tous les désordres. Depuis quelques années, tous les
journaux se sont mis à publier des feuilletons-romans,
et même les plus graves et les plus religieux n'ont
pas échappé à la contagion. Pour s'excuser, ils prétendent que ceux qu'ils publient n'ont rien de contraire
à la foi et aux mœurs. Mais on peut leur objecter ce
que saint François de Sales disait des champignons :
c'est que les meilleurs ne valent rien. N'y eût-il que
l'inconvénient de faire perdre le goût des lectures sérieuses, et d'accoutumer l'imagination à rêver une existence chimérique qui dégoûte des obligations de la vie
réelle et les rend presque insupportables. Pourquoi ne
pas mettre de bonne heure entre les mains des enfants

des ouvrages propres à élever l'esprit et à fortifier le cœur, tels que les livres d'histoire, la vie des saints et des grands hommes, les récits de voyages, la description des pays étrangers et des mœurs de leurs habitants, qui feront voir aux enfants la vie telle qu'elle est, où les joies sont rares et les chagrins nombreux. Formé à cette école, l'enfant, devenu grand, ne s'étonnera plus des déceptions qu'il éprouvera dans la vie et ne se laissera pas abattre par les difficultés qu'il y rencontrera.

Nous n'entrerons pas dans de plus longs détails sur l'instruction des enfants du premier âge. Les méthodes ne manquent pas, il n'y a que l'embarras du choix. Mais il y a une chose sur laquelle nous croyons devoir insister.

II

Aujourd'hui en France les parents sont tellement absorbés, les hommes par le soin des affaires, les femmes par les préoccupations et les distractions de la vie mondaine, qu'ils n'ont plus le temps de s'occuper de l'éducation de leurs enfants, et qu'ils s'empressent de s'en débarrasser en les confiant à des maîtres étrangers. Or, au jugement de Plutarque, il n'y a rien de plus essentiel dans toute l'éducation que le choix d'un maître. « Il faut, dit-il, qu'il joigne à des mœurs pures, à une conduite irréprochable, un grand fond de sagesse et d'expérience, car une bonne éducation est la source de toutes les vertus. » — « Que votre cordonnier, disait Platon, soit mauvais ouvrier et vous fasse de mauvaises chaussures, ou qu'il se donne pour cordonnier sans l'être, vous n'en éprouverez pas grand dommage; mais que l'instituteur de vos enfants ne le soit que de nom, ne voyez-vous pas qu'il entraîne votre famille à la ruine et que de lui dépend votre bonheur? » — « O citoyens, s'écriait Cratès l'ancien, quelle erreur est la vôtre! vous mettez tous vos soins à amasser des richesses, et vous ne vous inquiétez pas de l'éducation de vos enfants à qui vous les destinez! »

« Voilà pourquoi, ajoute Mgr Dupanloup, je n'hésite pas à dire que c'est pour des parents un devoir rigoureux de connaître parfaitement, personnellement, ceux qui seront chargés d'élever leurs enfants. Comme le voulait autrefois Platon, ils doivent leur demander : Qui êtes-vous? d'où venez-vous? êtes-vous de véritables instituteurs? quels sont vos titres à notre confiance? quelle est votre vie? vos œuvres? quelle a été votre jeunesse? qui vous a formés? quels ont été vos maîtres? quelle est votre intelligence, votre sagesse, votre instruction, votre prudence, votre fermeté, votre caractère, et surtout quel est votre dévouement? quel est votre amour pour la jeunesse et pour l'enfance? quelle est votre religion, votre foi, votre vertu? êtes-vous meilleurs que nous? vous le devez être; car vous devez avoir ce qui nous manque à nous-mêmes pour achever l'éducation de nos enfants.

« Je crains qu'on ne me trouve ici bien pressant, bien exigeant; et toutes ces questions paraîtront peut-être à plusieurs d'une indiscrétion offensante. C'est ainsi cependant que l'entendaient jadis la probité et la sagesse païenne; je ne demande rien que ce que demandaient les païens : voilà pourquoi je mets tant de prix à citer des auteurs profanes. »

Si donc des parents qui se disent chrétiens ne veulent pas demeurer au-dessous de ce qu'exigeait autrefois le paganisme, il faut qu'ils s'informent, consultent, voient par eux-mêmes; ils ne peuvent donner leur confiance et livrer leurs enfants qu'après avoir fait humainement tout ce qui dépendait d'eux pour trouver, non seulement de bons instituteurs, *mais les meilleurs,* mais les plus dignes, non seulement par la science, mais surtout par la vertu, par la gravité, je ne dis pas assez, par la sainteté des mœurs. Quintilien, tout païen qu'il était, voulait expressément que les parents ne choisissent pour instituteur qu'un homme d'une vertu et d'une sainteté consommée : *Præceptorem eligere* SANCTISSIMUM : c'est leur soin capital, ils n'y mettront jamais trop de zèle et de prudence.

On ne s'étonnera donc pas après cela si Pline répondait à une dame romaine qui l'avait consulté sur le choix d'un instituteur pour son fils : « Avec l'aide du ciel, confiez cet enfant à un homme qui lui enseigne avant tout les bonnes mœurs, puis l'éloquence, laquelle sans les bonnes mœurs n'est qu'une mauvaise science .»

— « Car négliger la vertu, disait Plutarque, c'est sacrifier ce qu'il y a de plus essentiel dans toute l'éducation. Il faut que l'instituteur joigne à un grand fond de sagesse et d'expérience des mœurs pures et une conduite irréprochable, autrement tout est perdu. »

20

Quant à l'école, à l'institution, au collège, si l'on veut, qui doit être choisi, Quintilien n'hésite pas à déclarer qu'il faut préférer la maison où règne la discipline la plus sévère et la plus parfaite, et ne pas se contenter de cette réputation facile de vague moralité, dont il est si aisé et si commode de jouir dans le monde. C'est surtout aux époques de relâchement et de licence dans les mœurs publiques que ce choix est de la dernière importance.

Il y a quelques années, nous nous trouvions avec un professeur d'un grand lycée de Paris, homme aux idées larges et à l'esprit droit : « Vous êtes peut-être plus forts que nous, lui disions-nous, en fait d'instruction, mais nous l'emportons de beaucoup sur vous pour l'éducation ; vous visez uniquement à faire des savants ; nous tenons aussi à la science, mais nous tenons par-dessus tout à faire des hommes honnêtes et vertueux, des hommes de bien dans toute l'étendue du mot. Voilà pourquoi nos établissements prospèrent, malgré le mauvais vouloir du gouvernement. » Il en convenait et gémissait de cette lacune dans l'enseignement universitaire. Il avouait qu'il était presque impossible à un élève de rester religieux dans les lycées. « Nous avons, ajoutait-il, un excellent aumônier, homme très capable, très bon, très aimable. Eh bien ! je ne crois pas que depuis vingt ans il soit sorti du lycée vingt jeunes gens véritablement chrétiens. » Il aurait pu ajouter : vingt jeunes gens avec des mœurs pures et sans habitudes honteuses.

Mais s'il en est ainsi, que penser de ces parents si

nombreux de nos jours qui placent leurs enfants où ils savent très bien qu'ils ne recevront aucune éducation morale et religieuse, où au contraire ils entendront souvent professer hautement l'athéisme, tourner en ridicule les premières vérités, bases de toute morale, l'existence de Dieu et l'immortalité de l'âme, et où ils auront sous les yeux l'exemple de maîtres aussi dépravés qu'impies. Et l'on s'étonne après cela qu'à vingt ans un jeune homme ainsi élevé tombe dans les plus déplorables excès et fasse la désolation de ses parents et la honte de sa famille! Que peut devenir une pauvre enfant élevée dans ces lycées de filles d'où tout enseignement religieux est banni, où le nom de Dieu n'est jamais prononcé, où l'on ne prie pas? Les histoires scandaleuses qui retentissent chaque jour à nos oreilles montrent assez ce que devient une femme sans principes religieux. Elle ne tarde pas, selon l'expression du Prophète, à ressembler à la courtisane dont le front ne sait plus rougir.

Il est inutile d'insister davantage; les parents qui tiennent à la bonne éducation de leurs enfants ne les mettront pas dans ces lycées; ils savent trop bien ce qui s'y passe; et les parents qui ne tiennent qu'à la science ne nous écouteraient pas.

La conduite à tenir avec les enfants du premier âge, que nous venons d'exposer peut-être un peu longuement, convient à tous les enfants en général; nous ne craignons pas d'ajouter et de dire aux parents qu'elle est indispensable pour les enfants prédisposés à la névrose, s'ils veulent leur préparer une existence aussi

heureuse que possible avec leur tempérament, et s'épargner à eux-mêmes beaucoup d'ennuis et de chagrins.
Cependant nous ne nous faisons pas illusion ; aujour-
d'hui on aime si peu à se gêner que la plupart des
parents trouveront ces principes trop sévères et trop
difficiles à mettre en pratique ; nous serons heureux
si nous avons pu leur faire comprendre que l'éducation de leurs enfants mérite toute leur attention et les
décider à ne pas la négliger complètement, comme on
ne le fait que trop souvent.

CHAPITRE VIII

Soins à donner à une hystérique en état de crise.

Malgré toutes les précautions prises par des parents chrétiens et sages ; malgré les soins bien entendus et la bonne éducation dont nous venons d'exposer les principes, il arrive par trop souvent qu'une jeune fille est tellement prédisposée à la névrose, comme par une espèce de transmission héréditaire, qu'à la suite d'une émotion, d'une surprise, d'une frayeur, elle éprouve subitement une crise plus ou moins forte. Qu'y a-t-il à faire dans ces circonstances ? Voici les conseils que donne le Dr Gilles de la Tourette, dont nous avons plus d'une fois combattu les tendances et les assertions irréligieuses, mais dont nous reconnaissons volontiers la grande compétence dans le traitement de l'hystérie, qu'il a étudiée d'une manière toute particulière.

« Nous sommes mandé, dit-il, près d'une femme à laquelle nous n'avons pas encore donné nos soins, et qu'on nous dit en proie à des crises nerveuses. On est venu nous chercher en toute hâte ; à notre arrivée, nous tombons au milieu d'un affolement général. La malade, en raison des phénomènes si fréquents de la

boule hystérique, ayant crié et criant encore qu'elle
étouffe, on a déjà placé sur le cou, sur la partie anté-
rieure de la poitrine, un sinapisme qui risque fort
d'être oublié, vu l'anesthésie qui accompagne l'attaque ; bientôt, si l'on n'y prend garde, il fera vésica-
toire. Une compresse d'éther est maintenue sous les
narines ; un bandeau imbibé d'eau sédative couvre son
front. La chambre est pleine de monde, et les lamentations des assistants se mêlent aux cris du sujet que
secouent les convulsions : il suffit d'avoir vu une fois
ce spectacle pour qu'il reste gravé dans le souvenir.

« Nous approchons de la malade, nous établissons
notre diagnostique par une rapide observation, et,
comme premier soin, après avoir enlevé éther et sinapisme, nous faisons sortir de la pièce toutes les personnes qui ne nous semblent pas indispensables, c'est-
à-dire, nous ne conservons avec nous que la garde-
malade, s'il y en a une, ou celui ou celle qu'à son
aspect plus calme nous jugeons pouvoir nous être de
quelque utilité.

« On peut, en effet, poser comme règle générale
que les soins trop empressés, excessifs, doublent au
moins la longueur et l'intensité d'une crise ; plus on
entoure l'hystérique, plus elle se débat, et souvent
l'attaque cesse d'elle-même lorsque le sujet reste en la
seule présence du médecin ou d'une personne que ne
troublent pas ses cris. Nous avons surtout en vue, en
ce moment, la forme moyenne des crises du second
degré, celle dans laquelle la connaissance reste presque entière ; car les attaques de grande hystérie sont

beaucoup moins susceptibles d'être modifiées par les influences extérieures, bien que souvent la malade y puise de nouvelles et persistantes hallucinations.

« C'est que fréquemment, en effet, la crise a été déterminée par une discussion, par une contrariété, par une de ces futilités de la vie journalière qui impressionnent si vivement les hystériques. Le fait même d'éloigner la cause provocatrice en la personne de la mère, du mari, de tout autre, aura immédiatement un résultat favorable. C'est de cette manière qu'agira ultérieurement l'isolement, s'il est nécessaire pour prévenir le retour de la crise.

« Si l'attaque est de moyenne intensité ou si la malade a déjà été atteinte de semblables crises, sans qu'il en soit rien résulté de particulièrement fâcheux, une intervention très active est inutile. Généralement, nous l'avons dit, une fois le calme fait, l'agitation tombe; la crise se juge par des larmes, et tout est terminé.

« Mais on se comportera différemment, on le comprend, si les convulsions sont assez fortes, assez violentes, pour qu'on puisse craindre une chute du lit sur lequel a été placé le sujet, si la malade lacère ses vêtements et se déchire le cou et la poitrine avec ses ongles dans les mouvements qu'elle fait pour arracher la boule qui l'oppresse. Cependant il est toujours mauvais d'agir directement, c'est-à-dire de saisir ou faire saisir les poignets ou les chevilles pour modérer les mouvements désordonnés : on risquerait ainsi de produire des ecchymoses ou des excoriations. Le moyen

de contention le plus simple, déjà usité à la Salpêtrière du temps de Georget, consiste à placer trans-
versalement un drap plié en alèze au niveau de
l'ombilic pour entraver les mouvements du bassin et
du tronc ; un autre drap roulé, dont les extrémités
latérales seront attachées aux barreaux du lit, que
nous supposons en fer, maintiendra les membres inférieurs au-dessus des genoux. De plus, entourez rapidement d'ouate les poignets et le bas des jambes,
nouez-y deux tours de bande et fixez ces bandes de
façon à limiter l'excursion des extrémités supérieures
et inférieures.

« L'attaque finie, faites disparaître aussi vite que
possible les divers moyens de contention dont vous
vous êtes servi ; leur vue pourrait impressionner désagréablement la malade. Toutefois il ne faut pas oublier
qu'une crise d'une certaine intensité comprend ordinairement plusieurs attaques successives ; il ne faudrait donc pas s'exposer à avoir besoin d'appliquer de
nouveau les entraves.

« Au cours de certaines attaques, chez les hommes
en particulier, les convulsions peuvent être véritablement excessives. Dans ces cas, il ne faut pas hésiter à
appliquer des moyens de contention plus efficaces, la
camisole de force en particulier, surtout chez les sujets
qui, sous l'influence des hallucinations, s'élancent
hors du lit et risquent de se blesser en tombant ou en
se heurtant aux objets du voisinage. On comprend les
difficultés qu'on aura pour parer à de semblables
inconvénients dans des appartements particuliers

encombrés de meubles aux angles durs. Si de pareilles attaques devaient se répéter, il deviendrait urgent d'isoler le malade dans un établissement hydrothérapique, ou au moins de le transporter, dès l'aura, dans une pièce bien aménagée, où il ne risquerait plus de se faire mal. »

« D'après ce que nous venons de dire, on voit, ajoute le même docteur, que tous nos efforts tendent à mettre la malade dans la meilleure position pour que l'attaque suive son cours et se termine le plus rapidement possible, avec le moins de dommages. On pourrait se demander s'il ne serait pas plus simple et de beaucoup préférable de couper court à l'accès en entravant son évolution. D'une façon générale, nous disons : si nous avons tout lieu de penser que nous nous trouvons en présence d'une crise dont les convulsions en elles-mêmes sont le principal, sinon le seul élément de gravité, nous croyons qu'il n'y a aucun intérêt immédiat à couper l'attaque. Outre que cela n'est pas toujours facile, il est d'observation courante qu'on ne gagne ordinairement rien à faire cesser une crise commencée. Les malades ont souvent alors, dans la même journée, ou de nouvelles attaques ou des *équivalents psychiques* de l'attaque sous forme d'hallucinations, d'agitation, de délire, tandis que, lorsque l'accès a complètement évolué, la plupart deviennent calmes et se sentent réellement soulagés. Bien plutôt faudra-t-il s'attacher à prévenir le retour d'une nouvelle crise par un traitement préventif et général bien entendu. »

Il est cependant des circonstances où il faut s'efforcer d'arrêter la crise.

« C'est ainsi qu'il faut agir immédiatement dans les attaques dites de spasmes, où la constriction de la glotte risque de déterminer des accidents d'asphyxie souvent fort alarmants et pouvant même, dans certains cas, à la vérité exceptionnels, entraîner la mort. L'allure elle-même de la crise lèvera toute hésitation.

« En second lieu, si l'on sait que les convulsions en présence desquelles on se trouve placé ne sont que le prélude ordinaire d'un *état de mal* convulsif, délirant ou comateux, susceptible de durer plusieurs jours si l'on n'y met ordre ; ou bien encore que l'accès se termine habituellement par des accidents sérieux, paralysies, contractures de divers ordres, mutisme, etc., dont on a tout intérêt à prévenir l'apparition. »

Nous n'insisterons pas sur les moyens à employer pour enrayer la crise, c'est l'affaire du médecin, qu'il faut appeler le plus vite possible. En attendant son arrivée, on peut projeter de l'eau fraîche sur la tête du malade ou lui faire respirer un peu d'éther. Ces inhalations d'éther, dit le Dr Legrand du Saulle, calment presque à coup sûr les attaques convulsives, mais elles n'atteignent pas la maladie en elle-même et elles peuvent avoir de graves inconvénients, comme nous le verrons dans le chapitre suivant.

CHAPITRE IX

Terminaison de l'hystérie

Quelque graves que soient les crises hystériques, elles ne sont pas très dangereuses ; il est rare qu'elles compromettent l'existence et qu'elles aient une funeste influence sur l'état général de la santé. Même quand elles se prolongent pendant fort longtemps, qu'elles se répètent à de courts intervalles, elles ne mettent pas en péril les jours des malades. L'état de l'hystérie diffère notablement en cela de l'état de l'épilepsie, qui se termine habituellement par la mort dans un laps de temps restreint. (PITRES.)

On dirait que les hystériques ont elles-mêmes la conscience de l'innocuité de la névrose sous ce rapport. Tandis que les épileptiques, les maniaques, les hypocondriaques, les malades atteints de paralysie organique, sont sombres et rêveurs, voient tout en noir, s'inquiètent de leur état, songent avec terreur à l'avenir, craignent de ne pas guérir, évitent avec grand soin toute allusion à leur mal ou n'en parlent qu'avec désespoir, l'hystérique ne s'inquiète de rien. « Rien ne l'effraye, dit le Dr Pitres ; l'indifférence avec laquelle elle supporte les accidents qui la frappent est tout à fait remarquable. Rien n'altère profondément et d'une

façon durable sa sérénité. Il semble qu'elle ait la certitude absolue de sa curabilité. Elle vomit des flots de
sang sans en être émue ; elle ne se croit jamais sérieusement malade. Chez elle, comme chez les enfants,
le rire est toujours près des larmes, et souvent, au
milieu des souffrances les plus violentes, elle surprend
les personnes qui l'entourent par la vivacité de ses
réponses, par la frivolité de ses préoccupations, par le
souci qu'elle prend de sa toilette et de ses attitudes. »
Aussi est-elle habituellement vive et enjouée ; elle
s'entretient volontiers de sa maladie. A ses yeux, c'est
une affection comme une autre, qui n'a rien de bien
inquiétant ni de très fâcheux, et dont elle espère bien
être débarrassée un jour ou l'autre. Si quelque chose
l'afflige, c'est d'être séparée de ses compagnes et de
ne pouvoir remplir son emploi. Un jour, une religieuse hystérique, très intelligente mais sujette à de
violentes attaques épileptiformes qui obligeaient parfois de la placer dans une maison de santé, après nous
avoir entretenu longuement et sans embarras de sa
maladie, nous déclara que son grand chagrin c'était
d'être obligée de quitter son couvent. « O Père, ajou-
ta-t-elle avec un touchant accent de tristesse, priez
donc pour moi, afin que je ne sois plus malade ! »
Mais cette impression de tristesse ne dura qu'un instant, et elle reprit avec enjouement la conversation.

Si l'hystérie n'a presque jamais une issue fâcheuse,
il n'est pas possible de dire, comme Frank, que ce n'est
qu'une affection simplement désagréable pour la patiente et pour ceux qui l'entourent. C'est vrai quand

il ne s'agit que de ce nervosisme léger qui n'entraîne
après lui aucune conséquence grave et qui n'entrave
pas chez la malade le libre exercice des fonctions sociales. Mais quand les symptômes sont plus prononcés,
quand on a affaire à l'hystérie du second degré, et surtout à la grande hystérie, alors l'affection devient des
plus sérieuses. (LEGRAND DU SAULLE.) Si, en effet, on
considère sa longue durée, les souffrances qui l'accompagnent, les accidents auxquels elle expose, l'impossibilité où elle met souvent les malades de vivre de
la vie commune et de remplir les devoirs de famille et
de société ; les embarras, les inquiétudes, les chagrins
qu'elle cause dans l'entourage des malades ; les modifications fâcheuses qu'elle produit dans la constitution,
et l'extrême susceptibilité qu'elle laisse au physique
et au moral, on regardera avec raison l'hystérie comme
l'une des maladies les plus redoutables. (GRASSET.)

« Non, l'hystérie n'est pas simplement une maladie
désagréable, c'est une maladie toujours digne d'attirer l'attention du médecin, et souvent une affection
sérieuse qu'il doit soigner avec sollicitude. Ce n'est
souvent qu'au prix d'un traitement méthodique et
longtemps suivi qu'on p urra prévenir une fâcheuse
aggravation de symptômes. » (LEGRAND DU SAULLE.)

Quant aux moyens à employer pour prévenir les
crises ou pour les combattre, il y en a de deux sortes,
les unes appartenant à la médecine, les autres dépendant de l'hygiène.

· Les anciens, imbus d'idées singulières sur la nature
de l'hystérie, n'hésitaient pas à avancer que l'*uterus*,

auquel ils en attribuaient la cause et qu'ils prenaient
pour un animal, redoute les mauvaises odeurs et les
évite par la fuite, tandis qu'il aime et recherche les
parfums. C'est en vertu de cette théorie qu'on faisait
respirer à la malade des substances fétides pour chasser l'uterus. En fait de mauvaises odeurs, on en ima-
ginait de toutes sortes : on faisait brûler sous les narines du pied de bouc ou d'élan, du vieux cuir, de la
corne de cerf, des poils ; on faisait respirer la fumée
d'une chandelle ou d'une lampe à demi éteinte.

Il y a longtemps déjà qu'on a renoncé à de si
étranges procédés, et aujourd'hui on a recours à des
moyens plus rationnels. « À voir la multitude, de
remèdes tour à tour préconisés par les médecins, dit
le Dr Bossu, on serait porté à croire que la thérapeutique des maladies nerveuses est fort riche, quand au
fond elle est très pauvre, parce que tous les moyens
échouent le plus souvent. »

C'est que le traitement curatif de l'hystérie ne saurait être soumis à des règles absolument fixes, les
mêmes pour tous les cas. Il est tel agent qui chez une
catégorie de malades donnera de bons résultats et
restera impuissant chez les autres. Cependant, parmi
les moyens dont la médecine dispose, il en est que
leur efficacité habituelle recommande particulièrement,
qu'on doit placer en première ligne et toujours essayer.
(LEGRAND DU SAULLE.)

Sans vouloir empiéter le moins du monde sur le
domaine de la docte Faculté, nous dirons que certains
médecins préconisent l'emploi des antispasmodiques,

tels que l'éther, le tilleul, la feuille d'oranger, la valé-
riane, la gomme ammoniaque, le camphre, etc., tandis que d'autres en condamnent absolument l'usage.
Il en est de même des narcotiques, tels que la bella-
done, l'opium, la morphine, le chloroforme, qu'on
associe souvent aux antispasmodiques, et qui seraient
les premiers antispasmodiques s'ils n'avaient le grave
inconvénient de congestionner le cerveau. Utiles pour
calmer momentanément de vives souffrances, ils n'atteignent pas le principe de la névrose. Les inhalations
de chloroforme ou d'éther calment à coup sûr les attaques convulsives. Mais quelque tendance qu'on puisse
avoir à user des inhalations médicamenteuses contre
les crises d'hystérie, et quoique cette tendance soit
généralement encouragée par les sollicitations des malades qui prennent un goût très vif à ces sortes de cal-
mants, on ne doit pas perdre de vue que ces agents
sont quelquefois dangereux. On a eu dans maints cas
à déplorer des syncopes et à redouter l'imminence de
la mort. Aussi l'usage de ces agents doit être exclusivement réservé aux praticiens, et ne faut-il y recourir
qu'avec discrétion.

Que conclure de ces diverses opinions que nous
venons d'exposer? C'est qu'il y a peu de services à
attendre des agents pharmaceutiques ! Toutefois les
médecins s'accordent à dire que l'hydrothérapie est un
des plus puissants moyens pour combattre l'hystérie.
Les divers procédés qu'on emploie peuvent se ramener
à deux principaux, les bains et les douches.

Les bains tièdes prolongés sont un très bon calmant

contre tous les phénomènes d'excitation. Pomme en
faisait un fréquent usage. C'est un excellent moyen
contre les convulsions permanentes ; on leur donne
une durée de quatre, six ou huit heures. Cependant
ils sont aujourd'hui peu employés.

S'appuyant sur des principes opposés, Dupuytren
prescrivait des bains froids donnés par immersion et
par surprise. Il faisait saisir la malade par deux personnes qui lui tenaient, l'une les bras, l'autre les
jambes, et la plongeaient rapidement dans une bai-
gnoire d'eau froide, d'où elles la sortaient aussitôt.
Cette immersion était répétée cinq ou six fois dans
l'espace d'un quart d'heure ou de vingt minutes .Puis,
essuyée avec soin et vêtue, la malade devait prendre
un certain exercice pendant une heure environ.

Ces bains où immersions peuvent être remplacés
par de simples lotions froides, ou plus avantageusement
par des douches, répétées deux ou trois fois dans le
courant de la journée et durant chacune à peine une
ou deux minutes. (LEBLANC, GRASSET.)

« L'eau glacée a encore une action calmante ; l'in-
gestion de glace pilée, l'application sur l'abdomen d'une
vessie remplie de glace, sont utiles contre les vomissements et le hoquet. Cruveilhier faisait boire à ses malades plusieurs verres d'eau froide à la régalade. Briquet prescrit la glace pilée et avalée par cuillerées à
bouche. L'action perturbatrice est obtenue en proje-
tant de l'eau à la figure ou sur le corps de l'hystérique
pendant l'attaque. Enfin on peut agir sur le système
nerveux, et sur la névrose elle-même, par le drap

mouillé, les lotions froides, les affusions, les douches, etc. C'est une médication que nous ne pouvons trop recommander, » dit Grasset.

Nous ne parlerons ici que pour mémoire de l'*électrisation* et de la *Métallothérapie,* aujourd'hui très en vogue pour le traitement de l'hystérie, mais qui ne peuvent être employées que par des praticiens et des spécialistes.

Au xvii° siècle, Willis conseillait la compression de l'abdomen pour empêcher le spasme convulsif de monter au cou et à la tête. Au xviii°, la pratique populaire recommandait ce moyen comme secours aux convulsionnaires ; tantôt on appuyait sur le ventre avec un pesant chenet ; tantôt on enserrait le ventre de longues bandes que l'on tirait à droite et à gauche. De nos jours on a repris l'étude scientifique de ce traitement. Dans les cas graves où l'on ne sait comment arrêter les convulsions, on peut sans inconvénient, à l'exemple du célèbre Dr Récamier, recourir au moyen indiqué par Willis, comprimer l'abdomen avec de longues et larges bandes que l'on serre autant que possible, en attendant l'arrivée du médecin.

Il y a quelques années, on s'était passionné pour l'hypnotisme, que plusieurs docteurs regardaient comme devant être la base du traitement des hystériques ; mais depuis que l'on a reconnu que l'hypnotisme n'est pas autre chose qu'une crise hystérique à l'état aigu, qui est provoquée au lieu d'être spontanée, et qui agit comme toutes les crises, en modifiant profondément le terrain hystérique, on est bien revenu de cet enthou-

21

siasme. Les partisans de ce traitement prétendaient que le sommeil hypnotique ne différait en rien du sommeil naturel, et que les effets merveilleux qui arrivent parfois pendant ce sommeil, provenaient uniquement de la suggestion. « Voici, disaient-ils, un sujet atteint de paralysie, nous l'endormons ; pendant le sommeil nous lui suggérons que sa paralysie doit disparaître, et elle disparaît en effet ; l'hypnotisme a triomphé ! »

« Ce sont, dit Gilles de la Tourette, les théoriciens de l'hypnose qui parlent ainsi ; les observateurs sincères qui ont la pratique du traitement des hystériques, sont loin de partager leur sentiment, puisque pendant ce sommeil il se produit assez souvent des anesthésies ou des hyperesthésies, des céphalalgies, des spasmes, des contractures, des convulsions, en un mot des phénomènes en tout semblables à ceux de l'hystérie. » D'où le même docteur conclut : « Le médecin qui essaye de déterminer le sommeil artificiel doit, avoir constamment présent à l'esprit qu'il ne peut savoir à l'avance si les effets qu'il va produire, au lieu d'être curatifs, ne seront pas tout simplement désastreux. Au lieu d'un état de calme, pendant lequel le sujet se prêtera à ses suggestions thérapeutiques, c'est parfois une attaque qui fera son apparition et pourra être la première manifestation convulsive de l'hystérie. Avant de tenter l'hypnotisation, il faut faire une étude approfondie du malade et se dire qu'on risque souvent beaucoup pour gagner peu. Quelle sera l'attitude du médecin en présence d'une attaque qu'il a lui-même provoquée et qu'il est le plus souvent impuissant à enrayer ? Et les faits de ce genre abondent dans la science !

« Le médecin ne doit jamais pratiquer l'hypnotisation que chez les malades qui présentent des symptômes d'hystérie confirmée, c'est-à-dire chez lesquels il existe des phénomènes nerveux tels que ceux qu'on risque de produire soient inférieurs en gravité aux symptômes actuels. Nous n'hésitons pas à le répéter : il vaut mieux vivre en paix avec de légers troubles hystériques que de s'exposer à faire éclater les accidents les plus tenaces de la névrose, les crises convulsives en particulier. »

« Car, dit Bailly, ces convulsions sont extraordinaires par leur nombre, par leur durée et par leur force... Elles sont caractérisées par les mouvements précipités, involontaires de tous les membres et du corps entier, par le resserrement de la gorge, par des soubresauts, par le trouble et l'égarement des yeux, par des pleurs, des hoquets et des cris immodérés. »

« Voilà ce que peut obtenir, malgré lui, le médecin le plus expérimenté. Nous sommes loin, comme on le voit, de la pratique de ceux qui font de l'hypnotisme la panacée de l'hystérie. » (GILLES DE LA TOURETTE.)

Mais quels que soient les moyens que les docteurs emploient, tous s'accordent à dire que le temps et l'hygiène sont leurs meilleurs auxiliaires.

La durée plus ou moins longue de l'hystérie dépend principalement de la constitution et du tempérament du sujet. Il est très rare que la névrose ne disparaisse pas, ou tout au moins ne s'atténue pas, avec les progrès de l'âge, particulièrement après la ménopause. Cependant il est bon d'avoir présentes à l'esprit ces réflexions qu'une longue expérience avait suggérées à Briquet : « Jusqu'à présent on sait très peu de choses positives sur la durée de l'hystérie. Aussi ne trouve-t-on à ce sujet, dans les auteurs spéciaux, que des assertions vagues, qui se résument dans cette donnée banale que la susceptibilité diminue avec l'âge, et que l'époque à laquelle on observe le plus souvent la guérison de l'hystérie est celle de l'âge critique.

« J'ai vu bien des hystériques, parmi le grand nombre de malades que j'ai traitées, beaucoup m'ont quitté n'ayant plus d'accidents hystériques. Malgré tout cela, je serais fort embarrassé d'assigner un terme à la durée de l'hystérie. Je la regarde comme une maladie de toute l'organisation, dont on calme les accidents assez facilement, mais qu'on guérit rarement, et dont la guérison, comme celle de l'aliénation, est toujours très précaire et dépendante des circonstances dans lesquelles se trouvent placés les sujets. »

C'est ce que nous avons déjà dit en d'autres termes. Si, après plusieurs années, aucune attaque ne s'est produite, on peut regarder la malade comme guérie. Toutefois, malgré cette apparence de guérison, l'hystérique reste toujours très impressionnable, et il suffit d'une surprise, d'un chagrin, d'une émotion vive, pour ramener la névrose, avec tout le cortège de ses accidents.

Ce sont surtout les précautions hygiéniques qui peuvent prévenir ou atténuer les attaques. « L'hygiène, on le sait, est l'ensemble des règles à suivre pour conserver ou rétablir sa santé, quand elle a été altérée par des excès ou des accidents. Aussi cette science a-t-elle toujours été en grand honneur dans tous les temps et chez tous les peuples, parmi les moralistes, les législateurs et les médecins... » (A. Bossu.)

« Les règles de l'hygiène varient nécessairement suivant les individus, le tempérament, la constitution, l'âge, le sexe, les habitudes, la profession, le climat, les dispositions héréditaires, etc. Mais il existe des règles générales applicables à tous les organes, chez tous les individus, dans tous les lieux, dans tous les temps... Nous sommes guidés dans l'appréciation de nos besoins par des sensations internes, tantôt pénibles, tantôt agréables, qui nous avertissent presque sûrement de ce que nous devons faire ou rechercher, du repos ou du travail auquel nous devons soumettre nos organes.

« Un autre principe fondamental est celui-ci : il ne faut jamais se soustraire trop soigneusement à certains excitants auxquels on est exposé par les obligations et les nécessités de la vie. C'est rendre l'économie impressionnable à l'excès que de la garantir trop soigneusement des influences ordinaires environnantes. Appliquer aux constitutions fortes les précautions qui conviennent aux faibles, c'est convertir la force en faiblesse. Par exemple, qu'on couvre de tissus de laine la peau d'un homme vigoureux qui s'expose impunément aux intempéries des saisons, bientôt l'habitude de ce vêtement le rendra, comme l'homme faible, le jouet des moindres impressions de l'atmosphère. Ce que nous disons de la peau est applicable à tous les organes.

« La régularité des actes de la vie est encore un point fort important en hygiène. Elle doit exister surtout pour le régime, l'exercice et le repos. Ces deux derniers actes doivent s'opérer, autant que possible, suivant l'ordre établi par la nature : c'est-à-dire l'exercice pendant le jour et le repos pendant la nuit. » (A. Bossu.)

Au point de vue physique, les influences organiques se rapportent principalement, soit au mouvement, soit à la nutrition.

La marche est l'exercice le plus naturel, le plus facile que l'homme puisse exécuter, en même temps qu'il est le plus propre à balancer l'excitation nerveuse de certaines personnes sédentaires. Tous les organes en reçoivent une salutaire incitation, excepté le cerveau. « Pourquoi cette exception? demande le Dr Bossu. D'où vient que l'activité cérébrale diminue en proportion de l'accroissement des puissances musculaires? La raison en est toute simple, répond-il. C'est le cerveau qui commande aux agents des mouvements et qui leur envoie l'influence nerveuse dont ils ont besoin ; il est évident que plus ces mouvements sont répétés, plus la somme d'influx nerveux est considérable. Conséquemment, moins il reste d'inervation pour la production des autres fonctions cérébrales, pour la pensée en particulier. Chacun a pu remarquer que le travail mental est difficile après un exercice violent et qu'il n'est jamais plus facile qu'après le repos. Comme l'hystérie affecte surtout les facultés mentales, la marche et en général tous les exercices du corps, en émoussant la vivacité de l'imagination, sont donc éminemment favorables aux hystériques et aux jeunes filles, qui sont toutes aujourd'hui plus ou moins nerveuses. »

Toutefois il faut que l'exercice du mouvement soit convenablement dirigé ; car au lieu de rendre les muscles plus agiles et plus forts, le mouvement trop long-temps continué produit la lassitude, sentiment pénible qui est le premier degré de la douleur musculaire, laquelle, à la suite d'un exercice outré, peut plonger un membre dans une sorte d'engourdissement, de raideur qui persiste même après un repos prolongé, et qui est surtout dangereux pour les hystériques déjà trop prédisposées à avoir des contractures. (A. Bossu.)

La danse, qui tient à la fois de la marche et du saut, puisqu'elle résulte de la combinaison de ces deux exercices, en produit aussi les effets. Elle pourrait être très utile aux jeunes personnes nerveuses, rêveuses, mélancoliques, si le mal n'était pas à côté du bien. Car, sous le rapport moral, la danse peut avoir pour elles les plus graves inconvénients. Neuf fois sur dix une jeune hystérique s'éprendra de son danseur, et la passion détruira tous les bienfaits de l'exercice musculaire, par l'excitation nerveuse qu'elle produira en elle. Quant aux bals nombreux où la danse est à peu près impossible, au milieu d'une atmosphère altérée par les émanations animales, les lumières et la poussière, ils ne peuvent être que très funestes à la santé.

Nous ne dirons rien de la course, du saut, de la chasse, de la lutte, de l'escrime et de la natation, parce que ces exercices ne conviennent guère qu'à des jeunes gens, à l'exception toutefois de la natation, qui pourrait être utile à quelques jeunes personnes. (Bossu.)

Pour ce qui est de l'alimentation, on comprend qu'elle doit varier suivant les climats et qu'elle influe non seulement sur le physique, mais même sur le moral. C'est la température, la nature du sol, le climat, qui modifient l'homme et lui font préférer telle ou telle alimentation. Les habitants des pays septentrionaux ont besoin d'une alimentation substantielle, stimulante, fortement réparatrice, pour résister à la rigueur du froid ; les populations du midi s'alimentent principalement de fruits et de végétaux. Dans nos climats tempérés, le régime participe des deux alimentations ; il est à la fois animal et frugal.

Le moyen de se préparer une vie calme et longue, c'est de tempérer l'usage de substances animales par celui des végétaux. C'est chez les personnes sobres qui mangent peu de viande et qui préfèrent une alimentation frugale, qu'on remarquera généralement l'existence la plus douce et la plus heureuse. Les hystériques se trouveront donc bien d'aliments doux, non excitants, de digestion facile et en même temps nourrissants, si elles sont faibles. Jamais de vin, de café, ni de liqueurs alcooliques. Plus le régime alimentaire sera simple, et mieux il vaudra. (A. Bossu.)

Mais c'est surtout de ce que nous appellerons l'hygiène *morale* que l'on peut attendre les meilleurs résultats. Puisque la plupart des auteurs affirment que toutes les crises nerveuses, depuis les plus légères jusqu'aux plus graves, proviennent d'émotions psychiques, on évitera avec soin tout ce qui peut impressionner vivement l'hystérique. C'est une sensitive à laquelle on ne peut toucher du bout du doigt sans que toute l'économie s'en ressente.

Il nous reste en terminant à traiter brièvement une question aussi délicate que difficile à résoudre. Doit-on favoriser les tendances qu'une jeune fille qu'on croit disposée à l'hystérie, a naturellement pour le mariage, en lui choisissant un mari? Doit-on au contraire chasser de son esprit toute idée matrimoniale, soit par crainte de voir se développer l'hystérie, que l'on redoute, soit par crainte de l'hérédité morbide chez les enfants qu'elle pourrait mettre au monde ? D'après Gilles de la Tourette, cette dernière considération doit être écartée, car si l'on devait pour de telles craintes détourner du mariage toutes les personnes nerveuses, il n'y aurait plus qu'à fermer le registre des naissances.

Tous les anciens médecins n'auraient pas hésité un seul instant à répondre affirmativement à la première question et à conseiller le mariage. Nous avons déjà cité l'axiome sur lequel ils appuyaient leur décision : *Nubat puella et morbus effugiet :* mariez la jeune fille et la maladie disparaîtra. Des expériences multipliées ont démontré la fausseté de cet axiome : une foule de femmes sont restées ou même sont devenues hystériques après s'être mariées.

« Pour savoir à quoi m'en tenir à cet égard, dit Briquet, qui a fait une étude approfondie de l'hystérie, j'ai recherché l'influence qu'avait eue le mariage, d'une part, sur cinquante et une femmes chez lesquelles l'hystérie préexistait, et d'autre part sur vingt-neuf autres femmes mariées chez lesquelles l'époque de l'invasion de la névrose n'a pas été indiquée dans l'observation de ces malades.

« Parmi les cinquante et une premières femmes, il y en avait eu dix-sept chez lesquelles les accidents hystériques avaient augmenté par le fait du mariage ; vingt chez qui il y avait eu de l'amélioration dès l'abord, puis plus tard de l'augmentation ; dix-neuf chez qui le mariage n'avait eu aucune influence appréciable, soit en bien, soit en mal ; et treize chez qui le mariage avait été suivi, soit d'une amélioration notable dans les accidents, soit d'une guérison. Enfin chez les vingt-neuf femmes à époque d'invasion inconnue, il s'en est trouvé treize chez lesquelles il y avait eu pendant le mariage une augmentation des accidents ; douze chez qui il avait été sans influence, et quatre chez lesquelles il y avait de l'amélioration.

« Cela donne un ensemble de cinquante cas dans lesquels le mariage a été nuisible ; de trente et un cas dans lesquels il a été sans influence ni en bien ni en mal, et de dix-sept chez qui le mariage a amené, soit une amélioration très prononcée, soit la guérison.

« Ainsi d'après ces chiffres, la moitié des hystériques s'est mal trouvée du mariage, un peu plus du tiers y a été indifférente, et chez un peu moins du cinquième seulement le mariage a été utile. »

Ce à quoi Gilles de la Tourette ajoute : « Les causes qui ont influencé défavorablement les hystériques dans l'état de mariage ont été, ainsi qu'il était facile de le prévoir, les ennuis résultant d'une union mal assortie, ou d'événements malheureux qui, dans le mariage, se produisent avec plus de fréquence encore que dans le célibat. »

D'où nous conclurons à notre tour qu'il faut être extrêmement réservé, quand il s'agit de donner sur ce point des conseils à une hystérique.

Briquet nous paraît avoir envisagé la question sous son véritable aspect. « Si, dit-il, on considère spéculativement le mariage, comme répondant au vœu de la matière, comme un état qui serait le bonheur parfait, sans mélange du plus léger souci, je serais le premier à le conseiller dans la majorité des cas, attendu que la félicité sans mélange serait le meilleur de tous les remèdes contre l'hystérie et, qu'à mon sens, il pourrait à lui seul dispenser de tous les autres. Mais il ne s'agit pas de discuter une thèse de philosophie et de considérer le mariage tel qu'on désirerait qu'il fût et qu'il devrait être, il faut le considérer tel qu'il est et tel que le comporte l'état actuel des choses et de la société. »

Nous l'avons déjà dit, depuis plus de cinquante ans, la plupart des jeunes gens ne reçoivent aucune éducation morale et religieuse, et s'ils conservent extérieurement un certain vernis de politesse mondaine, imposée par les convenances ou les nécessités de leur position sociale, au fond ils n'ont jamais extirpé de leur cœur les mauvaises inclinations que tout homme apporte avec lui en venant au monde ; aussi se débarrassent-ils bien vite, dans l'intimité, de la contrainte qu'ils sont obligés de s'imposer en public et se montrent-ils tels qu'ils sont : égoïstes, orgueilleux, violents, jaloux, grossiers, exigeants. De là tant d'unions malheureuses. Voilà pourquoi nous ne cessons de répéter aux jeunes filles dont la direction nous est confiée : « Mes chères enfants, faites-vous de bonne heure une ample provision de douceur et de patience ; car si vous n'êtes pas douces et patientes comme sainte Monique, votre vie sera un enfer. »

Aujourd'hui la plupart des mariages se font par passion ou par intérêt. Un homme s'est laissé éblouir par l'éclatante beauté d'une jeune personne et sacrifie tout pour l'obtenir, sans se préoccuper de ses qualités, de son caractère, de ses goûts, de ses habitudes. Qu'arrive-t-il souvent ? Un an n'est pas encore écoulé que déjà ces nouveaux époux sont fatigués et dégoûtés l'un de l'autre. Il y en a d'autres pour qui le mariage est une affaire d'argent ; tout est calcul, le cœur n'y a aucune part. Évidemment ce n'est pas dans de pareilles unions qu'une hystérique, qui a le plus grand besoin d'une affection solide, trouvera le bonheur.

Cependant il y a des circonstances où le mariage peut être avantageux pour une jeune fille prédisposée à la névrose : c'est quand elle appartient à des parents

qui se montrent impatients de la caser, et que de son
côté il lui tarde de s'affranchir de la tutelle de parents moroses et sévères. Nous supposons qu'il s'agit
d'une hystérique au premier degré, c'est-à-dire dont
les crises consistent simplement à se montrer nerveuse, impressionnable, susceptible, capricieuse, versatile, taquine, impatiente, tantôt triste, tantôt joyeuse
sans motif. Si elle trouve dans son mari aide et affection, des prévenances et des attentions auxquelles elle
n'était pas accoutumée, le bonheur qu'elle goûtera para-
lysera les mauvais effets de son tempérament nerveux.

Nous en dirons autant d'une jeune fille, qui, vers
l'âge de quatorze ou quinze ans, à la suite d'une émotion vive, d'une frayeur, d'un choc violent, d'un accident de chemin de fer, a éprouvé une crise de grande
hystérie avec convulsions et délire. Cette attaque ne
s'est pas reproduite, mais elle lui a laissé un souvenir
pénible et une impression de crainte et de tristesse. Il
y a tout lieu d'espérer que le mariage dissipera ces
idées fâcheuses, si elle a le bonheur d'épouser un
homme d'un caractère doux et affectueux.

Il en serait tout autrement d'une jeune fille qui
éprouverait, périodiquement et à des intervalles plus
ou moins rapprochés, des contractions, des convulsions, du délire, etc. Pour celle-là, nous n'hésitons pas
à dire qu'il faut, autant que possible, la détourner du
mariage et la garder dans la famille. Car, si elle se
marie, elle sera presque infailliblement malheureuse,
et fera le malheur et la désolation de son mari.

Pour ce qui est de l'hystérique au second degré, il

est beaucoup plus difficile de se prononcer. La solution dépend d'une foule de circonstances qui peuvent varier à l'infini. Il n'y a pas deux hystériques exactement dans la même situation. Si la névrosée n'a que des crises assez légères et ne revenant que de loin en loin ; si d'un autre côté la vie de famille est remplie pour elle de tristesse et d'ennuis ; si, dans un temps donné, elle se trouvera comme abandonnée, livrée à elle-même, sans appui, sans considération, le mariage pourra être avantageux pour elle. Si au contraire les crises sont assez fréquentes et assez graves, sans aller cependant jusqu'aux convulsions ; si d'un autre côté elle est heureuse dans sa famille, si elle a tout lieu d'espérer que plus tard elle trouvera dans ses frères et sœurs l'assistance, la protection et surtout l'affection dont elle a besoin, nous croyons que dans cette position il vaudra mieux pour elle renoncer au mariage et rester dans sa famille. Mais alors il y a quelques précautions à prendre.

C'est d'abord d'éviter, autant que possible, de la conduire dans les sociétés, où elle rencontrerait fréquemment des jeunes gens de son âge. Une politesse, une attention, un mot aimable de l'un d'eux, qui seraient sans importance pour une personne dont l'esprit est sain et qui seraient à peine remarqués, pourraient prendre aux yeux de l'hystérique une importance très considérable ; elle se bercerait de mille chimères, et quand enfin elle comprendrait que ses espérances sont irréalisables, elle en éprouverait un si violent chagrin, qu'il pourrait amener les crises les plus redoutables.

Il est bon ensuite de faire ressortir, de temps en temps et sans avoir l'air d'y toucher, les peines de toute espèce dont n'est pas exempt le ménage le mieux assorti : les ennuis de la grossesse, les souffrances de l'accouchement, les maladies et la mort du mari et des enfants, les soucis que donne l'éducation d'une famille, les contrariétés que provoque infailliblement la tenue d'une maison, etc. Mais que sera-ce si, au lieu du ménage le plus heureux, on parle des ménages malheureux, si l'on énumère les contrariétés, les peines et les chagrins que donnent la mauvaise conduite du mari et des enfants, les embarras du ménage, les revers de fortunes, etc. Et certes les exemples ne manqueront pas. Quel effet ne se produira pas sur une hystérique, de tous les êtres le plus impressionnable, mais dont la maladie n'a pas affaibli l'intelligence ? Et quand elle comparera sa position à celle de la plupart de ses voisines et de ses connaissances, comme elle se trouvera heureuse au sein de sa famille !

Enfin ce qui pourrait lui arriver de mieux, comme à toutes les hystériques en général, c'est s'il lui était donné de passer sa vie à la campagne, loin du bruit et des agitations du monde. Cette existence calme et sereine au grand air, avec ses occupations si simples mais si variées, entretiendra dans son esprit une paix profonde que rien ne viendra troubler. Sa vie s'écoulera sans troubles et sans souffrances au milieu des siens, et il y a tout lieu d'espérer qu'elle n'aura jamais de crises sérieuses quelles que soient ses prédispositions héréditaires.

CONCLUSION

Nous voici arrivé à la fin de notre *Étude* sur l'hystérie ; nous avons exposé la nature de cette triste affection, sa fréquence, ses causes et ses effets, et nous avons montré par de nombreux exemples qu'elle était souvent, pour les familles comme pour les communautés, une source de soucis, de peines et d'embarras. Sur la demande qui nous en a été faite, nous sommes entré dans d'assez longs détails sur la conduite à tenir avec les enfants du premier âge, puisque, d'après tous les médecins, c'est à cet âge qu'il est le plus facile d'enrayer la maladie, si l'on ne peut parvenir à en détruire complètement le germe. Nous avons beaucoup insisté sur l'éducation physique, dont on ne se préoccupe pas assez ; sur l'éducation morale, aujourd'hui si négligée, et sur l'éducation intellectuelle si mal comprise depuis une cinquantaine d'années. Il est probable que la mollesse et la vanité de la plupart des mères trouveront nos règles de conduite trop sévères et impraticables. Cependant les excès et les dérèglements d'une jeunesse sans frein, sans foi et sans mœurs, les scandales dont elles sont témoins à chaque instant, devraient bien leur ouvrir les yeux. Mais, comme le dit le proverbe : il n'y a pas de pires aveugles que ceux qui ne veulent pas voir, ni de pires sourds que ceux qui ne veulent pas entendre.

Nous ne nous dissimulons pas, comme nous l'avons déjà dit, combien notre travail est imparfait, et combien il aurait eu besoin d'être revu d'un bout à l'autre : notre âge, quatre-vingt-trois ans, et nos forces ne l'ont pas permis. Néanmoins, la rapidité avec laquelle la première édition s'est écoulée, quoique, exclusivement destinée aux communautés religieuses, elle ne fût pas dans le commerce, les nombreuses lettres que nous avons reçues, les demandes qu'on ne cesse de nous adresser, nous prouvent que notre *Étude* sur l'hystérie a été et peut être encore utile à une foule de personnes qui n'ont qu'une idée superficielle de cette fâcheuse affection. Comme l'écrivait Son Éminence le cardinal Bourret : ce livre me semble venir à propos et combler une lacune. Nous publions donc cette seconde édition dans l'espoir que, telle qu'elle est, elle pourra rendre encore quelques services aux confesseurs, aux supérieures et aux maîtresses de classes, en attendant qu'un écrivain plus jeune, plus actif, plus capable que nous, reprenne notre travail, corrige nos défauts, supprime nos longueurs, comble nos lacunes, répare nos omissions, éclaircisse les points obscurs, en un mot, comme nous disait un bon religieux, parachève ce que nous n'avons fait qu'ébaucher.

22

APPENDICE

REGARDANT SPÉCIALEMENT LES RELIGIEUSES ET LES CONFESSEURS

CHAPITRE PREMIER

Inconvénients résultant de l'admission des hystériques dans les communautés religieuses.

I

CONSIDÉRATIONS GÉNÉRALES SUR L'ADMISSION DES HYSTÉRIQUES

Après avoir décrit les funestes effets produits par l'hystérie et dans les organes des sens et dans les facultés de l'âme, il est inutile, ce semble, d'insister longuement sur les ennuis, les embarras et les désagréments de toute espèce auxquels s'expose une supérieure, en admettant trop facilement des hystériques

dans sa communauté. Et cependant, il y a bien peu de
maisons qui ne renferment des sujets plus ou moins
impressionnables, plus ou moins nerveux, disons le
mot, plus ou moins hystériques. C'est que ces personnes ont quelque chose de si attrayant, de si séduisant au premier abord, que beaucoup de supérieures
s'y laissent prendre. En effet, cette maladie, qui trouble
si profondément les facultés affectives et annihile, en
quelque sorte, la volonté, respecte les facultés intellectuelles. Si elle ne donne pas l'intelligence à celles
qui en sont dépourvues, comme quelques-uns l'ont
prétendu, si elle ne fait pas d'une idiote une femme
d'esprit, il semble que l'état d'agitation nerveuse où
ces malades sont presque continuellement surexcite
leur intelligence. Elles s'expriment avec facilité, ont
des aperçus ingénieux, des réflexions charmantes, et
répondent avec vivacité et avec finesse aux questions
captieuses que parfois on leur adresse. Presque toujours elles exécutent dans la perfection les ouvrages
manuels les plus délicats ; la plupart excellent dans la
peinture et dans la musique ; aussi presque partout
sont-elles chargées de toucher l'orgue et de diriger le
chant. Actives, gracieuses, enjouées, complaisantes,
elles sont généralement aimées par ceux qui n'ont que
des rapports passagers avec elles. Comment ne pas
accueillir avec empressement une personne qui se
présente avec des dehors si attrayants et qui pourra
rendre de grands services ?

Mais, sous ces belles apparences, se cachent des
défauts qui ne tardent pas à mettre le trouble dans la

communauté. Si, comme l'a dit un docteur, l'hystérie est la plaie de bien des ménages, on peut dire qu'elle est le fléau de bien des communautés. Que de malheurs intimes, que de scènes regrettables, que de fâcheux scandales n'eût-on pas évités, en refusant, ou du moins en retardant l'admission jusqu'à la guérison de la maladie ! On oublie trop souvent, lorsqu'on reçoit une hystérique, que le fond même de son caractère, c'est la mobilité, l'impressionnabilité excessive, la susceptibilité la plus accusée et la plus irréfléchie ; qu'il est dans la tendance de son esprit de s'inquiéter sans motif, de soupçonner ceux qui l'entourent, de rêver les plus chimériques éventualités ; qu'elle est irascible, injuste, violente, qu'elle récrimine avec aigreur, se plaît au bruit, aux pleurs, aux extravagances, fait volontiers parade des passions qui la dominent, amour ou haine, jalousie ou orgueil. Comment veut-on qu'avec un pareil état mental une hystérique ne mette pas le trouble partout où elle se trouve?

II

CONDUITE DE L'HYSTÉRIQUE EN COMMUNAUTÉ

Pour se faire une idée des ennuis et des désordres que peut causer la présence d'une hystérique, il suffit d'examiner la conduite qu'elle tient ordinairement en arrivant dans une maison.

Nous ne parlons pas, en ce moment, de la postulante

et de la novice ; nous nous en occuperons dans le chapitre suivant ; nous parlons seulement de la religieuse
qui, après avoir prononcé ses vœux entre les mains de
la supérieure générale, est envoyée dans un des établissements de la congrégation.

La passion dominante de toutes les hystériques,
avons-nous vu, c'est de se faire remarquer et de donner une haute opinion de leur personne, de leur capacité, de leur science et de leur vertu. Quelle que soit sa
bonne volonté, la religieuse hystérique n'échappe pas
plus que les autres à ce triste penchant. Aussi le
premier besoin qu'elle éprouve, sans se rendre bien
compte du motif qui la fait agir, c'est d'édifier tout le
monde par sa régularité et par sa ferveur, c'est d'observer la règle jusque dans ses plus petits détails ; elle
est la première rendue à tous les exercices ; elle ac-
cepte avec empressement les fonctions les plus pénibles ; plus ces fonctions présentent de difficultés, plus
elle paraît heureuse d'en être chargée ; prévenante,
attentive, obligeante, elle a des paroles aimables pour
toutes ses compagnes. Comment ne pas aimer une
personne aussi gracieuse, aussi zélée, aussi édifiante ?
On la vénère, on chante ses louanges, on la regarde
comme un trésor pour la communauté. C'était au fond
ce qu'elle voulait, ce qu'elle cherchait inconsciemment,
se faisant illusion à elle-même et croyant en tout cela
n'agir que par amour pour Dieu.

1° L'HYSTÉRIQUE ILLUMINÉE ET VISIONNAIRE. — Il n'est
pas rare de voir une hystérique se livrer avec ardeur à

des pratiques d'une piété exagérée et mal entendue, s'imaginer qu'elle est très avancée dans les voies de la perfection ; insinuer, et peut-être finit-elle par se le persuader à elle-même, qu'elle est favorisée de révélations extraordinaires, que Notre-Seigneur, la très sainte Vierge, son ange gardien ou quelque autre saint, lui apparaissent et lui font toutes sortes de communications, lui recommandent certaines pratiques ou lui révèlent certains secrets. D'autres fois, c'est le démon qui la tourmente et la maltraite cruellement ; et elle montre les traces des coups qu'elle en a reçus. C'est que, dans son délire, elle va jusqu'à se frapper et à se déchirer elle-même de la manière la plus affreuse, et elle le fait avec d'autant plus de facilité que, la plupart du temps, elle est insensible à la douleur, et qu'elle peut se piquer, se brûler, se mutiler, sans éprouver la moindre souffrance. Quel est le confesseur qui n'a pas rencontré, dans l'exercice du saint ministère, des personnes qui avaient eu, prétendaient-elles, des visions merveilleuses, entendu des voix mystérieuses, reçu des ordres inattendus ?

Une jeune fille de Strasbourg, âgée de vingt-trois ans, du nom de Marie H..., délicate, douée d'une jolie figure, pleine de douceur, ayant les yeux brillants, était sujette à des extases, pendant lesquelles elle entendait, disait-elle, des voix mystérieuses, angéliques, qui chantaient un très vieux cantique alsacien.

Un jour, les voix lui ayant ordonné de plonger la main dans un réchaud ardent, elle se leva aussitôt, alluma le réchaud et y tint la main pendant fort longtemps. Les voisins, attirés par un bruit et une odeur insolites, enfoncèrent la porte et la trouvèrent convenablement vêtue, le bras étendu sur le brasier. Elle était à genoux et chantait le cantique que les voix mystérieuses lui avaient appris. On s'empressa de l'arracher à ce supplice. Le bras était presque entièrement calciné. On la transporta à Sainte-Anne. Le chirurgien, jugeant la situation de l'extatique extrêmement grave, lui annonça que l'amputation du bras malade était nécessaire. — « Ce que Dieu voudra, répondit-elle en souriant, coupez mon poignet. » On essaya inutilement de l'endormir avec de l'éther. La jeune fille chantait le vieux cantique pendant l'opération, et son visage rayonnait d'une joie inexprimable. « J'ai souffert, dit-elle au chirurgien, mais il le fallait pour les anges, pour les voix que j'ai entendues et que j'entendrai encore. » Elle s'est endormie peu après, en répétant toujours les paroles du cantique. (LEGRAND DU SAULLE.)

Dans un ordre d'idées différent, mais toujours sous l'influence de l'hystérie « on a vu, raconte Tardieu, une jeune fille très bien née, pour se punir du péché d'orgueil et ne se laissant pas convaincre par les conseils du directeur éclairé qui combattait ses scrupules exagérés, quitter un jour la maison paternelle, changer ses habits pour des haillons de chiffonnière, se procurer les attributs de son nouveau métier et l'exercer pendant toute une semaine dans les rues de Paris ».

D'autres fois, en proie à une espèce de somnambulisme, la religieuse hystérique va se tapir dans un coin où l'on ne s'imaginerait jamais qu'une personne pourrait se tenir ; elle y reste blottie, immobile, pendant des heures et des journées entières. Vainement on la cherche de tous côtés, on ne peut la découvrir ; on ne sait ce qu'elle est devenue ; la communauté est dans la consternation, quand tout à coup on la voit apparaître, soit au réfectoire, soit à la chapelle, soit à la chambre commune. Si on lui demande où elle était, d'où elle vient, elle répond que c'est le démon qui l'a transportée, tantôt au milieu d'une grande ville, tantôt dans un affreux désert rempli de serpents et d'animaux féroces ; mais, comme elle n'avait pas cessé d'invoquer la Sainte Vierge et son ange gardien, le démon vaincu a été contraint de la rapporter où il l'avait prise. Est-ce à dire que cette religieuse ment effrontément ? Non, répondent Charcot, Pitres, Gilles de la Tourette et beaucoup d'autres, elle est la dupe de ses propres illusions. C'est une hallucinée qui raconte simplement, sans aucune intention de tromper, ses rêves devenus pour elle des réalités. Cependant, émues par ce récit fait avec toutes les apparences de la sincérité, les âmes simples et naïves regardent de plus en plus cette religieuse comme une sainte, lui soumettent leurs embarras de conscience et la consultent dans les circonstances difficiles : elle devient l'oracle de la communauté. Un examen attentif de l'ensemble de sa conduite, de ses habitudes, de ses discours, fait bientôt reconnaître à un homme prudent que dans ces prétendues révélations il n'y a rien de surnaturel, que ce ne sont que des hallucinations d'un esprit malade, si même elles ne proviennent pas de la supercherie. Car l'hystérique, même religieuse, éprouve un tel besoin de se singulariser, de jouer un rôle, de dramatiser sa vie, qu'elle ne pourra pas toujours résister à la tentation de recourir à une fraude inoffensive pour attirer l'attention ; et une fois engagée sur cette pente de la dissimulation, dit Taguet, on ne peut plus l'arrêter, d'autant moins qu'elle ne se reproche pas sa conduite, tant est grande l'aberration de son esprit.

Un jour, c'était en 1832, alors que la France entière était dans un état d'effervescence politique, sœur G..., depuis assez longtemps professe dans une communauté très sévèrement cloîtrée, se mit à raconter aux autres religieuses, pendant la récréation, ce qui se passait à Rome, à Paris, à Lyon, etc., etc. Elle annonça que la duchesse de Berry était en France et que la guerre civile allait éclater en Vendée et en Bretagne. On était dans la stupéfaction. On se demandait comment une religieuse qui n'avait aucune relation avec le dehors, qui n'allait que très rarement au parloir et qui, si par hasard elle y était appelée, ne s'y rendait jamais seule, et pendant la visite ne s'entretenait que de choses pieuses et édifiantes, sans jamais dire un mot de politique, était ainsi au courant de tout ce qui se passait en Europe. Quand on l'interrogeait sur ces communications extraordinaires, elle répondait humblement qu'elle ne pouvait ni expliquer ni dire comment elle avait ces connaissances. D'ailleurs, en la voyant si modeste, si recueillie, si fervente, si exacte à

observer tous les points de la règle, on commençait à
croire qu'elle était favorisée de révélations surnatu-
relles. Comme elle était d'une santé débile et qu'elle
était souvent gravement malade, on projetait déjà,
quand elle mourrait, de l'inhumer dans un lieu à part
et d'élever sur sa tombe un petit monument, lorsque,
au grand scandale de la communauté, on découvrit
que sœur G... recevait des journaux qu'une amie lui
faisait passer par un tout petit caniveau, ménagé dans
le mur, à l'extrémité du jardin, du côté de la campagne, pour l'écoulement des eaux pluviales. Le charme
était rompu ; les révélations cessèrent. Inutile d'ajouter
que cette supercherie fut sévèrement punie.

2° L'HYSTÉRIQUE INTRIGANTE. — Si l'hystérique illuminée et visionnaire est une exception, l'hystérique
intrigante se rencontre partout. A peine est-elle arrivée dans une maison qu'elle se met à étudier, avec une
perspicacité singulière, tout le personnel de la communauté, à commencer par la supérieure, et; si elle
découvre en celle-ci quelque côté faible, elle en tirera
parti avec une prodigieuse habileté. Que n'en obtien-
dra-t-elle pas, si elle réussit à capter sa confiance et
son affection ! Aussi n'épargne-t-elle rien pour y parvenir. Elle est pleine de prévenances et d'attentions
pour elle, elle ne la quitte que le moins possible ; elle
saisit avec empressement et, au besoin, fait naître les
occasions de s'entretenir avec elle en particulier. Sous
prétexte de la consulter, de lui ouvrir son âme, de lui
confier ses embarras de conscience, elle se rend à

chaque instant auprès d'elle, protestant sans cesse de
sa confiance, de son affection, de son entier dévouement ; le tout entremêlé de compliments et de douces
flatteries auxquelles les personnes même les plus par-
faites ne sont jamais complètement insensibles. Les
supérieures prudentes ne se laissent pas prendre à
tous ces beaux dehors, et se tiennent sur la réserve.
Mais si, par malheur, la supérieure est sans expérience
et d'un caractère faible, bientôt elle ne verra plus que
par les yeux de cette aimable sœur dont elle n'a pas
tardé à faire sa confidente. Enlacée dans les filets
d'une trame habilement ourdie, elle croit encore agir
par elle-même, quand déjà elle ne suit plus que les
inspirations de cette enchanteresse, qui sait adroitement la conduire à ses fins et lui imposer ses volontés
et ses caprices, mais qui le fait si subtilement, d'une
main si douce et si légère, que la pauvre supérieure
ne s'aperçoit pas que, si elle conserve encore son
titre, c'est une autre en réalité qui en exerce les fonctions.

Arrivée à ce point, notre hystérique ne tarde pas à
s'affranchir de la contrainte qu'elle s'était imposée à
son arrivée et qui était si opposée à sa nature mobile ;
elle rejette sur le mauvais état de sa santé ses infractions à la discipline ; elle simule diverses maladies qui
ne lui permettent pas de suivre le régime de la communauté, il lui faut un régime à part, des mets recher-
chés, des vins généreux ou aromatisés pour fortifier
son estomac délabré ; elle ne peut plus se lever à
l'heure ordinaire, elle a trop grand besoin de dormir

le matin. La bonne supérieure gémit bien un peu de toutes ces faiblesses, mais que peut-on refuser à une sœur si intelligente, si active, si aimante et si dévouée?

Cependant, plus on lui cède et plus elle devient exigeante. Se sentant soutenue par la supérieure, elle commence à faire sentir à ses compagnes le poids de son autorité usurpée.

L'hystérique éprouve un tel besoin de paraître et de se faire remarquer, que, s'il entre dans la communauté quelque grand personnage, l'évêque, le supérieur général, elle trouvera moyen de se montrer, de se mettre en avant, et, tandis que toutes ses compagnes gardent un silence respectueux, elle prendra la parole et se permettra de faire des réflexions singulières ou d'adresser au visiteur des questions indiscrètes. Aussi les personnes qui ont quelque expérience des effets de l'hystérie ne sont pas longtemps à distinguer les religieuses plus ou moins atteintes de cette maladie.

Comme elle se croit supérieure à toutes les autres en science et en intelligence, elle trouve partout à critiquer et à condamner; elle tourne en ridicule tout ce qui se faisait jusqu'alors; elle veut imposer de nouveaux usages et de nouvelles méthodes qui ne sont, le plus souvent, que le produit de son imagination déréglée. Malheur à la religieuse qui ne paraît pas approuver ses idées et ses plans : elle la prend aussitôt en aversion. A partir de ce moment, il n'est pas d'insinuations perfides, d'accusations mensongères qu'elle n'invente contre elle; elle travestit toutes ses paroles, incrimine tous ses actes et lui attire toutes sortes de désagréments. Elle la dépeint aux supérieurs comme animée d'un mauvais esprit, opposée aux meilleures mesures, odieuse à toute la communauté. Plus d'une fois, une pauvre religieuse, victime de ces menées artificieuses, a été changée de maison parce qu'elle ne se prêtait pas avec assez d'empressement à ses ridicules combinaisons. Quand, à la fin, la supérieure désabusée veut mettre un frein à ses fantaisies et refuse de l'écouter plus longtemps, alors la scène change subitement. Cette religieuse, jusque-là si humble et si obéissante, devient tout à coup arrogante et intraitable; à la moindre observation elle se révolte, éclate en plaintes, en récriminations, en menaces; et celle qu'on regardait tout d'abord comme une perfection devient un objet de scandale pour la communauté. Bientôt il ne reste plus à la supérieure d'autre ressource que de demander le changement d'une sœur qui ne veut rien écouter et qui met partout le trouble et la confusion.

3° L'HYSTÉRIQUE ET LES AMITIÉS PARTICULIÈRES. Si, malgré tous ses efforts, l'hystérique ne parvient pas à capter la confiance et l'affection de sa supérieure, elle cherche bientôt à s'attacher quelqu'une de ses compagnes, dont elle fait son intime amie et sa confidente. Jamais elle n'est plus heureuse que quand elle se trouve tête à tête avec elle, et qu'elle peut lui confier tout à son aise ses joies ou ses peines, ses craintes ou ses espérances, ses succès ou ses déceptions; elle n'a point de secrets pour elle. Aussi voudrait-elle, s'il était possible, l'avoir sans cesse à ses côtés pour lui communiquer ses impressions sur ce qu'elle a vu, sur ce qu'elle a appris, sur ce qui se passe dans la communauté. Elle sait si bien la gagner par ses paroles gracieuses, par ses attentions, que bientôt elles deviennent inséparables. C'est à tel point que, si par hasard elle la voit s'entretenir familièrement avec une autre compagne, elle ne peut se défendre d'un mouvement de dépit et de jalousie, comme si cette sœur préférée ne devait vivre et n'avoir d'attentions que pour elle. Toutefois quelque ardente que soit cette affection, elle n'a rien de charnel. Comme le dit Esquirol, elle réside dans la tête, dans l'imagination, dans les affections vives du cœur, mais chastes et honnêtes, les sens n'y ont aucune part ; au moment même où l'hystérique prodigue à sa compagne les marques de la plus tendre affection, elle montre une horreur extrême pour tout ce qui serait contraire à la pudeur la plus délicate.

La supérieure connaît trop bien les funestes effets de ces liaisons intimes et de ces amitiés particulières, défendues par la règle, pour ne pas y mettre un terme, elle interdit à ces deux religieuses tout tête à tête et toute conversation à l'écart. Elles sont d'abord désolées ; puis bientôt, tout en ayant l'air de se soumettre, elles inventent toutes sortes de moyens pour continuer leurs rapports et se communiquer leurs chagrins. Les difficultés qu'elles rencontrent ne font, ce semble, qu'exciter leur passion. Si elles ne peuvent parler, elles s'écrivent. Enfin, si on les met dans l'impossibilité de se voir et de s'entendre, elles finissent par per-

dre l'esprit de leur vocation et quelquefois même par
quitter la communauté.

Sœur M..., âgée de vingt-quatre ans, avait reçu une
excellente éducation ; douce, gracieuse, spirituelle,
obligeante, elle était aimée de toutes ses compagnes.
Toutefois d'une constitution très impressionnable, elle
éprouvait de temps en temps des crises d'hystérie,
mais sans gravité et sans convulsions, et qui ne consistaient guère que dans des accès, quelquefois de
gaieté folle, plus souvent de tristesse et de mélancolie,
avec un penchant très prononcé pour des amitiés particulières. Elle avait déjà été plusieurs fois changée de
maison à cause de cette transgression à la règle, lorsque, pour le même motif, elle reçut l'ordre de se rendre dans une autre communauté. Froissée, chagrine,
énervée par ces changements successifs, elle n'accepta
qu'avec une extrême répugnance sa nouvelle position ;
tout lui coûtait, tout l'agaçait, tout lui déplaisait. Vainement la supérieure, touchée de compassion pour
son triste état, mit tout en œuvre pour calmer cette
âme agitée, la traitant avec bonté, la supportant avec
patience, la reprenant avec douceur, tâchant de la
gagner par ces attentions délicates dont les femmes
seules ont le secret ; tout fut inutile ; son esprit s'était
aigri, elle ne voulut rien entendre. Par malheur elle
rencontra une sœur dans les mêmes dispositions ; elles
ne tardèrent pas à se lier intimement et à se communiquer leurs chagrins et leurs prétendus sujets de mécontentement. A les entendre, elles avaient à se plaindre de tout le monde, à chaque instant on les vexait et

on leur faisait mille avanies. Bref, elles se montèrent tellement la tête, qu'au bout de quelque temps, trouvant la vie de communauté insupportable, elles quittèrent un jour le couvent, sans rien dire à personne. Comme sœur M... avait quelque fortune, elles se retirèrent dans une ville voisine, et pendant un an elles vécurent ensemble dans un appartement qu'elles avaient loué, ne se quittant que le moins possible. Au bout d'un an, l'ennui prit nos deux religieuses, elles étaient fatiguées l'une de l'autre; elles se séparèrent. Sœur M... se retira auprès de sa famille, regrettant amèrement sa communauté.

C'est que ces amitiés, si fortes en apparences, reposent sur un fondement peu solide. L'hystérique est foncièrement égoïste, et quand elle s'attache à quelqu'un, ce n'est pas par intérêt ou par dévouement pour la personne qu'elle a prise en affection, mais parce qu'elle y trouve son avantage et son plaisir. Si, pour une cause ou pour une autre, elle est obligée de s'en séparer, elle oublie bien vite cette compagne tant aimée, pour former une nouvelle liaison. Elle écrit encore à son ancienne amie quelques lettres remplies de protestations d'une affection qui ne s'éteindra jamais, mais il est facile de voir que le cœur n'y est plus; la correspondance devient de plus en plus languissante, jusqu'à ce qu'elle cesse tout à fait.

Au reste, les religieuses hystériques en viennent rarement à cette extrémité et à quitter leur couvent, soit que les occasions leur manquent, soit que d'autres considérations les arrêtent. Comme la névrose

23

n'affecte pas leur intelligence, elles se rendent bien
compte qu'elles ne sauront que faire et que devenir,
quand elles seront rentrées dans le monde et si parfois, dans un moment de crise, elles songent à quitter
la communauté, cette réflexion suffit pour les y retenir.
Il arrive même assez souvent, qu'après avoir éprouvé
beaucoup de déceptions, après avoir beaucoup souffert
et fait souffrir les autres, le calme se fait peu à peu
dans leur âme, à mesure qu'elles avancent en âge,
que touchées de la grâce, à la suite d'une retraite,
elles cherchent dans l'amour de Dieu un bonheur
qu'elles n'ont pu trouver dans les affections humaines.

4° L'Hystérique fantasque, haineuse et vindicative.
— L'hystérique n'est pas, comme on dit vulgairement,
une personne facile à vivre ; son commerce est rendu
le plus souvent intolérable par l'esprit d'opposition,
de contradiction, de controverse, dont elle est sans
cesse animée. Son humeur agressive et toujours en
révolte rend difficiles et parfois insupportables ses
relations habituelles. Qui n'a pas souvent entendu une
hystérique provoquer l'étonnement et la stupéfaction
par les idées extraordinaires et paradoxales qu'elle
soutient avec une assurance qui n'a d'égale que l'absence de conviction? C'est qu'elle veut à tout prix
attirer l'attention sur elle. (Dally.) Sans avoir de haine
ou même d'antipathie pour personne en particulier,
elle se plaît à vexer, à taquiner, à contredire ses
compagnes ; à semer la division par de faux rapports
ou des histoires mensongères qu'elle invente elle-

même et qu'elle attribue à d'autres. Dissimulant sous des apparences affectueuses ses desseins malicieux, elle avertit une sœur, en grande confidence, des bruits désavantageux qui courent sur son compte dans la communauté et qu'elle a elle-même répandus, et quand elle voit cette compagne toute bouleversée, elle rit intérieurement de la peine qu'elle lui a causée.

Nous n'en finirions pas, si nous voulions décrire tous les ennuis, tous les soucis que donnent les hystériques. C'est en vain qu'on les change d'établissements, dans l'espoir que le changement améliorera leur état, elles portent partout les mêmes dispositions. Après avoir déjà passé dans plusieurs maisons, sœur N... est envoyée dans un nouvel établissement. Tout d'abord elle est enchantée ; la maison est très belle, le parc et les jardins sont magnifiques, la supérieure est très bonne et les religieuses sont très aimables ; mais, au bout de quelques semaines, l'ennui la prend, on n'a pu lui trouver un emploi à son goût ; elle demande son changement ; on la refuse. Alors elle déclare qu'elle n'ira pas à confesse qu'on ne l'ait envoyée ailleurs, et en effet, malgré toutes les représentations et les instances qu'on put lui faire, elle resta plus de six mois sans approcher des sacrements. Les supérieures finirent par céder. Elle a depuis été employée dans plusieurs maisons et partout, par ses caprices et ses bizarreries, elle a fait la désolation des supérieures.

D'un entêtement sans pareil, l'hystérique ne veut rien écouter, et si elle ne résiste pas toujours en face

à la supérieure, elle ne lui obéit qu'autant que cela
lui convient et se livre à ses fantaisies. Sœur G...,
quoique hystérique, était chargée d'une petite classe
qu'elle tenait très sévèrement. Comme il est expressément et rigoureusement défendu de frapper les enfants,
même légèrement, sœur G... avait tourné la difficulté ;
elle faisait un bouquet d'orties qu'elle promenait sur
la main de l'enfant qui n'était pas sage. Elle ne frap-
pait pas ! Comme cet évêque des Croisades qui, pour
obéir aux canons de l'Église, assommait les mécréants
à grands coups de massue, au lieu de les transpercer
d'un coup de lance ou d'épée ; il ne versait pas le sang
humain.

Une autre fois, sœur G..., s'était imaginée de
gratter des timbres-poste déjà oblitérés pour les faire
servir de nouveau. On avait beau lui représenter
qu'elle commettait une indélicatesse et un vol, en
même temps qu'elle s'exposait à être traduite en
police correctionnelle et à faire condamner la maison
à une grosse amende, elle ne voulait rien entendre.
Ce ne fut qu'en la menaçant de jeter au feu toutes ses
lettres, sans même les regarder, que la supérieure put
amener sœur G... à renoncer à cette fantaisie.

Passant d'un jour à l'autre, d'une heure ou d'une
minute à l'autre, avec une incroyable rapidité, de la
joie à la tristesse, les hystériques se comportent comme
de véritables enfants. Aussi Sydenham a pu dire avec
justesse que ce qu'il y a de plus constant chez les
hystériques, c'est leur inconstance. Hier, elles étaient
enjouées, aimables et gracieuses ; aujourd'hui, elles

sont de mauvaise humeur, irascibles, se fâchant de tout et de rien ; indociles par système, taquines par parti pris, maussades par caprices ; mécontentes de leur sort ; rien ne les intéresse ; elles s'ennuient de tout. (HUCHARD.)

Que de fois on a vu une religieuse contrariée, chagrine, mécontente d'elle-même et des autres, ne sachant à qui s'en prendre et accusant volontiers tout le monde, quitter à la hâte sa cellule ou la chambre commune, en proie à une vive émotion, et s'en aller pleurer à la chapelle. Elle se confesse en sanglotant, s'accuse avec exagération, témoigne une ferveur extrême et tout à fait inattendue. Elle sort du confessionnal baignée de larmes, pousse de fréquents soupirs, reste pendant un certain temps accablée, immobile, ne songeant presque à rien ; puis devenue visiblement calme, elle revient au milieu de ses compagnes, elle est gaie, prévenante, aimable. L'orage est dissipé. (LEGRAND DU SAULLE.)

Ce sont là des enfantillages. Malheureusement les hystériques n'en restent pas toujours là. Impressionnables à l'excès, la plupart du temps incapables de dominer le premier mouvement et de résister à des impulsions de la nature la plus opposée, elles présentent un défaut d'équilibre entre les facultés supérieures de l'âme : la volonté, la conscience, et les facultés inférieures : instincts, passions, désirs. (MOREAU, de Tours). Il n'est pas rare que, dans cet état de torpeur morale, elles cèdent sans résistance à l'entraînement du moment et se livrent inconsciemment aux actes les plus répréhensibles.

« La sœur F..., religieuse de l'ordre de la Visita-
tion, âgée de trente-sept ans, mit sept fois le feu au
couvent de Dijon (1845). La justice, frappée du très
bon état apparent de ses facultés, la fit comparaître
devant la Cour d'assises de la Côte-d'Or. M. Dugast,
ancien interne de Bicêtre, fut chargé de procéder à un
minutieux examen de la prévenue. Avec un tact remarquable, M. Dugast, dont le talent égale la modestie,
vit bientôt qu'il avait affaire à une malade. Dans une
brillante déposition qui émut .'auditoire, il exposa que
la religieuse, sujette à des accidents névropathiques
multiples, ne jouissait pas, au moment de l'accomplissement des actes incriminés, de son libre arbitre, que
son trouble passager et intermittent des facultés intellectuelles l'avait rendue inhabile à discerner les notions du juste et de l'injuste, du bien et du mal, et
qu'elle devait être considérée comme étant complètement irresponsable de ses actes. Les membres du jury,
ayant rendu un verdict de non-culpabilité, la Cour
prononça l'acquittement de la sœur F... » (Legrand
du Saulle.)

En 1890, le même fait se reproduisit dans une autre
communauté. Sœur C..., âgée de cinquante ans,
s'était toujours montrée d'un bon naturel, soumise à
ses supérieures, affectueuse avec ses compagnes. A
cause de son activité, de son attention et de ses prévenances, on l'avait chargée de prendre soin des personnes étrangères qui devaient passer quelques jours
dans la communauté. Un accident fortuit vint boule-
verser cette existence jusque-là si calme et fit éclore

subitement la maladie dont elle portait le germe probablement depuis bien des années. Un matin, au milieu de la chapelle, le feu prit aux vêtements de l'aumônier, vieillard vénérable, aveugle depuis longtemps, qui fut assez grièvement brûlé. Sœur G... fut vivement émue de ce spectacle et, depuis ce moment, la pensée du feu, de l'incendie, ne la quitta plus, sans qu'on eût cependant remarqué aucun changement dans sa manière d'être. Un jour, après avoir amoncelé en sept ou huit endroits de la communauté des matières inflammables, elle y mit le feu et alla ensuite se jeter dans la rivière qui passe à l'extrémité du jardin. Des personnes qui l'avaient aperçue coururent à son secours et s'empressèrent de la retirer. A peine était-elle sortie de l'eau qu'elle fut prise d'une crise effroyable de grande hystérie, avec des contractures et des convulsions telles que plusieurs personnes avaient de la peine à la contenir. Quand plus tard on l'interrogea sur ce qu'elle avait fait, elle répondit qu'elle ne se l'expliquait pas elle-même. Sur le rapport du médecin, le magistrat chargé de l'enquête ne tarda pas à reconnaître que sœur G... avait cédé à une de ces impulsions irrésistibles auxquelles les hystériques ne sont que trop sujettes. L'enquête fut abandonnée et on renonça à poursuivre.

Qui pourrait dire les inquiétudes et les angoisses d'une pauvre supérieure, quand elle a dans sa maison une pareille malade qui, à la moindre observation, se révolte, menace de se venger et roule dans son esprit de sinistres projets, que trop souvent elle met à

exécution ; qui brise par caprice les objets les plus
précieux et qui peut mettre le feu au couvent ; qu'on
est exposé à trouver pendue, noyée ou étendue sur le
pavé de la rue, car ces malades sont souvent poursui-
vies par l'idée de suicide. Le Dr Pitres affirme qu'il en
est peu qui, une, fois ou l'autre, n'aient essayé de se
donner la mort pour les raisons les plus futiles en
apparence.

Il n'y a pas longtemps, une jeune postulante entrait
dans la chambre de la supérieure au moment ou la
communauté montait au dortoir pour se coucher, et
lui disait : « Ma Mère, je veux partir tout de suite ; je
ne veux pas rester un instant de plus dans la maison.
— Mon enfant, lui répondit la supérieure, on ne
retient personne de force, mais ce soir il est trop tard ;
demain, j'écrirai à vos parents de venir vous chercher ;
en attendant, aller vous reposer. — Vous ne voulez
pas m'ouvrir la porte, répliqua la jeune fille, je trou-
verai bien moyen de sortir. » La supérieure n'attacha
aucune importance à ce propos, qu'elle attribua à un
mouvement de surexcitation momentanée. Le lendemain matin, au point du jour, deux agents de police
en tournée aperçurent sur le pavé, au milieu de la rue,
le corps d'une femme nue : c'était celui de cette pauvre enfant qui s'était précipitée du quatrième étage.

C'est surtout quand l'hystérique est dominée par la
haine et le désir de la vengeance qu'elle forme, avec
une habileté diabolique, des machinations et des
cabales de toute espèce. A la suite d'une observation,
d'une réprimande, d'un changement d'emploi, d'une

mesure qui lui déplaît, elle prend sa supérieure en aversion et, à partir de ce moment, il n'y a pas de critiques, de plaintes, de récriminations, de faux bruits qu'elle ne répande dans la communauté. Souvent elle écrit aux supérieurs généraux ou à l'évêque du diocèse pour dénoncer sa supérieure, qu'elle accuse de violer toutes les règles et les constitutions de la congrégation ; de donner mauvais exemple ; de n'assister jamais à la récitation de l'office divin ou aux autres exercices religieux ; de dilapider les biens de la maison pour enrichir sa famille ou faire des cadeaux à ses amis ; de ne se plaire qu'avec les personnes du monde ; de ne se rien refuser, tandis qu'elle se montre d'une sévérité extrême pour les autres ; d'avoir des favorites auxquelles elle permet tout, tandis qu'elle accable de ses dédains celles qui n'ont pas le don de lui plaire, etc., etc.

Si elle écrit cette lettre, ajoute-t-elle, ce n'est pas que personnellement elle ait à se plaindre de sa supérieure qui est remplie de bonté pour elle ; c'est à regret et comme malgré elle qu'elle se croit obligée de faire connaître ces abus et de signaler à l'autorité compétente la conduite de sa supérieure. Sa lettre est rédigée avec tant d'art, de réserve et de discrétion, les faits allégués sont si précis qu'il est difficile de ne pas y ajouter foi. L'évêque s'empresse de déléguer quelqu'un pour faire une visite canonique et minutieuse. Comme les religieuses appelées par le visiteur lui déclarent unanimement n'avoir aucune connaissance des faits sur lesquels il les interroge, qu'il a beau insister, préciser et qu'il ne peut rien obtenir, il finit par se retirer, parfois assez mécontent ét ne sachant que penser. Que d'ennuis et de désagréments de pareilles lettres ont attirés à d'excellentes supérieures !

C'est à ce moment que surviennent le plus souvent les crises épileptiformes que nous avons décrites précédemment ; elle tombe sans connaissance, en proie à d'horribles convulsions ; il faut cinq ou six personnes pour la maintenir.

Puis survient la période des attitudes passionnelles et du délire, pendant laquelle, par ses gestes et par ses paroles, elle indique les impressions qu'elle subit intérieurement. Il n'est pas rare que dans ces moments une religieuse prenne une attitude peu honnête et prononce des paroles obscènes qui font frémir celles qui les entendent. Elles ne comprennent pas comment une personne toujours si réservée, si pudique, peut tenir de pareils propos, tandis qu'une femme dont la vie n'est rien moins qu'édifiante, aborde très rarement de pareils sujets. Voici l'explication qu'on en peut donner. On a remarqué que pendant la période de délire, la pensée des hystériques se reporte surtout sur des émotions vives qu'elles ont éprouvées dans leur état normal. Or comme la grande préoccupation des religieuses est de se conserver pures et chastes, que la moindre tentation et la moindre pensée contre la chasteté font sur elles une très vive impression, il n'est pas étonnant que ces pensées et ces images se représentent à leur esprit pendant la crise et que, la raison n'étant plus là pour réprimer ces impressions, elles les manifestent en dehors ; tandis que les personnes d'une conduite peu régulière, étant en quelque sorte blasées sur les émotions voluptueuses, reportent leurs pensées sur d'autres objets, sur des violences qu'elles ont subies ou sur des scènes effrayantes dont elles ont été témoins.

Mais une chose bien remarquable, c'est qu'au moment des crises les plus violentes, la religieuse conserve quelque chose de la réserve de sa profession. Ainsi il est très rare, nous disait le directeur d'un asile, qu'en présence d'un homme, elle prononce une parole indécente.

Puisque les hystériques peuvent causer tant de désordres, de scandales et d'ennuis, il semble que l'on devrait éviter avec grand soin d'en recevoir dans les communautés. Cependant il n'est pas rare de voir des supérieures, entraînées par une déplorable complaisance ou par une charité mal entendue, admettre des jeunes filles dont les facultés sont mal équilibrées et qui présentent déjà les symptômes de cette triste maladie. Pour justifier à leurs propres yeux une conduite si peu raisonnable, elles essaient de se persuader que peut-être ces petits accidents finiront par disparaître et sur ce *peut-être*, elle ne craignent pas de compromettre, pour de longues années, la paix et le bon ordre dans leur communauté.

« Que voulez-vous que deviennent ces pauvres filles, nous disait un jour une bonne supérieure? Si elles restent dans le monde et qu'elles se marient, elles seront extrêmement malheureuses et feront le malheur de leur mari et de leurs enfants; dans une communauté, elles seront tranquilles et n'auront pas beaucoup à souffrir. » C'est vrai. Mais combien n'auront pas à souffrir de leurs caprices, de leurs bizarreries, de leur caractère insupportable, celles qui seront obligées de vivre avec elles du matin au soir? La place de ces personnes est dans leur famille ou, si leur famille ne veut pas les garder, c'est à elle de les placer dans des maisons spéciales, établies pour ces sortes de maladies. Mais c'est à quoi les familles riches et d'un rang élevé ne se décident qu'à la dernière extrémité. Des parents ont honte d'une pauvre malade, trop souvent malheureuse victime de leurs propres fautes, de leurs excès ou de leurs imprudences, ils seraient heureux d'en être débarrassés ; mais ils ont une répugnance indicible à la placer dans un asile ; ils craignent de nuire à l'établissement de leurs autres enfants, car ils se disent qu'on ne se soucie pas d'entrer dans une famille où il y a des excentriques. C'est alors qu'ils s'efforcent de lui inspirer des sentiments d'une piété exagérée et de l'engager à entrer au couvent. Pour l'y déterminer, ils font sans cesse miroiter à ses yeux tous les avantages et toutes les douceurs de la vie religieuse. Et comme l'hystérique a une volonté débile et facile à influencer, elle cède, la plupart du temps, à ces suggestions aussi perfides qu'intéressées. Peu importe à ses parents si elle a des goûts tout opposés, si elle soupire après les plaisirs et les divertissements du monde, peu leur importe si le calme et la monotonie du cloître sont antipathiques à sa nature ardente, mobile, capricieuse, impatiente de tout

frein ; peu leur importe si elle aura beaucoup à souffrir. Elle est religieuse! On ne dira pas dans le monde
qu'elle a parfois la tête aux champs ; l'honneur de la
famille est sauf ; c'est tout ce qu'on voulait. Cependant
celle qu'on a ainsi sacrifiée, reconnaît bientôt les difficultés d'un état pour lequel elle n'était pas faite ; les
exercices de piété lui sont à charge, les assujettis-
sements de la vie commune la révoltent, elle finit par
quitter le couvent et, comme pour se venger du joug
qu'on avait voulu lui imposer, elle s'abandonne assez
fréquemment aux plus affreux désordres. Le Dr Legrand de Saulle en rapporte un triste exemple.

« Une jeune fille, vers l'âge de la puberté, avait
éprouvé des accidents hystériques et s'était fait remarquer, dans son pensionnat, par un penchant très
accusé au vol. Sa famille crut bien faire en dévelop-
pant chez elle des sentiments religieux extrêmement
prononcés et l'on vit bientôt Mlle N..., tomber dans une
dévotion exaltée. A vingt ans, elle entra comme novice dans un couvent cloîtré. Au bout de six mois elle
présenta les phénomènes les mieux accusés de l'hystérie confirmée ; elle devint querelleuse, fantasque,
vaniteuse ; trompa la confiance de tout le monde,
inventa mille récits mensongers qui donnèrent lieu à
des événements désagréables pour la communauté ;
écrivit des lettres anonymes ; elle finit par s'évader.

Réintégrée dans la maison paternelle, elle se mit à
lire des romans, à boire des liqueurs alcooliques, à
tenir des propos déplacés, à fréquenter de mauvaises
compagnies, à battre ses parents et ses domestiques.

Elle faisait le tourment et le désespoir de sa famille
qui songeait sérieusement à un internement dans une
maison de santé, lorsque tout-à-coup elle disparut.

On apprit plus tard qu'un voyageur de commerce,
séduit par son éclatante beauté, l'avait emmenée à
l'étranger où elle avait mené la vie la plus licencieuse,
qu'elle avait été plusieurs fois condamnée pour vol et
qu'enfin elle était morte à l'âge de vingt-sept ans, sur
un lit d'hôpital, en proie à la plus cruelle et à la plus
honteuse des maladies. Au milieu de ses désordres,
cette malheureuse avait conservé un reste de pudeur à
l'endroit de sa famille ; elle avait changé plusieurs fois
de nom, et avait fait répandre le bruit que les regrets
que lui causait son inconduite passée, l'avaient déterminée à recourir au suicide et qu'elle s'était noyée. »

Il n'y a pas à en douter, dira-t-on encore, la présence d'une hystérique dans une Communauté est une
source d'embarras pour les personnes obligées de vivre
dans sa société. Mais que faire ? Quand une jeune fille
se présente on ne la connaît pas. De l'aveu même des
spécialistes, l'hystérique a quelque chose d'attrayant
et de séduisant au premier abord, et pendant son noviciat, si elle se montre quelquefois un peu vive et légère,
on n'a pas de plaintes sérieuses à formuler contre elle ;
ce n'est que plus tard, quand la maladie éclate, qu'on
s'aperçoit qu'on s'était trompé sur son compte. C'est là
une erreur ; il n'est pas aussi difficile qu'on se l'imagine, de reconnaître dans une jeune fille une prédisposition à l'hystérie.

CHAPITRE II

Marques auxquelles on peut reconnaître une prédisposition à l'hystérie ou un commencement de cette maladie.

Il ne faut pas croire que les attaques d'hystérie se manifestent brusquement, sans que rien puisse les faire prévoir. Les gens tant soit peu expérimentés ne tardent pas à reconnaître dans une jeune fille les signes précurseurs ou même les symptômes de la névrose. Il existe dès l'enfance, un état spécial de susceptibilité qui est particulier au sujet destiné à devenir plus tard hystérique. La vivacité de ses sensations, la volubilité de son langage, la rapidité de ses gestes, la promptitude et surtout la variabilité de ses déterminations suffisent pour la faire reconnaître. (DESCURET.) Elle se fait bien vite remarquer par certaines bizarreries dans sa mise, dans sa tenue, dans son langage. Sous le rapport physique, elle est ordinairement d'une santé débile, maigre, délicate, sujette à des migraines.et à des maux de cœur; le système musculaire est peu développé, son visage est pâle et elle s'évanouit facilement; sous le rapport psychique, elle est d'un tempérament nerveux, impressionnable à l'excès. (LEGRAND DU SAULLE.)

Nous avons rapporté au commencement de cette

Étude diverses affections maladives, organiques ou psychiques, signalées dès l'enfance, dans certains sujets, par le D' Pitres, elles aideront une habile maîtresse des novices à reconnaître dans une jeune fille une prédisposition à la névrose. Si elle a des doutes, et si, en même temps qu'elle constate son intelligence, son activité, son zèle, son obligeance, elle la voit impressionnable, susceptible, aimant à paraître, poussant tout à l'extrême, il lui sera facile, par des questions discrètes, dans le cours d'une conversation familière, de connaître les divers accidents morbides qui ont signalé les premières années de la postulante ou qui ont eu lieu dans sa famille, parmi ses proches parents, et de s'assurer si ces défauts proviennent simplement d'un caractère mal formé ou d'une constitution héréditaire.

Toutefois elle devra procéder avec une extrême prudence. Nous l'avons vu précédemment, quelle que soit la mobilité d'esprit et de caractère des hystériques, elles ont cependant certaines idées auxquelles elles reviennent continuellement et certains desseins auxquels elles ne renoncent jamais. Ainsi, le jour où une jeune fille franchit le seuil d'un couvent, elle a dessein de se faire religieuse ; plus ce dessein est arrêté chez elle et plus elle a soin d'éviter tout ce qui pourrait s'opposer à ce qu'elle regarde comme sa vocation. Or, les hystériques sont naturellement soupçonneuses, et si une novice croit s'apercevoir qu'on l'observe d'une manière particulière et qu'on songe à la renvoyer, elle se tient si bien sur ses gardes qu'il est impossible d'en rien tirer ou de la prendre en faute. De là vient souvent qu'une jeune fille, dont on n'avait jamais eu à se plaindre pendant son noviciat, qui s'était montrée douce, attentive, affectueuse, obéissante, devient tout-à-coup difficile, exigeante, capricieuse, intraitable, lorsqu'après avoir prononcé ses vœux, elle est placée dans un établissement. Assurée de n'être pas renvoyée de la Congrégation, à moins de fautes très graves dont elle saura bien se garder, elle ne tarde pas à s'affranchir de la contrainte qu'elle s'était imposée jusque-là. C'est alors qu'elle fait la désolation de sa supérieure et le tourment de ses compagnes. Insupportable à tout le monde, elle passera successivement par toutes les maisons d'une Congrégation, traînant avec elle les affligeants désordres de sa triste maladie. Il est donc de la dernière importance pour une communauté, avant d'admettre une postulante, de s'assurer, autant qu'il est possible, par l'observation de son tempérament et de son caractère, qu'elle n'est pas prédisposée à l'hystérie.

Mais, nous objectait un jour une maîtresse des novices : « S'il faut refuser toutes les jeunes filles impressionnables, on ne pourra en garder aucune, car dans les temps où nous sommes, il n'y en a pas une seule qui ne soit plus ou moins nerveuse. » C'est malheureusement vrai. Toutefois, dans ces questions délicates, comme en beaucoup d'autres, il faut se garder de rien exagérer et de pousser les choses à l'extrême.

Dès le commencement de cette *Étude*, nous avons considéré l'hystérie à trois degrés différents : d'abord l'hystérie peu apparente, et pour ainsi dire, à l'état

24

latent ; ensuite l'hystérie plus prononcée avec crises légères ; enfin l'hystérie avec contractures, convulsions, perte de connaissance, délire, etc., etc., qu'on appelle communément la *grande hystérie* ou hystérie *épileptiforme*.

Pour ce qui est de cette dernière, lorsqu'une jeune fille a éprouvé quelqu'une de ces crises effrayantes que nous avons décrites précédemment, nous n'hésitons pas à déclarer qu'à notre avis on ne doit jamais l'admettre dans une communauté, quand bien même elle paraîtrait, pour le moment, parfaitement guérie. Il ne faut pas oublier que, par la suite, une émotion vive, une contrariété, une surprise, un accès de colère, une frayeur peuvent ramener cet état de crise avec son cortège d'accidents nerveux. Si par un excès de charité et par une commisération malentendue ou pour d'autres motifs, une supérieure se décide à recevoir dans sa maison une jeune fille atteinte d'hystérie bien confirmée, elle se prépare pour elle-même et pour les autres religieuses, une foule d'ennuis et de désagréments.

Il n'en est pas de même de l'hystérie au premier et même au second degré, quand celle-ci n'est pas trop développée. Car la ligne de démarcation entre ces divers degrés n'est pas tracée d'une manière bien précise. Si par sa base, le second degré touche au premier, il confine au troisième par son sommet et le passage de l'un à l'autre est presque imperceptible. Une enfant apporte en naissant une prédisposition à l'hystérie, la plupart du temps héréditaire ; cette prédisposition se développe ou s'atténue, suivant le milieu où elle vit, suivant les soins et l'éducation qu'elle reçoit.

Tous les moralistes gémissent de la manière dont on élève aujourd'hui les enfants : on leur passe tout, on leur souffre tout. Et ce que nous disons des enfants en général, s'applique surtout aux jeunes filles dont le système nerveux est beaucoup plus sensible et plus impressionnable que celui des jeunes gens. Gâtées dès le berceau ; capricieuses et difficiles, entêtées à douze ans ; hystériques à dix-huit ; voilà l'histoire d'un très grand nombre.

C'est souvent dans ces conditions qu'une jeune fille demande à entrer au couvent. Le premier soin de la supérieure sera donc de bien étudier la postulante, ses qualités et ses défauts. Elle paraît très pieuse, intelligente, instruite, aimable avec ses compagnes ; c'est un sujet dont on pourra tirer grand parti ; mais, par moments, elle se montre très impressionnable, susceptible, légère, un peu jalouse, inconstante dans ses affections, aimant à paraître et à se faire remarquer ; elle est sujette à des migraines, à des maux de cœur, à des douleurs d'entrailles. Comme la supérieure possède quelques notions sur l'hystérie, elle ne peut s'empêcher de craindre que la postulante ne soit prédisposée à cette névrose. Devra-t-elle la renvoyer immédiatement et sans balancer ? Nous ne le pensons pas. Nous supposons toujours que la jeune fille n'a jamais eu d'attaques proprement dites, avec perte de connaissance, contractures, convulsions, délire, et les autres symptômes de l'hystérie épileptiforme. Car dans ce cas, à notre avis, il n'y a pas d'hésitation possible : la postulante doit être rendue à sa famille. Mais voilà une jeune personne plus ou moins nerveuse, une hystérique au premier ou au second degré, il ne faut pas désespérer d'en faire une bonne religieuse. Toutefois il y a de grandes précautions à prendre.

La plupart du temps, l'éducation de l'hystérique a été négligée ou complètement manquée ; il faut la reprendre, pour ainsi dire, dès le commencement. C'est l'affaire de la maîtresse des novices. Mais pour y réussir, elle a besoin de beaucoup de patience et d'une extrême prudence. Si, comme on l'a dit, la direction des âmes est l'art des arts, c'est surtout quand il s'agit des personnes nerveuses. Le caractère des hystériques varie à l'infini et le traitement qui convient à l'une ne convient pas à l'autre. En général, il peut se résumer dans ces quelques mots : une grande douceur unie à une grande fermeté. Dans beaucoup de circonstances, on peut même tirer parti de leurs défauts.

L'hystérie, avons-nous dit, agit surtout sur les facultés affectives. Sans s'en rendre bien compte, la jeune fille atteinte de cette névrose sent le besoin de s'attacher à quelqu'un, et l'un des reproches les plus fréquents qu'on adresse aux hystériques, c'est d'avoir des amitiés particulières. Une maîtresse habile s'appliquera à gagner l'affection de sa postulante, et elle y parviendra facilement en lui témoignant beaucoup d'intérêt et en lui donnant quelques marques de bienveillance auxquelles la novice sera fort sensible. A partir de ce moment, elle en obtiendra tout ce qu'elle voudra. La pauvre enfant n'aura plus d'autre volonté que la sienne : elle sera entre ses mains comme l'argile entre les mains du potier ; elle se laissera façonner comme une cire molle, sans opposer aucune résistance ; elle recevra avec docilité toutes ses observations, subira, sans se plaindre, ses réprimandes, acceptera avec empressement les emplois pour lesquels elle avait le plus de répugnance ; elle fera pour elle les plus grands sacrifices, et rien ne lui coûtera quand il s'agira de plaire à sa maîtresse bien-aimée et vénérée. Mais, peu à peu, celle-ci dirigera plus haut les pensées et les affections de sa novice et l'habituera à faire uniquement pour Dieu ce qu'elle faisait un peu pour la créature. Sous cette sage direction, la novice ne tarderait pas à devenir une excellente religieuse si, avec toutes ses bonnes qualités, elle ne restait pas toujours extrêmement impressionnable.

On ne peut pas lui en faire un crime, puisque ce défaut est indépendant de sa volonté. Des reproches amers, des réprimandes sévères, de mauvais traitements, bien loin de la corriger, ne feraient que surexciter son système nerveux et finiraient souvent par amener de grandes attaques épileptiformes. Ce n'est qu'avec beaucoup de temps et de patience qu'on parviendra à lui faire prendre l'habitude de résister aux impulsions résultant de la première impression. L'hystérique reçoit une injure qui l'affecte vivement, son premier mouvement, sa première impulsion sera de se venger, de rendre coup pour coup ; on l'accoutumera

peu à peu à résister à cette impulsion, à ne rien dire
et à ne rien faire, tant qu'elle se sentira émue. C'était
la méthode de saint François de Sales que personne ne
prendra pour un hystérique. Né avec un tempérament violent et emporté, il était devenu, après de longues années de luttes continuelles, le plus doux et le
plus patient des hommes.

L'hystérique n'en viendra pas là tout d'un coup ; il
y aura encore plus d'une fois des crises et des chutes ;
il ne faut pas se décourager ; à force de persévérance,
elle finira par les rendre plus rares et plus légères,
et peut-être parviendra-t-elle à les prévenir tout à
fait.

Car si l'hystérie affaiblit plus ou moins la volonté,
elle ne va pas, le plus souvent, jusqu'à l'annihiler tout
à fait, excepté dans les grandes attaques épileptiformes, et l'hystérique est responsable de ses actes en
proportion de la liberté qui lui reste. Son intelligence
n'est pas atteinte, elle est capable de réflexion ; sous
l'empire même de la névrose, elle combine, avec une
habileté extraordinaire, les moyens d'arriver au but
qu'elle se propose. Il faut donc l'habituer à réfléchir
avant d'agir et, si elle cède à un premier mouvement,
la reprendre avec douceur, mais aussi avec fermeté,
et ne lui passer aucun caprice, même dans les choses
qui paraissent les meilleures. Ainsi, à la suite d'une
lecture, d'un sermon, d'une exhortation, la novice,
enflammée d'un beau zèle, prend la résolution de se
livrer à des exercices de piété exagérée, à des morti-
fications extraordinaires ; on s'y opposera énergique-

ment et on ne lui permettra que les pratiques pres-
crites ou autorisées par la règle.

A cette occasion, nous dirons qu'on doit veiller,
avec le plus grand soin, sur ses lectures et sur les
livres qu'on mettra entre ses mains. Il ne s'agit pas
ici de ces ouvrages pernicieux, si répandus aujourd'hui
dans le monde, ni même de ces publications romanesques qui, sans avoir rien de contraire à la religion et
aux bonnes mœurs, sont remplies de scènes émouvantes et font les délices des personnes frivoles ; nous
sommes persuadé que jamais de pareils ouvrages ne
se trouvent dans une communauté religieuse, et l'on
comprend de suite combien ils seraient dangereux
pour une hystérique. On se gardera même de lui laisser lire des livres de haute mysticité ou de ces vies
de saints où il est question de visions, de révélations,
d'apparitions, de possessions du démon ; car bientôt
elle s'imaginerait avoir des révélations, prendrait ses
rêves pour des visions, ses hallucinations pour des
inspirations du Ciel, et ses cauchemars pour des persécutions diaboliques, comme ces personnes qui, toujours inquiètes de l'état de leur santé et lisant des
traités de médecine, se persuadent très fréquemment
avoir la maladie dont elles voient la description. Règle
générale : il faut, autant que possible, éloigner de l'hystérique tout ce qui peut surexciter son imagination.

Voilà pourquoi il serait bon, ce nous semble, de
renoncer à l'habitude qu'on a prise dans la plupart des
communautés, de confier à des hystériques la direction
du chant et de la musique pour laquelle elles montrent

assez souvent une aptitude particulière. De toutes les
occupations, il n'y en a pas, au jugement de beaucoup
de docteurs, qui leur convienne moins ; parce que la
musique agit trop sur le système nerveux. Si son action
ne va pas toujours jusqu'à produire des attaques, elle
rend les hystériques si impressionnables qu'il est à peu
près impossible de leur adresser la moindre observation ou de les contrarier en quoi que ce soit, sans
s'exposer à amener des crises violentes. On est obligé
de les laisser agir à leur gré. Elles compensent souvent
ce défaut, il est vrai, par leur activité, leur énergie et
leur habileté ; mais il n'en est pas moins désagréable
pour une supérieure, d'avoir dans sa maison une personne à qui elle ne peut rien dire et qui est en quelque
sorte indépendante.

Et maintenant, quand après un ou deux ans de
noviciat et des épreuves multipliées, on remarque dans
une jeune fille, avec d'excellentes qualités, les défauts
que nous avons signalés dans les hystériques au premier ou au second degré, que faut-il faire ? On ne
peut pas la retenir indéfiniment au noviciat, faut-il la
renvoyer dans sa famille ? Si l'on avait surabondance
de sujets, ce serait peut-être le parti le plus sage. Mais
dans presque toutes les congrégations, on se plaint de
la rareté des vocations et, comme le disait une maîtresse des novices, s'il fallait congédier toutes les
jeunes filles impressionnables, on devrait les renvoyer
toutes. La plupart des médecins afirment en effet qu'à
l'époque où nous sommes, il y a peu de femmes qui
ne soient plus ou moins nerveuses. Trop souvent des

supérieures inexpérimentées s'imaginent que ces défauts de caractère diminueront avec le temps, c'est le contraire qui a lieu. Si, au moment de prononcer ses vœux, une novice, malgré tous les soins et les avis qu'elle a reçus, se montre encore quelquefois susceptible, capricieuse, volontaire, ces défauts, bien loin de disparaître, quand elle aura quitté la maison-mère, ne feront que se développer. L'expérience prouve qu'une religieuse n'est presque jamais plus fervente, plus régulière, plus obéissante, qu'à la fin de son noviciat. Combien n'y en a-t-il pas, suivant le mot du pieux auteur de l'*Imitation,* qui, après plusieurs années passées dans le cloître, en sont à regretter les dispositions où elles étaient le jour de leur profession ? La novice qui sent qu'on l'observe, qu'on l'étudie, qui sait que de sa conduite dépend son admission ou son renvoi, se tient sur ses gardes, se montre exacte et empressée à faire tout ce qu'on lui demande ; ce n'est que plus tard, après avoir prononcé ses vœux, qu'elle se relâche et se laisse aller à ses penchants naturels. Et quand alors, à la vue de ses caprices et de ses exigences, on demande à la supérieure comment elle a pu admettre une pareille personne dans sa congrégation, que de fois elle répond : « Mais elle n'était pas ainsi pendant son noviciat ! elle était aussi bonne, aussi douce, aussi docile, qu'elle est aujourd'hui difficile, revêche, opiniâtre. » N'y aurait-il point quelque moyen de maintenir une religieuse prédisposée à la névrose, dans les bonnes dispositions où elle était pendant son noviciat ?

Pour les personnes nerveuses, comme pour la plupart des hommes, la crainte est le commencement de la sagesse. Si les hystériques sont très impressionnables, elles sont aussi très timides, et ce qu'elles ne feraient pas toujours par vertu, elles le font par crainte. De nos jours, une jeune fille qui entre au couvent, est bien décidée à se faire religieuse et à passer sa vie dans le cloître. C'est là une idée bien arrêtée chez elle et dont elle ne se départira pas. Elle s'est faite religieuse, elle veut mourir religieuse. Si, plus tard, elle se montre difficile, entêtée, c'est qu'elle se tient pour assurée qu'on ne peut l'expulser de la congrégation que pour des fautes graves, et non pour de simples infractions à la règle ou pour de légères désobéissances. Du jour où elle serait bien convaincue qu'on peut la renvoyer, si l'on est mécontent d'elle, cette conviction suffirait, la plupart du temps, pour la maintenir dans le bon chemin et l'empêcher de s'abandonner aux fantaisies d'une imagination dévoyée.

Sœur G... était devenue insupportable à tout le monde par ses bizarreries, ses exigences et ses caprices ; elle se disait atteinte de toutes sortes de maladies, gardait le lit une grande partie de la journée, déclarait ne plus pouvoir remplir ses emplois, s'était fait un régime à part et se traitait à sa fantaisie, sans vouloir écouter personne. Un soir, une de ses compagnes lui annonça que la supérieure générale ne tarderait pas à venir visiter la maison et lui insinua qu'il ne faudrait pas s'étonner si, en voyant le triste état de sa santé, elle l'envoyait dans un autre établissement. Le lendemain matin, sœur G... se levait avec toute le monde, suivait les exercices de la communauté et reprenait ses occupations habituelles. Elle était complètement guérie. La crainte d'un changement de position avait opéré ce prodige.

Il y a maintenant un certain nombre de congrégations où l'on ne fait d'abord que des vœux temporaires de un, trois ou six ans, toujours renouvelables. Il paraît que loin d'être blâmée, la pratique des vœux à temps limité est approuvée à Rome et tend à devenir, en dehors des grands Ordres religieux, une règle générale pour les congrégations à vœux simples. On comprend que dans ces congrégations, on peut, sans grand inconvénient, admettre à la profession une jeune fille nerveuse. Il est très probable que cette situation précaire, espèce de noviciat prolongé, suffira pour la maintenir dans le calme et l'observance de la règle. Si, au contraire, la névrose se développe et s'il survient plus tard des crises violentes qui troublent la communauté, on aura toujours la ressource de la rendre à sa famille.

Mais dans les congrégations où, d'après les constitutions, les vœux sont perpétuels dès le premier jour, quelle conduite tiendra-t-on à l'égard des jeunes filles qui paraissent plus ou moins disposées à la névrose? Autrefois cette question n'avait pas une grande importance, puisqu'on n'admettait guère à la profession que les personnes d'un âge assez avancé pour n'avoir pas à redouter de grands changements dans le tempérament et dans le caractère. Saint Ambroise ne permettait aux

femmes les vœux perpétuels qu'à l'âge de quarante
ans. Il n'en est plus de même aujourd'hui : la plupart
des femmes font profession de vingt à vingt-deux ans
et même assez souvent deux ou trois ans plus tôt. Nous
en avons rencontré qui avaient fait leurs vœux à
seize ans et qui plus tard avouaient ingénument
qu'alors elles ne comprenaient que très imparfaite-
ment l'étendue des obligations auxquelles elles s'en-
gageaient. Pour remédier à cet inconvénient, il y a
longtemps déjà que des supérieurs de grands ordres
monastiques ont obtenu de Rome l'autorisation, sans
rien changer à leurs constitutions, de ne faire faire
que des vœux temporaires aux sujets sur lesquels
ils avaient des doutes sérieux. Tout dernièrement un
supérieur nous disait que cette pratique était devenue
presque générale et qu'elle évitait de grands embarras
aux supérieurs, quand ils étaient obligés de congédier
un religieux après trois ou quatre ans de profession.
Mais que fera-t-on dans les congrégations où les vœux
sont perpétuels et où on ne veut pas modifier les
constitutions en quoi que ce soit, ni solliciter de dis-
pense à Rome? Voici une jeune fille qui manifeste le
plus grand désir d'entrer en religion, qui a toutes les
marques d'une véritable vocation, mais dont la constitution nerveuse donne des inquiétudes pour l'avenir,
faut-il l'admettre ou la renvoyer? Si on la renvoie,
elle est très exposée à se perdre dans le monde, à
cause de la faiblesse et de la mobilité de son caractère ; si on l'admet à la profession, on s'expose
à tous les ennuis et les troubles que peut causer

dans une communauté un esprit mal équilibré. Que faire? La question est tellement délicate que nous n'osons pas nous permettre d'émettre une opinion et que nous laissons à l'autorité compétente le soin de la résoudre.

CHAPITRE III

Conduite à tenir quand la maladie se déclare après la profession.

L'hystérie, avons-nous vu en étudiant ses causes, est surtout un mal héréditaire, et la plupart des hystériques apportent en naissant le germe de la maladie ; mais ce germe ne se développe pas toujours ou n'apparaît que tardivement. Voici une jeune fille qui, par ses antécédents de famille, semble prédisposée à la névrose ; mais une éducation soignée, l'interdiction absolue de toute lecture dangereuse, l'éloignement constant des fêtes mondaines, des danses, des bals, des spectacles dont on sort le cœur agité, et qui font une si vive impression sur le système nerveux ; une vie sérieuse, active, occupée, qui ne laisse aucun temps pour la rêverie, une piété solide unie à une grande modestie, l'ont préservée de toute émotion malsaine ; son âme est restée pure et candide, et son existence s'est écoulée douce et paisible jusqu'au moment de son entrée au couvent. Là, ses bonnes qualités et son heureux caractère lui ont bientôt gagné tous les cœurs ; elle se prête naturellement et sans effort à tout ce qu'on demande d'elle. Estimée de ses supérieures, chérie de ses compagnes, aimée de tous ceux qui étaient en rapport avec elle, elle coulait, depuis des années, une vie heureuse, lorsqu'un jour une émotion, une surprise, une frayeur, fait éclater le mal qui couvait en elle depuis sa naissance : elle pousse un grand cri, perd connaissance, tombe à la renverse et se débat dans des convulsions effrayantes. Chacun s'empresse autour d'elle. Mais que faire ?

Éloigner tout d'abord les jeunes sœurs et les autres religieuses que cette crise impressionnerait vivement. On sait que les maladies nerveuses se communiquent avec une facilité extraordinaire. Un jour, une dame que nous avons connue, ayant vu une jeune fille qui se débattait au moment d'une attaque, éprouva un tel saisissement qu'elle fut prise d'un tremblement nerveux, dont elle ne parvint jamais à se débarrasser, et qui revenait à chaque instant sous le coup de la moindre émotion.

Le Dr Bossu résume ainsi les soins à donner à la malade : « Il faut, dit-il, la placer de manière à ce qu'elle ne puisse se blesser, la débarrasser des vêtements qui pourraient la gêner ou la comprimer et la maintenir au lit. Il faut quelquefois résister aux convulsions trop fortes, en immobilisant les quatre membres ; mais on ne doit recourir aux liens que si c'est absolument indispensable. » On restera auprès d'elle jusqu'à ce qu'elle soit complètement revenue à son état normal. Car la crise est à peine finie qu'une autre peut recommencer avec les périodes de convulsions, d'attitudes passionnelles, de délire ; et à cette crise succédera souvent une troisième, formant ainsi ce

qu'on appelle des séries. Entre les séries, il y a ordinairement quelques instants d'arrêt et de repos, de
dix à douze minutes ; puis les crises recommencent.
Toutefois il est rare que l'ensemble des séries dure
plus de douze à quinze heures. Mais les attaques
peuvent revenir dès le lendemain, pendant des semaines et des mois. Une malade de la Salpêtrière
avait éprouvé dans une année plus de neuf cents
attaques.

Nous dirons plus loin les moyens usuels qu'on emploie ordinairement, en l'absence du médecin, pour
calmer les crises.

La période de délire peut se prolonger plus ou
moins longtemps après l'attaque, et alors la malade
est en proie à des hallucinations qui ne sont rien
autre chose qu'une folie momentanée et qui peuvent
être dangereuses pour elle-même ou pour les autres.
Elle éprouve presque toujours une douleur atroce au
sommet de la tête, comme si on lui enfonçait un clou
dans le crâne, et alors elle cherche instinctivement
du soulagement, en se frappant la tête contre les murs
ou contre quelque corps dur. Dans de pareilles circonstances, le fameux Mesmer, avait une chambre
convenablement préparée, qu'on appelait la salle des
crises ou l'enfer aux convulsions. Cette pièce était
arrangée pour sa destination spéciale et soigneusement
matelassée. Là, les énergumènes pouvaient s'abandonner impunément à leurs plus frénétiques ébats ; leurs
corps bondissants ne retombaient que sur des cous-
sins moelleux ; leurs membres et leurs têtes n'allaient

battre que contre des murs rembourrés de tentures épaisses et convenablement ouatées.

Comme de pareilles salles ne se trouvent pas dans les communautés religieuses, on se contentera de maintenir la malade et de placer des oreillers sous sa tête, afin qu'elle ne puisse pas se frapper contre le bois de lit.

Pour les mêmes motifs, la chambre de l'hystérique sera, s'il est possible, située au rez-de-chaussée. Si la disposition des lieux ne le permet pas, les fenêtres de sa chambre seront grillées ou solidement condamnées. Car si, au milieu de ses hallucinations, l'idée lui venait de se précipiter par la fenêtre, elle le ferait sans hésiter.

Quand une crise a été produite par une cause fortuite ou par une émotion qui ne doit pas se renouveler, il ne faut pas trop s'en inquiéter; il est assez rare qu'elle se reproduise. La malade reste bien pendant quelque temps agitée et surexcitée, mais ces accidents diminuent peu à peu et finissent par disparaître. Néanmoins il faut toujours être sur ses gardes ; car à la moindre émotion il arrive assez souvent, surtout si la malade est jeune que la crise revient avec tous ses accidents. Il semble que la digue une fois rompue l'économie se prête plus facilement à un ébranlement nerveux

Voici d'après les spécialistes, la conduite à tenir :

Si les crises sont très modérées, il suffit, la plupart du temps, de mettre la malade dans une chambre à part, avec une sœur d'un certain âge, qui puisse la

25

secourir au besoin. Sœur Z... a aujourd'hui cinquante-huit ans ; très impressionnable, elle a toujours
été ce qu'on appelle une femme nerveuse, mais sans
aucune crise épileptiforme. Depuis quelques années, à
la suite d'une grande frayeur, elle a de loin en loin
quelques attaques, surtout pendant la nuit. Comme ces
crises effrayaient plusieurs de ses compagnes, on a cru
devoir lui donner une chambre à part où elle demeure
avec une autre sœur. Parfois, au milieu de la nuit, elle
pousse un cri, tombe de son lit et éprouve quelques
convulsions. Sa compagne vient à son secours, la relève et l'aide à se recoucher ; elle reste au lit toute la
journée suivante. Le lendemain, elle se lève, avec un
sentiment de malaise et de fatigue qui dure un ou deux
jours, mais qui ne l'empêche pas de reprendre ses occupations. Elle reste ainsi dans son état normal jusqu'à ce qu'une contrariété ou une surprise ramène une
nouvelle crise. Maintenant on y est si bien accoutumé
que personne ne s'en préoccupe plus.

Il arrive parfois que les crises sont beaucoup plus
fortes et les convulsions tellement violentes que les
sœurs effrayées ne peuvent plus maintenir la malade ;
elle crie, elle injurie, elle menace, elle déchire ses
vêtements, ses draps, ses couvertures, elle brise tout
ce qui est à sa portée ; elle cherche à frapper, à mordre
et, dans sa fureur, elle se déchirerait elle-même si on
ne la retenait pas. Ces scènes se renouvelant pendant
des semaines entières, il devient impossible de la garder plus longtemps dans la communauté où d'ailleurs
on n'a ni le personnel, ni les ressources nécessaires,

pour lui donner les soins dont elle a besoin. Il faut se résoudre à la placer dans un asile. Mais dans ces circonstances douloureuses il y a de grandes précautions à prendre. Tous les asiles ne conviennent pas, et on peut appliquer aux hystériques ce que M. Legrand du Saulle dit des épileptiques : « L'hystérie cesse d'être incurable, et la folie hystérique, si redoutable et si dangereuse, peut être enrayée ; mais pour en arriver là, il faut se donner quelque peine. L'hystérique est comme l'épileptique et comme l'aliéné ; son état s'améliore d'autant mieux que l'on s'occupe d'elle avec plus de vigilance et de dévouement. Toute malade abandonnée sans traitement dans la cour d'un établissement, est une stagiaire obligée de l'incurabilité, une non-valeur cérébrale en expectative et une hôte en train de se façonner, malgré elle, aux amertumes d'une séquestration perpétuelle. Une médication méthodique très surveillée et extrêmement prolongée, a raison aujourd'hui des attaques convulsives les plus graves, des hallucinations consécutives les plus effrayantes et des impulsions homicides les plus soudaines. » Il est donc de la dernière importance de bien connaître dans quelles conditions se trouve l'établissement où l'on se propose d'envoyer la malade.

Un certain nombre d'asiles, sans être mal tenus, n'ont pas de locaux suffisants ou ne sont pas disposés de manière à pouvoir isoler les diverses catégories de malades. Pour ne parler que de la partie réservée aux femmes, il n'y a souvent que deux grandes divisions : le quartier des malades *paisibles* et le quartier des *agitées*. Or, qu'on la place dans l'un ou l'autre de ces quartiers, la religieuse hystérique est une personne perdue. Si l'on se rappelle que l'hystérie n'atteint que très peu l'intelligence et qu'aussitôt la crise passée, l'hystérique revient à son bon sens, on conçoit quelle désolation ou, pour mieux dire, quel supplice c'est pour une personne intelligente, souvent très instruite, habituée à vivre dans un milieu agréable, et ayant en ce moment toute sa raison, de se voir renfermée, pendant des semaines et des mois, et de passer toutes ses journées, soit avec des folles furieuses, soit avec des idiotes ou des imbéciles qui divaguent sans cesse et dont elle ne peut obtenir une parole raisonnable. Elle aurait besoin de distractions, d'occupations en rapport avec ses habitudes et son éducation, mais la surveillante, quelle que soit sa bonne volonté, ne sait à quoi l'employer et se voit obligée de l'abandonner à elle-même et de la laisser errer tout le jour, à travers les cours et les grandes salles, au milieu de pauvres femmes dont la société est un nouveau tourment pour elle. Ne sachant que faire ni que devenir, voyant tout en noir, l'infortunée tombe dans une sombre tristesse et ne tarde pas à mourir de chagrin ou à perdre complètement la raison.

Si donc on désire sérieusement sa guérison, il faut la placer dans un établissement où elle soit isolée des autres malades, où l'on s'occupe d'elle, où on lui témoigne de l'intérêt et de l'affection, où on lui parle avec douceur et où on l'emploie à des travaux qui lui plaisent et qui la distraient, sans la fatiguer. Évidem-

ment toutes ces conditions ne peuvent guère se trouver
que dans un asile dirigé par des religieuses. Sans
nous arrêter à ce que racontent chaque jour les feuilles
publiques sur la conduite désordonnée, les excès de
tout genre, les indélicatesses, les exigences, l'égoïsme
et la dureté des infirmières laïques, qui n'agissent que
par intérêt et qui, dit-on, ne rendent aux pauvres
malades, qu'à prix d'argent, les soins les plus indispensables, nous voulons les supposer aussi bonnes
que possible ; mais quels que soient leurs sentiments
et leurs dispositions, elles n'ont ni les idées, ni les
goûts, ni le langage qui conviennent à des religieuses.
Femmes du monde, elles n'ont de pensées, de conversations, de désirs que pour les biens et les plaisirs
d'un monde auquel la religieuse a renoncé. Avec elles
la religieuse se trouve dans un pays étranger dont
elle ne comprend pas la langue. Aussi une religieuse
malade n'est bien qu'avec des religieuses ; leur genre
de vie, leur tenue, leurs conversations, leurs habitudes, leurs aspirations sont les mêmes que les sien-
nes ; elle est là comme dans son élément. Les réflexions pieuses, les bonnes paroles qu'elle entend, la
pitié qu'on lui témoigne, les soins affectueux qu'on lui
prodigue, unis à un traitement approprié, ramènent
bientôt le calme dans cette âme agitée.

Sœur M..., dans son état ordinaire, est une enfant
charmante, aussi distinguée par son intelligence et ses
connaissances que par sa bonté, son adresse et son
amabilité. Malheureusement, elle a de fâcheux antécédents héréditaires ; son père est mort fou, un de ses

oncles s'est suicidé et sa mère était extrêmement nerveuse. De temps à autre, elle a des attaques terribles d'hystérie épileptiforme. Alors elle ne se connaît plus ; pousse des cris sauvages, injurie ses compagnes, leur crache au visage, les maltraite et les frappe. On est obligé de la conduire dans une maison spéciale confiée à des religieuses. La première chose qu'on fait, à son arrivée dans l'établissement, c'est de lui retirer tout ce qui pourrait la faire reconnaître pour une religieuse, et de lui faire endosser l'uniforme de la maison ; une robe et une pèlerine noires, avec un petit bonnet blanc. Tout en la changeant de vêtements, on lui parle avec bonté ; on s'informe de sa maladie et on lui fait espérer qu'en suivant un régime convenable, elle ne tardera pas à être guérie. Arrive le médecin qui l'encourage à son tour et lui prescrit un traitement facile. Puis on l'interroge discrètement sur ce qu'elle sait et sur ce qu'elle veut faire. Comme elle est très adroite et qu'elle a beaucoup de goût, on la charge de confectionner des fleurs pour la chapelle ou de broder un ornement. Pour prévenir la fatigue et l'ennui, on varie ses occupations, évitant avec grand soin tout ce qui pourrait surexciter son imagination. Malgré toutes ces précautions, à la moindre émotion, il survient encore de nouvelles crises ; mais elles sont moins graves ; le calme se fait peu à peu, et au bout de quelque temps, la malade, revenue à son état normal, peut retourner dans sa communauté. Si on pouvait la préserver de toute émotion vive, de toute surprise, de toute contrariété, il est probable que la névrose ne

reviendrait pas. Toutefois, si elle n'est jamais complètement à l'abri d'une rechute, à mesure qu'elle avance
en âge, les attaques sont plus rares et plus légères et
on a lieu d'espérer qu'elles finiront par disparaître
tout à fait.

Mais que serait-il arrivé, si on l'avait envoyée dans
le premier asile venu où elle aurait été confondue
avec la foule des malades, abandonnée à elle-même et
sans soins particuliers? Il est moralement certain que
depuis longtemps déjà elle serait folle ou idiote.

Répétons donc en terminant que le choix d'un asile
est de la dernière importance, si l'on a à cœur la guérison d'une malade, et si, pour la placer dans un établissement convenable, on est obligé de faire un long
et coûteux voyage, on sera amplement récompensé de
ces sacrifices par le bien qu'on aura procuré à une
compagne digne de compassion et par les heureux
résultats qu'on aura obtenus.

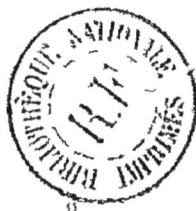

TABLE DES MATIÈRES

APPENDICE

FIN

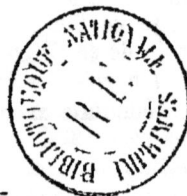

Imprimerie de N.-D. de Montligeon.

On trouve encore à *l'imprimerie de Notre-Dame de Montligeon.*

LETTRES

Adressées au R. P. HAHN, S. J.

A L'OCCASION DE

SON MÉMOIRE

INTITULÉ

LES PHÉNOMÈNES HYSTÉRIQUES

ET

LES RÉVÉLATIONS DE SAINTE THÉRÈSE

Réfutation de ce MÉMOIRE

Par l'Abbé A. TOUROUDE,

PRÊTRE DE LA CONGRÉGATION DES SS.-COEURS, *dite* DE PICPUS.

1 vol, in-8°. — Prix, *franco,* 2 francs.

Ces *Lettres* ont valu à l'auteur l'approbation et les félicitations de cinq Cardinaux, de trente Archevêques ou Évêques, d'un grand nombre d'Abbés mitrés, de Généraux d'Ordres, de Supérieurs de Grands Séminaires, de Professeurs de théologie, tant de la France que de l'Italie, de l'Espagne, de la Hongrie, de l'Allemagne, de la Hollande et de la Belgique.

« J'ai lu votre *Lettre* au R. P. Hahn, écrivait à l'auteur, dès le premier jour, Mgr Place, archevêque de Rennes, l'argumentation m'en a paru très solide. » — « Vous avez très bien fait, lui disait à son tour Mgr Bourret, évêque de Rodez, de relever ce qu'il y a de trop naturaliste dans la thèse de ce religieux. Si l'on n'y prenait garde, on détruirait par le détail l'inspiration de nos livres saints, la plupart de nos faits miraculeux, et l'autorité de l'Église elle-même. »

Quelques jours après, le Général des Carmes, parlant au nom de tout le Carmel, adressait à l'auteur la lettre suivante : « La lecture de votre *Lettre* m'a causé une pleine et entière satisfaction ; votre argumentation est serrée et vos conclusions sont irrécusables. C'est une œuvre magistrale, et rien de sérieux ne peut lui être opposé. Vous avez victorieusement plaidé la cause de notre sainte Mère. Votre nom restera en bénédiction parmi les enfants du Carmel. Recevez donc l'hommage de toute notre reconnaissance et l'assurance de notre profonde vénération. »

« J'ai lu avec un grand intérêt votre seconde *Lettre*, lui mandait le R. P. de Bonniot ; tout ce que vous dites sur Salamanque est fort instructif. Il est bien regrettable que tout cela n'ait pas été connu par nos Supérieurs... Enfin le mal est fait ; vous méritez bien de l'Église, en l'atténuant autant que vous le pouvez... On souhaite connaître votre travail auprès de notre R. P. Général, comment pourrais-je me procurer vos deux *Lettres*, afin de les envoyer à Florence ?... Mon Provincial m'a également témoigné le désir de vous lire. Je lui ai communiqué votre seconde *Lettre*, dont il a été fort content ; mais je ne puis lui passer la première, dont je me suis dessaisi depuis plusieurs mois. »

« Un journal signale la condamnation par la S. Congrégation de l'Index de l'ouvrage du P. Hahn, écrivait à l'auteur le R. P. Monsabré, c'est la fin d'un scandale que vous avez dénoncé avec tant de science et de courage. Je regrette cette humiliation pour le P. Hahn ; mais je ne suis pas fâché de voir souffleter en sa personne une certaine classe d'opportunistes religieux et séculiers qui, pour se donner des airs de grands esprits, s'empressent de faire la cour à la science humaine, sans qu'elle soit bien sûre de ses affirmations, et sacrifient à ses observations, non seulement les révélations des saints, mais même l'inspiration des divines Écritures. »

M. l'abbé Grandclaude, vicaire général et supérieur du Grand Séminaire de Saint-Dié, publiait, dans la 99ᵉ livraison du *Canoniste contemporain*, l'entrefilet suivant : « Par son décret du 11 janvier dernier, la S. Congrégation de l'Index a condamné un livre dont le titre est aussi scandaleux que l'ouvrage lui-même, dans son ensemble, est malheureux : *Les Phénomènes hystériques et les Révélations de sainte Thérèse*, par le R. P. Hahn. On ne conçoit pas en effet comment a pu venir à l'esprit d'un savant religieux la pensée de faire un semblable rapprochement et de subir ainsi la fâcheuse influence de son époque... Que le P. Hahn en ait conscience ou non, il s'est laissé entraîner dans une voie fâcheuse, et a livré l'admirable sainte Thérèse à la dérision des impies ; il a même fourni aux adversaires du surnaturel des armes contre les miracles... Ce n'a donc pas été pour nous une mince satisfaction lorsque les vigoureuses et solides réfutations publiées par le R. P. Touroude nous sont parvenues, aussi remarquables par le grand esprit de foi qui les a dictées que par la précision et la netteté des doctrines, ainsi que par le ton de courtoisie parfaite dont le savant ne se départit pas un seul instant: Les *Lettres au P. Hahn* ont fait pleine justice de l'ouvrage, aujourd'hui condamné par l'Index. Nous sommes heureux d'adresser ici nos plus sincères félicitations au savant et judicieux polémiste qui a donné pleine satisfaction à la conscience publique, naturellement émue des hardies et peu respectueuses assertions du célèbre professeur de physiologie de Louvain. »

Enfin, voici ce qu'écrivait au R. P. Touroude Mgʳ Gay, évêque d'Anthédon : « Grâce à Dieu et à vous, l'affaire du P. Hahn est conclue. Votre première *Lettre* était un coup mortel ; la seconde, avec les lumineux renseignements

venus de Salamanque, était un acte de décès ; la troisième,
qui contient, avec la condamnation prononcée par l'Index,
les notes infligées au *Memoire*, est un certificat en règle
de sépulture. On ne peut que plaindre le P. Hahn, en le
louant de s'être soumis ; mais il faut bénir Dieu de voir
ainsi arrêtée dès le début une entreprise téméraire et
funeste qui eût sans doute trouvé des adhérents, et qui
allait directement à rabaisser les œuvres de la grâce, et à
ébranler même les fondements sur lesquels s'appuie notre
foi... »

Le 6 mai 1889, le même Prélat, écrivant au R. P. Touroude à l'occasion de son *Étude* sur l'hypnotisme, ajoutait : « Puisque vous m'en fournissez l'occasion, j'en profite
volontiers pour vous dire qu'à mon sens : il y a lieu de
donner à vos savantes *Lettres au P. Hahn* toute la publicité
possible. »

La recommandation de Mgr Gay n'était pas inutile. En
ce moment, dans un ouvrage sur l'hystérie en cours de
publication, le docteur Gilles de la Tourette s'appuie sur
le *Memoire* du P. Hahn pour prouver que sainte Thérèse
était hystérique.

L'HYPNOTISME
SES PHENOMENES ET SES DANGERS

ÉTUDE

Un volume in-8° écu, prix *franco*, **2 fr. 50.**
Par l'Abbé A. TOUROUDE
Prêtre de la Congrégation des SS.-Cœurs dite de Picpus.

Il y a quelques années, il passa par Alençon un magné-
tiseur, nommé Taber, qui fit courir toute la ville. Pour
mettre un terme à cet affolement, le R. P. Touroude publia

dans le *Journal d'Alençon* quelques articles pour montrer combien ces expériences émouvantes étaient dangereuses pour la santé, dangereuses pour les mœurs, dangereuses pour la foi. Ces articles produisirent un grand effet. Plus tard, à la demande de Mgr l'Évêque de Séez, ces articles, développés et réunis dans un volume, reçurent les plus flatteuses approbations.

« Cher Père, écrivait à l'auteur le Supérieur Général de la Congrégation des SS.-Cœurs, *dite* de Picpus, je viens de lire votre *Étude* avec le plus vif intérêt ; elle est bien conçue et très concluante. Courte et rapide dans son exposé, elle offre à tout esprit sérieux, des raisons capables de détourner des pratiques de cette nouvelle forme de la magie. Il est certain que le démon est là et que celui-là est aveugle qui ne veut pas l'y voir... Je ne trouve pas votre *Étude* inférieure à vos *Lettres au P. Hahn*. Elle est un excellent résumé de ce qui a été de mieux écrit sur l'hypnotisme. »

« Pour vous dire toute ma pensée, lui écrivait à son tour le Supérieur de l'un des plus grands séminaires de France, je trouve vos quelques pages plus instructives et plus concluantes que le livre du P. Franco, et même que celui de l'abbé Méric. La théologie trouvera dans votre publication les conclusions morales à proposer aux fidèles, au sujet de cette pratique que la curiosité tendait à généraliser, au détriment de la foi et des mœurs. Donc vous avez fait une œuvre bonne et utile, et je vous en félicite. »

« Mon Révérend Père, disait à son tour Mgr Gay, j'ai lu avec le plus vif intérêt et le plus grand plaisir votre *Étude* sur l'hypnotisme. Vous ferez une œuvre utile en la publiant, et l'effet qu'elle a déjà produit à Alençon est le gage du succès qui l'attend ailleurs. »

Quelques jours après, Mgr l'Évêque d'Orléans adressait à l'auteur la lettre suivante : « Mon cher Père, je suis en effet et j'encourage les études qui cherchent à éclaircir

cette question si difficile et si inquiétante de l'hypnotisme.
Je vois un grand nombre d'âmes inquiètes. Comment déterminer les limites du naturel et du surnaturel? Il faut
cependant défendre la foi des âmes timides ou insuffisamment instruites; il faut sauvegarder nos miracles et nos
saints.

« Bien que perdu dans une longue tournée pastorale, je
lirai votre travail, et je souhaite qu'il ait le même succès
que vos écrits sur notre grande et vénérée sainte Thérèse.

« Merci donc d'abord, mon cher Père, courage et bénédiction au vaillant défenseur de la vérité.

« PIERRE, év. d'Orléans. »

Au même moment, M⁹ʳ l'Évêque d'Angoulême écrivait
au R. P. Touroude. « Je viens d'achever la lecture de votre
belle *Étude* sur l'hypnotisme, j'en ai admiré l'ordonnance,
la lucidité, la sagesse et la mesure. Cette grave question
ne pouvait être traitée avec plus de tact et de compétence.
Veuillez donc agréer mes bien sincères félicitations, me
permettre de joindre mon suffrage à ceux que cet excellent ouvrage vous a déjà valus, et recevoir, etc. » — « Mon
cher Père, lui disait à son tour M⁹ʳ l'Évêque de Rodez, il
vous appartenait plus qu'à un autre de nous donner un
bon livre, et un livre catholique sur l'hypnotisme. Déjà dans
vos *Études* sur sainte Thérèse, vous avez montré l'étendue
et la solidité de vos connaissances sur ces matières délicates; vous venez de les faire paraître mieux encore dans
votre nouvelle publication. » — « Je vous suis très reconnaissant de l'envoi de votre excellent travail sur l'hypnotisme, lui mandait M⁹ʳ l'Évêque de Tarentaise. Après vous
avoir lu, on a une idée nette et précise de la nature et des
dangers de l'hypnotisme, tandis que d'autres auteurs laissent dans le vague et dans une incertitude fâcheuse. Cet
ouvrage, joint à vos *Lettres* sur sainte Thérèse, me prouve
que vous avez grâce d'état pour écrire sur ces questions si
mportantes et si actuelles... » — Un professeur émérite

de la célèbre Université de Louvain exprimait le même sentiment. Après avoir fait l'éloge de l'*Étude* sur l'hypnotisme, il ajoutait : « J'ai lu l'abbé Méric, je n'en ai pas été satisfait ; il pose les questions sans les résoudre ; au contraire, le P. Touroude est net ; avec lui on sait à quoi s'en tenir. »

Enfin, voici l'opinion d'un homme très compétent en ces matières, c'est celle de M. l'abbé Grandclaude, vicaire général et supérieur du Grand Séminaire de Saint-Dié, qui a lui-même publié, dans le *Canoniste contemporain*, plusieurs articles sur cette question : « J'ai lu avec une satisfaction sans mélange, chose peu ordinaire, votre excellente *Étude* sur l'hypnotisme. Cette *Étude* est le travail le plus complet, le plus précis, et j'ajouterai même le plus exact qui ait eu lieu jusqu'alors sur la matière Détails historiques suffisants pour fournir la preuve des faits ; conséquences physiques et morales nettement établies ; manifestation du principe réel de tous les faits ou prestiges : tels sont les caractères de votre ouvrage qui font de celui-ci un traité complet. La rigueur des raisonnements, la clarté du style et l'énergie des appréciations viennent encore ajouter un nouveau prix à votre *Étude* si intéressante. Toutes ces qualités de l'écrivain et du théologien feront facilement reconnaître le docte auteur des *Lettres au P. Hahn*. Veuillez... »

Le P. Touroude, ayant demandé à M. l'abbé Grandclaude la permission de reproduire cette lettre si honorable et si précieuse pour lui, recevait la réponse suivante : « Je serais heureux de concourir en quelque chose à la divulgation de votre excellent ouvrage. J'autorise donc bien volontiers la publication de la lettre que j'ai eu l'honneur de vous adresser... »

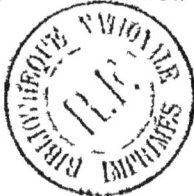

www.ingramcontent.com/pod-product-compliance
Lightning Source LLC
Chambersburg PA
CBHW060949220326
41599CB00023B/3647